PSIQUATRÍA Y SALUD MENTAL PARA MÉDICOS DE PRIMER NIVEL

DR. RAFAEL J. SALÍN-PASCUAL

PROFESOR TITULAR DE TC. C

DEPARTAMENTO DE PSIQUIATRIA

Y SALUD MENTAL

FACULTAD DE MEDICINA

UNIVERSIDAD NACIONAL AUTÓNOMA DE MÉXICO

PRESIDENTE

ACADEMIA MEXICANA DE PSIQUIATRÍA Y SALUD MENTAL A.C.

PRESENTACIÓN:

DR. JUAN MANUEL QUIJADA

DIRCTOR GENERAL DE LOS SERVICIOS

DE ATENCIÓN PSIQUIATRICA DE LA

SECRETARIA DE SALUD . MEXICO

GOBIERNO DE LA REPUBLICA

Psiquiatría y Salud Mental Para Médicos de Primer Nivel

ISBN: 9781701133921
Imprint: Independently published
Amazon.com 2019

PSIQUATRÍA Y SALUD MENTAL PARA MÉDICOS DE PRIMER NIVEL............11

PRESENTACIÓN DEL LIBRO...11

PREFACIO 13

¿ES NECESARIA UNA REVOLUCIÓN CONCEPTUAL EN LA
PSIQUIATRÍA?..13

PROBANDO HIPÓTESIS NEUROBIOQUÍMICAS EN PSIQUIATRÍA ...16

¿DE DONDE SURGIERON LAS PREMISAS DE LAS HIPÓTESIS
NEUROBIOQUÍMICAS EN PSIQUIATRÍA?...18

LOS TRATAMIENTOS FARMACOLÓGICOS EN PSIQUIATRÍA............20

LOS ANTIDEPRESIVOS...23

¿QUÉ TAN BAJOS ESTABAN LOS REDUCIDOS NIVELES DE
SEROTONINA EN LA DEPRESIÓN?...25

LA PSIQUIATRÍA DESDE EL PUNTO DE VISTA EVOLUCIONISTA.....28

DEFICIENCIAS Y CONSECUENCIAS DEL CUIDADO PARENTAL 39

EL ENTORNO PRIMARIO DE UNA ESPECIE ANIMAL 40

PROPUESTAS BÁSICAS EVOLUTIVAS 44

LA ESQUIZOFRENIA Y GENES PSIQUIATROGÉNICOS. 51

¿CÓMO LEEN LOS ESQUIZOFRÉNICOS?...57

DEPRESIÓN MAYOR Y LA EVOLUCIÓN 61

EPIGENÉTICA...**65**

LA EPIGENÉTICA SE PUEDE CONCEPTUALIZAR COMO 65

MODELOS MÉDICOS DE ENFERMEDAD MENTAL EN LAS ÚLTIMAS
DOS DÉCADAS...72

CRITICAS A LOS MODELOS DE ATENCIÓN EN SALUD MENTAL
CONTEMPORANEA 75

EL MODELO DE ENFERMEDAD PSIQUIÁTRICA DENTRO DE LA MEDICINA
....76

PACIENTES – UTILIZADORES DE LOS SERVICIOS DE SALUD
MENTAL...80

CRITICAS AL MODELO MEDICO PSIQUIÁTRICO.................................82

MODELOS PSICOLOGICOS DE LAS ENFERMEDADES MENTALES
....84

PROGRAMA DE ATENCIÓN PRIMARIA DE PRIMER NIVEL EN
EQUIPOS DE SALUD MENTAL 87

CASO CLINICO DE EJEMPLO...**87**

ACTIVIDADES DEL EQUIPO DE SALUD MENTAL...........................**88**

PACIENTE **89**

MEDICO GENERAL O FAMILIAR **89**

PSICOLOGO CLÍNICO, TRABAJADOR SOCIAL PSIQUIATRICO, ENFERMERA PSIQUIÁTRICA...90

FUNCIONAMIENTO DEL EQUIPO...90

CONTROL DE LA PRACTICA...91

ALTERACIONES AFECTIVAS – DEPRESIÓN MAYOR...............................92

EVALUACION POR MEDICO PRIMER CONTACTO..............................93

EVALUACIÓN DE RIESGO SUICIDA...95

TRABAJO DEL EQUIPO...96

LO QUE LOS MIEMBROS DE LA COMUNIDAD PUEDEN HACER CON JÓVENES Y NIÑOS CON DEPRESIÓN...98

¿QUÉ ES EL TRAUMA?...98

RESPUESTAS FRECUENTES DE LOS NIÑOS A LAS EXPERIENCIAS TRAUMÁTICAS
....99

¿CÓMO PUEDEN AYUDAR LOS MIEMBROS DE LA COMUNIDAD DESPUÉS DE UNA EXPERIENCIA TRAUMÁTICA?...100

¿CÓMO PUEDEN LOS ADULTOS AYUDAR A LOS NIÑOS Y ADOLESCENTES QUE HAN PASADO POR UNA EXPERIENCIA TRAUMÁTICA?.................................101

COSAS QUE LOS AYUDANTES ADULTOS DEBEN HACER........................102

AYUDA PARA TODAS LAS PERSONAS EN LOS PRIMEROS DÍAS Y SEMANAS....103

MÁS INFORMACIÓN SOBRE LAS EXPERIENCIAS TRAUMÁTICAS Y EL ESTRÉS 104

¿QUÉ ES LA DEPRESIÓN POSPARTO?...105

¿QUÉ CAUSA LA DEPRESIÓN POSPARTO?..105

¿CUÁLES SON LOS SÍNTOMAS DE LA DEPRESIÓN POSPARTO?..............105

¿CÓMO PUEDE UNA MUJER DARSE CUENTA QUE PADECE DE DEPRESIÓN POSPARTO?...106

¿EN QUÉ SE DIFERENCIA LA DEPRESIÓN POSPARTO DE LA TRISTEZA POSPARTO ("BABY BLUES")?...106

¿SON ALGUNAS MUJERES MÁS PROPENSAS A PADECER DE LA DEPRESIÓN POSPARTO?...107

¿CÓMO SE TRATA LA DEPRESIÓN POSPARTO?.....................................108

¿QUÉ PUEDE SUCEDER SI NO SE TRATA LA DEPRESIÓN POSPARTO?....108

¿CÓMO PUEDEN AYUDAR LA FAMILIA Y LOS AMIGOS?........................109

DEPRESIÓN EN LA ADOLESCENCIA ES UNA EMERGENCIA NO ES UNA FASE NO ES PASAJERA PUEDE SER MORTAL.........................110

¿QUÉ ES LA DEPRESIÓN?...110

¿Por qué no puedes simplemente "quitarte" la depresión?...................110

¿CUÁLES SON LOS SÍNTOMAS Y SEÑALES DE LA DEPRESIÓN?...........110

¿Qué debo hacer si estoy pensando en suicidarme o hacerme daño?
....111

¿CÓMO PUEDO OBTENER AYUDA?...111

¿CÓMO SE TRATA LA DEPRESIÓN? 112

¿Qué es la psicoterapia?..112

¿Cuáles son los medicamentos para tratar la depresión? 112

¿Qué otras cosas puedo hacer para ayudar a controlar la depresión?
....113

¿QUÉ PUEDO HACER SI ALGUIEN QUE CONOZCO PODRÍA TENER DEPRESIÓN?
....113

¿QUÉ DEBO HACER SI ALGUIEN QUE CONOZCO ESTÁ CONSIDERANDO EL
SUICIDIO?..114

Recuerda:..114

DEPRESIÓN MAYOR EN EL ADULTO MAYOR **114**

¿CONOCE LAS SEÑALES?..115

¿Es aflicción o depresión? 115

Factores de riesgo..116

¿CÓMO CONSIGO AYUDA? 116

Hable con su médico 117

¿CUÁLES SON MIS OPCIONES DE TRATAMIENTO?..............................117

Medicamentos...117

Psicoterapia..119

Tratamientos complementarios 120

Terapia electroconvulsiva 120

Más allá del tratamiento: Cosas que puede hacer.............................121

Si tiene pensamientos suicidas 121

¿CÓMO AYUDO A ALGUIEN CON DEPRESIÓN? 122

TRASTORNOS BIPOLARES 123

PRESENTACIÓN CLINICA **123**

SINTOMAS DE DEPRESION EN TB **124**

SINTOMAS DE MANÍA **124**

SINTOMAS DE HIPOMANIA...**124**

CICLOMITIMIA **125**

PROBLEMAS DE FUNCIONAMIENTO **125**

TRABAJO DEL EQUIPO..125

DIAGNÓSTICOS DIFERENCIAS MAS FRECUENTES EN TB 126

QUEJAS MAS FRECUENTES DEL FAMILIAR DE PACIENTE BIPOLAR
....127

GRUPO TERAPÉUTICO...127

EN ESTE TRASTORNO LAS DIFERENTES FASES REQUIEREN CAMBIAR EL
TRATAMIENTO...127

HOSPITAL DE DÍA O DE MEDIO CAMINO 129

TRATAMIENTO DEL PSIQUIATRA CON APOYO DEL MEDICO
TRATANTE 129

TRASTONO BIPOLAR EXPLICADO DE MANERA SENCILLA 130

¿USTED TIENE CAMBIOS BRUSCOS EN SU ESTADO DE ÁNIMO?........................130
¿QUÉ ES EL TRASTORNO BIPOLAR? 130
¿A QUIÉN LE DA EL TRASTORNO BIPOLAR? 130
¿POR QUÉ A ALGUNAS PERSONAS LES DA EL TRASTORNO BIPOLAR?...........131
¿CUÁLES SON LOS SÍNTOMAS DEL TRASTORNO BIPOLAR?....................131
¿PUEDE TENER OTROS PROBLEMAS UNA PERSONA QUE TIENE EL TRASTORNO
BIPOLAR? 132
¿ES FÁCIL DIAGNOSTICAR EL TRASTORNO BIPOLAR?.......................133
¿CÓMO SE TRATA EL TRASTORNO BIPOLAR?...............................133
HISTORIA PERSONAL 134
Santiago tiene el trastorno bipolar. 135
¿QUÉ PUEDO HACER PARA AYUDARME A MÍ MISMO?........................135
¿CÓMO PUEDO AYUDAR A ALGUIEN QUE CONOZCO QUE TIENE EL TRASTORNO
BIPOLAR? 136
CONOZCO A ALGUIEN QUE ESTÁ EN CRISIS. ¿QUÉ DEBO HACER? 136
¿CÓMO AFECTA EL TRASTORNO BIPOLAR A LOS AMIGOS Y LOS FAMILIARES?
....136

EL TRASTORNO BIPOLAR EN LOS NIÑOS Y LOS ADOLESCENTES
....137

TRASTORNOS POR ANSIEDAD 144

TIPOS DE TRASTORNOS POR ANSIEDAD....................................144

TRASTORNO POR ANSIEDAD GENERALIZADA 145

¿Cómo se trata el trastorno de ansiedad generalizada?........................146
Psicoterapia..147

ATAQUES DE PÁNICO. 148

¿QUÉ SE SIENTE TENER EL TRASTORNO DE PÁNICO? 150
¿QUÉ ES EL TRASTORNO DE PÁNICO? 150
¿QUÉ CAUSA EL TRASTORNO DE PÁNICO? 151
¿CUÁLES SON LAS SEÑALES Y LOS SÍNTOMAS DEL TRASTORNO DE PÁNICO? 151
¿CÓMO SE TRATA EL TRASTORNO DE PÁNICO? 152
ANSIEDAD SOCIAL O FOBIA SOCIAL 154

¿QUÉ SE SIENTE TENER EL TRASTORNO DE ANSIEDAD GENERALIZADA? 156

¿QUÉ ES EL TRASTORNO DE ANSIEDAD SOCIAL? 157
¿CUÁLES SON LAS SEÑALES Y LOS SÍNTOMAS DEL TRASTORNO DE ANSIEDAD SOCIAL? 158
¿QUÉ CAUSA EL TRASTORNO DE ANSIEDAD SOCIAL? 158
¿CÓMO SE TRATA EL TRASTORNO DE ANSIEDAD SOCIAL? 159
Psicoterapia *159*
Grupos de apoyo *160*
Medicamentos *160*

TRASTORNO OBSESIVO COMPULSIVO 162

¿QUÉ SE SIENTE TENER EL TRASTORNO OBSESIVO-COMPULSIVO? 164

TRASTORNO PEDIATRICO NEUROPSIQUIATRICO AUTOINMUNE POR ESTRETOCOCO - PANDAS 169
¿Qué significa PANDAS? *169*
¿Qué causa los PANDAS? *169*
¿Puede un adulto tener PANDAS? *170*
SEÑALES Y SÍNTOMAS 170
¿Cómo se diagnostica los PANDAS? *170*
¿Hay otros síntomas asociados con los episodios de PANDAS?? ...*171*
¿Qué es un curso episódico de los síntomas? *172*
Mi hijo ha tenido faringitis estreptocócica anteriormente y tiene tics, trastorno obsesivo-compulsivo o ambos. ¿Eso significa que tiene PANDAS? *172*
¿Qué significa título elevado de anticuerpos anti-estreptocócicos? ¿Es malo para mi hijo? *173*
¿Cuándo se considera que un título de anticuerpos anti-estreptocócicos es anormal o "elevado"? *173*

¿Qué pasa si el médico de mi hijo no entiende lo que son los PANDAS o no quiere considerar un diagnóstico de PANDAS?.........174

TRATAMIENTO 174

¿Cuáles son las opciones de tratamiento para los niños con PANDAS?..174

¿Cómo se manejan los síntomas neuropsiquiátricos de los PANDAS?..175

¿Se pueden tratar los PANDAS con un intercambio plasmático o inmunoglobulina intravenosa?...176

¿Debe tratarse un título o valor elevado de estreptococos con antibióticos? 176

¿Se puede usar penicilina para tratar los PANDAS o evitar que los síntomas vuelvan a empeorar? 176

Mi hijo tiene PANDAS. ¿Deberían sacarle las amígdalas? 177

SÍNDROME DE ESTRÉS POSTRAUMÁTICO (SEPT) **178**

¿QUÉ ES EL TRASTORNO POR ESTRÉS POSTRAUMÁTICO? **179**

¿A QUIÉNES LES DA EL TRASTORNO POR ESTRÉS POSTRAUMÁTICO? 180

¿CUÁLES SON LOS SÍNTOMAS DEL TRASTORNO POR ESTRÉS POSTRAUMÁTICO? 180

¿LOS NIÑOS REACCIONAN DE MANERA DIFERENTE QUE LOS ADULTOS?.......183

¿POR QUÉ ALGUNAS PERSONAS EXPERIMENTAN EL TRASTORNO POR ESTRÉS POSTRAUMÁTICO Y OTRAS NO?...183

¿CÓMO SE TRATA EL TRASTORNO POR ESTRÉS POSTRAUMÁTICO? 184

PSICOTERAPIA 185

MEDICAMENTOS 186

¿CÓMO PUEDO AYUDAR A UN AMIGO O UN FAMILIAR QUE TIENE EL TRASTORNO POR ESTRÉS POSTRAUMÁTICO? 187

¿QUÉ PUEDO HACER PARA AYUDARME A MÍ MISMO?...............................188

¿DÓNDE PUEDO CONSEGUIR AYUDA? 188

¿QUÉ HAGO SI YO O ALGUIEN QUE CONOZCO ESTÁ EN CRISIS? 189

FUTURA DIRECCIÓN DE LAS INVESTIGACIONES SOBRE EL TRASTORNO POR ESTRÉS POSTRAUMÁTICO 189

RESPUESTAS FRECUENTES DE LOS NIÑOS A LAS EXPERIENCIAS TRAUMÁTICAS 190

¿QUÉ PUEDEN HACER LOS SOCORRISTAS PARA AYUDAR? 191

¿CÓMO PUEDEN LOS ADULTOS AYUDAR A LOS NIÑOS Y ADOLESCENTES QUE HAN PASADO POR UNA EXPERIENCIA TRAUMÁTICA?..........................192

COSAS QUE LOS AYUDANTES ADULTOS DEBEN HACER 193

AYUDA PARA TODAS LAS PERSONAS EN LOS PRIMEROS DÍAS Y SEMANAS....194

ESTRATEGIAS DEL EQUIPO DE PRIMER NIVEL CON TRASTORNOS DE ANSIEDAD 196

TÉCNICA DE RELAJACIÓN ISOMÉTRICA 198

ALTERACIONES PSICOTICAS GRUPO PRIMER CONTACTO 202

SÍNTOMAS ESQUIZOFRENIA 203

EVALUACION DE LA SINTOMATOLOGIA PSICOTICA EN EL PRIMER NIVEL 204

PSICOSIS DEPRESIVA 207

LOS PACIENTES CON PSICOSIS TENDRÁN PROBLEMAS A NIVEL DE LAS SIGUIENTES ÁREAS 207

EVALUACIÓN DEL RIESGO SUICIDA 208

EVALUACION DE VIOLENCIA 208

CONDICIONES MEDICAS QUE PRESENTAN PSICOSIS 209

ESTUDIOS DE GABINETE Y LABORATORIO 210

ESTUDIO DE LA CRONICIDAD 210

SEÑALES DE ALERTA TEMPRANAS DE LA PSICOSIS 212

DATOS Y HECHOS REALES SOBRE LA PSICOSIS 213

Tratamiento 214

¿QUÉ ES LA ESQUIZOFRENIA? 215

¿Cuáles son los síntomas de la esquizofrenia? 216
SÍNTOMAS POSITIVOS 216
SÍNTOMAS NEGATIVOS 218
SÍNTOMAS COGNITIVOS 219
¿Cuándo comienza la esquizofrenia y a quién le da? 219
¿Las personas con esquizofrenia son violentas? 220
La esquizofrenia y el suicidio 220
La esquizofrenia y los trastornos por consumo de sustancias 221
¿Qué causa la esquizofrenia? 222
LOS GENES Y EL MEDIO AMBIENTE 222
DIFERENCIAS EN LA QUÍMICA Y ESTRUCTURA CEREBRAL 224
¿Cómo se trata la esquizofrenia? 225
MEDICAMENTOS ANTIPSICÓTICOS 225

¿CUÁLES SON LOS EFECTOS SECUNDARIOS? 225

¿CÓMO SE TOMAN LOS MEDICAMENTOS ANTIPSICÓTICOS? ¿CÓMO RESPONDEN LAS PERSONAS A ELLOS? 227

¿CÓMO INTERACTÚAN LOS ANTIPSICÓTICOS CON OTROS MEDICAMENTOS? 228

TRATAMIENTOS PSICOSOCIALES 228

HABILIDADES PARA EL MANEJO DE LA ENFERMEDAD 228

REHABILITACIÓN 228

EDUCACIÓN Y APOYO FAMILIAR 229

TERAPIA COGNITIVA-CONDUCTUAL 229

GRUPOS DE AUTO-AYUDA 229

¿CÓMO PUEDE AYUDAR A UNA PERSONA CON ESQUIZOFRENIA? 230

¿CUÁL ES EL PRONÓSTICO PARA EL FUTURO? 230

SEÑALES DE ALERTA TEMPRANAS DE LA PSICOSIS **230**

ESTRATEGIAS DE PREVENCIÓN DEL SUICIDIO EN EL ADOLESCENTE 232

¿QUÉ ES EL SUICIDIO? 232

¿QUIÉN CORRE RIESGO DE SUICIDARSE? 232

¿Por qué algunas personas tienen tendencias suicidas, mientras que otras con factores de riesgo similares no las tienen? 233

¿CUÁLES SON LAS SEÑALES DE AVISO DEL SUICIDIO? 233

¿LAS PERSONAS AMENAZAN CON QUITARSE LA VIDA PARA LLAMAR LA ATENCIÓN? 234

SI USTED LE PREGUNTA A ALGUIEN SI ESTÁ PENSANDO SUICIDARSE, ¿LE ESTARÁ DANDO LA IDEA DE HACERLO? 234

¿QUÉ DEBO HACER SI ESTOY EN CRISIS O SI CONOZCO A ALGUIEN QUE ESTÁ CONSIDERANDO QUITARSE LA VIDA? 234

¿QUÉ PASA SI ALGUIEN ESTÁ PUBLICANDO MENSAJES SUICIDAS EN LAS REDES SOCIALES? 235

¿QUÉ OPCIONES DE TRATAMIENTO O TERAPIAS ESTÁN DISPONIBLES? 236

ALTERACIÓN POR USO DE SUSTANCIAS: ALCOHOL, ESTIMULANTES Y MARIGUNA 237

INDICADORES GENERALES DE ABUSO DE SUSTANCIAS **238**

TRABAJO DEL EQUIPO DE PRIMER NIVEL DE SALUD MENTAL ...**238**

VISITA DE URGENCIAS POR USO DE DROGAS **240**

¿CÓMO SE USAN LA METANFETAMINA? 247

¿QUÉ EFECTO TIENE LA METANFETAMINA EN EL CEREBRO? **248**

¿LA METANFETAMINA ES ADICTIVA? 252

¿QUE SON LOS INHALANTES? 256

    LAS CATINONAS SINTÉTICAS Y MOLLY (ÉXTASIS) 265

ABUSO DE LA MDMA (ÉXTASIS) 269

¿QUÉ SON LOS CIGARRILLOS ELECTRÓNICOS? 278

    ¿QUÉ ES LA DROGADICCIÓN? 285

    DIVERSIDAD SEXO – GENERICA – LO QUE LOS MEDICOS DEBEN DE SABER AL RESPECTO. 296

    TRASTORNO POR IDENTIDAD DE GÉNERO 301

    TRANSEXUALISMO ES ACERCA DE LA IDENTIDAD DE GÉNERO. 307

    LA AUTOCOGNICIÓN 308

    CONCIENCIA Y AUTO PERCEPCIÓN 311

    TRASTORNOS DEL SUEÑO FUERA DEL ENTORNO PSIQUIÁTRICO 314

    ALTERACIONES DEL DORMIR Y EL SOÑAR 325

    TRASTORNOS DEL DORMIR POR PROBLEMAS RESPIRATORIOS 328

    MANEJO FARMACOLÓGICO DEL INSOMNIO. 361

    EL INSOMNIO PRIMARIO COMO DEFECTO EN LA REGULACIÓN DEL SISTEMA DE NEUROTRANSMISIÓN A LA ADENOSINA 367

    ACTUALIZACIÓN EN EL MANEJO FARMACOLÓGICO DEL INSOMNIO CRÓNICO MÉDICO DE ATENCIÓN PRIMARIA 383

    EDUCACIÓN EN REGLAS DE HIGIENE DE SUEÑO. 401

    EL SUEÑO EXCESIVO DIURNO 405

    ETIOLOGÍAS, DIAGNÓSTICO Y TRATAMIENTOS 405

    ¿QUÉ ES EL SÍNDROME DE LAS PIERNAS INQUIETAS? 420

    EVALUACIÓN CLINICA DE LAS HIPERSOMNIAS 430

PRESENTACIÓN DEL LIBRO

Los problemas de salud mental se presentan con mucha frecuencia en la práctica médica general, se ha visto que uno de cada cuatro adultos que acuden a la consulta general padecen un trastorno mental, y sólo 1% de esas personas recibía atención especializada.

Los elementos que influyen en esta desalentadora situación son la naturaleza de los pacientes, el tipo de servicio a donde acuden y la escaza formación de los médicos de primer nivel de atención. Esta situación aunada a la falta de médicos especialistas en psiquiatría hace de vital importancia que los médicos de primer contacto tengan las habilidades para tratar los problemas más frecuentes de salud mental. Es también de vital importancia el trabajo multidisciplinario con enfermería, trabajo social, psicología y todo el equipo de atención primaria a la salud integral.

Es necesario que la población pueda acceder a los cuidados en salud mental cerca de sus hogares, cerca de su familia y en su comunidad y con amplio respeto a derechos humanos manteniendo sus fuentes de ingreso minimizando los costos indirectos relacionados con la búsqueda de cuidado.

La atención en salud mental cuando se lleva a cabo en el ámbito comunitario minimiza el riesgo de estigmatización y discriminación de las personas e incluso tienen una evolución más favorable, invertir en salud mental es invertir en el nuevo hombre, invertir en una sociedad más justa, más prospera más sana y capaz de contribuir a la transformación de su entorno.

Son necesarias herramientas como este libro escrito por el Dr. Rafael Salín Pascual, gran investigador mexicano para acercar la atención en psiquiatría y salud mental a la población con mayor necesidad en beneficio de la sociedad en su conjunto, es necesario no dar nunca más la espalda a los pobres.

Dr. Juan Manuel Quijada Gaytán

Director General de los

Servicios de Atención Psiquiátrica

Secretaria de Salud México

Gobierno de la República.

Nuestra especialidad es peculiar en muchos sentidos. Se encarga del funcionamiento corporal que coordina un órgano en particular, el cerebro, pero el cual, no está aislado dentro de ese conjunto de órganos y sistemas que compone el cuerpo humano. El encéfalo, es su vez beneficiario privilegiado de esas mismas funciones que regula: niveles de glucosa, temperatura, oxígeno, estado ácido-base (también llamado pH), entorno y además, el psiquiatra se encarga de observar la interacción de esa persona, con su entorno social, de dos más miembros de la familia o comunidad, utilizando para todo lo anterior, el mismo órgano que estudia, esto es su propio cerebro.

Lo anterior, puede sonar como un lugar común, y sin embargo, pocas veces se toma en cuenta. Una de las funciones que utilizamos los seres humanos, y muchos animales también, es la expectativa, adelantarse, pronosticar. Esto es predecir en función a una serie de eventos, algo, que esperamos que ocurra. La meteorología, la predicción del tiempo, fue mucho tiempo una función intuitiva. Pero en la actualidad la meteorología es la ciencia que estudia la atmósfera y los fenómenos que ocurren en ella. Es una rama de la física que aborda el estado del tiempo, el medio atmosférico y las leyes que lo rigen. Además, debido al estudio que la meteorología realiza de estos fenómenos, también trata de pronosticar el tiempo, definir los diversos climas y entender cómo la atmósfera interactúa con otros subsistemas. Su nombre proviene del griego, en el que "meteoro" significa "alto en el cielo", y "logos" significa "conocimiento o tratado".

He subrayado "pronosticar el tiempo", porque a pesar de que es una ciencia fáctica, es decir dura, no hay nunca una certeza del cien por ciento. Nosotros, los seres humanos, tenemos sistemas de pronósticos todo el tiempo. En el momento que vemos a algún familiar, y de manera coloquial le preguntamos- "¿Cómo estas?" Tenemos una respuesta anticipada con solo ver su rostro, como camina, como nos mira, si nos evita, etc. En las neurociencias contemporáneas a eso se le llama "teoría de la mente".

Luego entonces, a diferencia de los neurólogos, con los cuales compartimos el estudio del cerebro, los psiquiatras estudiamos las interacciones de ese órgano, con el resto del cuerpo, y con su medio ambiente social. ¿Por qué? Pues porque gran parte del grupo de enfermedades que estudiamos en psiquiatría, se ponen de manifiesto, por la interacción de las personas con su medio social. Una persona con trastorno bipolar, por ejemplo, tipo I, aquel con oscilaciones de su estado de ánimo, entre la manía y la depresión. En el momento que está en su fase de manía, con bienestar exagerado, exceso de energía, felicidad, que se siente en un estado de euforia perpetua, no va a aceptar estar enfermo, después de lo que he mencionado que experimenta y menos cuando ve la cara del psiquiatra en su cuarta consulta. Sin embargo, sus familiares, que se han despertado en la madrugada porque el aparato de sonido está a todo volumen, o porque les avisan de algún banco, que se han hecho cargos a la tarjeta de crédito por arriba de lo permitido, o porque su familiar se rehúsa a pagar en una gasolinera, argumentando que el petróleo es de los mexicanos, u otros detalles similares, darán una versión completamente diferente de la salud mental de su enfermo.

En los últimos 100 años, nuestra especialidad ha cambiado completamente en su forma de conceptualizar a los enfermos psiquiátricos. Esto no implica necesariamente que para bien, porque eso es algo del sesgo que se tiene con respecto a la ciencia en general. Una especie de programa que asegura el progreso y la felicidad de la humanidad. Esto último, por ejemplo, humanidad, es un concepto retórico. Hay seres humanos, que son beneficiarios de manera desigual de ciertos recursos. El centro del supuesto avance en psiquiatría fue el querer fundamentar sus enfermedades, con las mismas herramientas del resto de la medicina. Esto es la fisiopatología.

La fisiopatología, esta trata del estudio de los procesos patológicos (enfermedades), físicos y químicos que tienen lugar en los organismos vivos durante la realización de sus funciones vitales. Estudia los mecanismos de producción de las enfermedades en relación a los niveles máximos molecular, subcelular, celular, tisular, orgánico y sistemático o funcional.

En psiquiatría lo anterior se ha centrado únicamente en el funcionamiento del cerebro, las neurociencias, la genética, y los estudios de imágenes cerebrales. Por supuesto que estos son argumentos muy poderosos. Por ejemplo, ver una serie de imágenes cerebrales de una persona con alucinaciones auditivas, en donde las regiones correspondientes de las cortezas temporales y frontales del lado de los hemisferios cerebrales se activan, es una forma muy poderosa de reforzar el llamado punto de vista centrado en el cerebro. En términos filosóficos, lo anterior nos produce un sesgo reduccionista, que ciertamente es muy atractivo, porque nos da la ilusión de estar a la par de muchas especialidades médicas.

En efecto hay grandes avances en el entendimiento del funcionamiento cerebral, en genética, en el entendimiento de mecanismos moleculares de cómo se puede gestar la muerte neuronal en las neuronas de la sustancia negra en el mesencéfalo de enfermos con Parkinson, en donde incluso la administración de L-Dopa, es una prueba terapéutica para corroborar el diagnóstico de la Enfermedad de Parkinson. En psiquiatría, no tenemos aún nada parecido.

Si argumentamos que las enfermedades psiquiátricas están enmarcadas en aspectos neurobioquímicos, de genética molecular, y en general de neurociencias, nos vamos a encontrar con muchos cuestionamientos al respecto. ¿Qué tanto son esto aspectos compensadores, complementarios o epifenómenos? ¿Es posible desarrollar un esquema plural que lleve a la explicación de las enfermedades en psiquiatría? ¿En que parte del esquema médico no se inserta la psiquiatría?

Una de las hipótesis bioquímicas tempranas en la historia de la psiquiatría, fue la de la deficiencia de catecolaminas en las alteraciones afectivas.

La hipótesis catecolaminérgica, como se llamó en su tiempo, de los trastornos afectivos, fue propuesta en la década de los 60's, y fue de hecho, la que abrió la investigación bioquímica en psiquiatría. En su forma mas simple, esta hipótesis propone que al menos alguna forma de depresión, está asociada con una deficiencia funcional de la norepinefrina (NE), mientras que en la manía, en el caso de los trastornos bipolares, hay un incremento en la actividad de la misma NE.

Las evidencias en las cuales se basaron estas premisas fueron farmacológicas e indirectas: (1) La observación de que la iproniazida (Inhibidor de las mono amino oxidasas, MAO) produce mejoría de la depresión, al bloquear la destrucción de la NE (al bloquear la destrucción, aumentan sus niveles en las sinapsis); (2) la imipramina bloquea la recaptura de la NE en su respectivas sinápsis y produce con esto una mejoría de la depresión; (3) la reserpina, bloquea el almacenamiento de catecolaminas, por lo cual se aumenta su destrucción y decrece su disponibilidad al nivel de la hendidura sináptica. La reserpina produce, en personas susceptibles, cuadros clínicos depresivos que no se distinguen de los observados en pacientes con depresión mayor.

Si el problema central es la deficiencia de norepinefrina y/o de serotonina, bastaría suplementar un precursor de estas dos moleculas (ya que los neurotrasmisores como tal, no atraviesan la barrera hemato-encefálica). Por ejemplo, con la misma L-Dopa, o con el 5-hidroxitiptófano. El resultado ha sido siempre negativo, no solo porque no mejoran los enfermos, sino en algunos casos hay efectos secundarios mas graves que la enfermedad, como fue el caso de la administración del 5-hidroxtriptófano.

La cocaína, producen un aumento de NE y de dopamina, y aún cuando puede dar la sensación de un efecto antidepresivo, este es efímero, no dura mas de veinte minutos, y la resaca es mucho mas severa en términos de los síntomas de la depresión. Luego entonces, no es sólo que esten bajos los niveles de los neurotransmisores. Hay algo más en los sistemas de regulación de los mismos.

La respuesta mas breve es, en las compañías farmacéuticas. Los científicos de los laboratorios de medicamentos proporcionaron medicamentos, que en muchos de los casos fueron diseñados para otros objetivos, y terminaron siendo utilizados en psiquiatría, en la mayoria de los casos con modelos de enfermedades desarrolladas "ad hoc", es decir <u>a posteriori.</u>

LAS BALAS MÁGICAS EN MEDICINA

Paul Ehrlich fue un científico alemán que desarrolló el concepto de la "bala mágica". Él se basó en la observación de que añgunos pigmentos biológicos, tenían ciertas células con mayor facilidad. Las membranas que se teñían mejor, por ejemplo con el azul de metileno, que con el rojo de Prusia, debían de tener algo, que Ehrilich se imaginó como una cerradura, en donde la llave era la molécula de azul de metileno. Estas moléculas que protruyen desde las membranas celulares Ehrlich las llamó receptores. Sus trabajos sobre los colorantes, ocurrieron al mismo tiempo que los trabajos de Robert Koch y Louis Pasteur, quienes afirmaban que los microbios eran las causas de las enfermedades. Ehrlich reflexiono de inmediato, que si se podía diseñar "una bala mágica" que solo afectara a las bacterias, y no a las células de los huespedes, se podrian curar algunas enfermedades.

"Si nos imaginamos a un organismo que es infectado, por cierto tipo de bacteria, sería sencillo afectar dicha bacteria con una sustancia con afinidad por esa bacteria únicamente, sin afectar al resto de las células del organismo afectado, esta sustancia sería una bala mágica".

Uno de sus primeros intentos, en 1899, fue con el tripanosoma y la enfermedad del sueño, para el cual diseñó un compuesto con arsénico, "Atoxyl", (sin toxicidad). Ehrlich creo cientos de atoxyles, sin mucho éxito. En 1909 después de probar 900 compuestos, el 606, tuvo un efecto sobre un microbio que se había descubierto en ese tiempo. La espiroqueta pálida. El compuesto resultó ser útil, y se le bautizó como "Salvarsan". Veinticinco años más tarde, la compañía farmacéutica Bayer descubre otras de esa "balas mágicas", las sulfanilamidas, útiles para erradicar el estafilococo y el estreptococo. Ese fue el camino que siguió Alexander Fleming en 1928, al descubrir el efecto de la penicilina, que se convirtió en una necesidad imperiosa en la Segunda Guerra Mundial. El esfuerzo de fabricación de suficientes unidades, por parte de los aliados, hizo que se unieran varios laboratorios Merck, Squibb, Pfizer, para el asalto a Europa, en lo que se conoció como el día D, en 1944. A este grupo de agentes se les bautizó como ANTI-bióticos. Es importante advertir que ANTI, proviene del concepto mágico de ANTÍDOTO. Esto es, sustancia o medicamento que sirve para neutralizar o contrarrestar los efectos de un veneno o de un agente tóxico.

Los tratamientos en psiquiatría no siguieron el mismo camino. El primero de los medicamentos descubiertos de manera casual, o mediante serendipia fue la cloropromacina. La casa Rhône-Poulenc, probó una clase de compuestos llamados fenotiacinas, que se habían sintetizado originalmente en 1883 para la malaria. Una de estas, la prometacina tenía propiedades antihistamínicas, y se sugirió que podría ser usada en cirugía. En los procedimientos quirúrgicos, el cuerpo lacerado libera una cantidad considerable de histamina, que es responsable de un descenso de la presión arterial. El neurocirujano francés Henri Laborit, utilizó prometacina y descubrió que además del efecto antihistamínico, había en los pacientes, un estado de quietud y somnolencia, con cierto grado de aislamiento. En sus reportes Laborit enfatizaba que: "la prometacina parecía ejercer una desconexión de ciertas zonas del cerebro, de tal manera que los pacientes parecen no sentir dolor, ansiedad y a menudo no recuerdan la intervención quirúrgica". Todo lo anterior significaba que se podrían utilizar menores dosis de agentes anestésicos con cierta toxicidad. Esto llevó a utilizar a la prometacina como parte del coctel quirúrgico.

En el laboratorio Rhône-Poulenc, se utilizaron compuestos similares a la prometacina, en modelos de ansiedad en roedores. En uno de ellos, la rata subía por una cuerda en el momento que una señal le avisaba, mediante un foco que se encendía segundos antes, de una descarga eléctrica, que se le daría desde el piso de metal de la caja. Pero con el compuesto 4560 RP, las ratas no solo no trepaban por la cuerda, sino que parecía no importarle la descarga eléctrica.

El compuesto 4560 RP, fue después conocido como la cloropromacina. Esta droga parecía afectar la respuesta motora y el componente emocional vinculado a una condición de estrés. En junio de 1951, se probó a la clororomacina en el coctel quirurgico por Laborit, con buenos resultados como anestésico y postquirúrigico. En un congreso de anestesia de ese mismo año, Laborit sugiere que este compuesto pueda ser utilizado en psiquiatría, ya que los pacientes con esa droga le recuerdan a las personas con lobotomía frontal.

Recordemos que la lobotomía frontal, dos años antes del uso de la cloropromacina, le dio un premio Nobel al Dr. Egas Moniz, un neurocirujano portugues. Lo que de inmediato quedó claro, era que además de mejorar algunos sintomas psiquiatricos, producía cambios profundos en la personalidad de los pacientes operados.

Esto se había observado por primera vez en Nueva Inglaterra, EUA, cuando Phineas Gage, un capatáz de una compañía ferroviaria, fue victima de un accidente, en donde una berreta de metal, atravezó su cráneo de abajo hacia arriba. Esta persona el 13 de septiembre de 1848, a las 16:30, estaba preparando un mortero para realizar una explosión controlada, cuando se distrajo, y la barreta que sostenía en sus manos se soltó y se impacto en el sitio de la detonación, atravesando su craneo.

El caso llamo la atención por varias razones. Primero, que sobreviviera. El primer médico que lo revisó, solo habia visto ese tipo de heridas en tiempos de guerra Civil de EUA. Segundo, que el paciente estuviera consciente y en apariencia sin dolor. Tercero, que con el tiempo dejó de ser el Phineas Gage conocido por todos, quien era descrito como cumplido, reservado, formal, esto es, el capataz de la compañía ferroviaria en donde él trabajaba, siendo un ejemplo de rectitud, puntualidad, y capacidad para dirigir las cuadrillas de trabajadores. La principal razón de las tres condiciones fue que la barreta había hecho una lobotomía frontal.

Si la cloropromacina, producía los mismos resultados que la lobotomía, sin necesidad de la cirugía en si misma, habría que probar sus efectos en pacientes psiquiatricos. En efecto, en la primavero del año 1952, dos psiquiatras franceses, Jean Delay y Pierre Deniker (cuñado del neurocirujano Henry Laborit), administraron cloropromacina a pacientes psicóticos del hospital de Santa Anna. En una serie de artículos que se publicaron como resultado de esto, se matizan las palabras: "síndrome psíquico". La descripción de dicho síndrome es: "Los pacintes quietos por tiempo prolongado, pálidos, silenciosos. Si se les hacen preguntas, responden después de una pausa. El lengaje es monótono e indiferente, y vuelven a guardar silencio. Las personas con cloropromacina, estan atentos y son capaces de reflexionar y emitir juicios. Pero no tienen motivaciones para preguntar, expresar malestar, y en general se muestran indiferentes".

El nombre comercial fue Tioridacina o Largactil y se le calificó como un neuroléptico o "Tranquilizante Mayor", en contraposición con los barbitúricos y las recien comercializadas benzodiacepinas. Fue Deniker el primer en llamar la atencion, de que se producía un tipo de síntomas parecidos a la encefalitis letárgica, con somnolencia, y alteraciones motoras como la discinecia, hiperquinecia (que luego se le llamó acaticia, una necesidad de mantenerse en movimiento constante), y síntomas parecidos a la enfermedad de Parkinson, mismos que, eran reversibles a la suspension de la Tioridacina, se les llamó parkinsonimo. Un grupo de psiquiatras norteamericanos, tuvieron claro desde un principio, que no se estaba tratando ninguna enfermedad con la cloropromacina, esto es que no era un antídoto, que era en si mismo, un agente para aminorar ciertos síntomas de las psicosis, pero no era el antídoto prometido.

Frank Berger, introdujo los tranquilizantes menores, primero con la mefenecina, que producía un efecto ansiolítico en roedores, pero de corta duración. Pero el mebrobamato, tenía una vida media ocho veces mayor que la mefenecina y con los mismos resultados. En la compañía Suiza, Hoffman-La Roche, uno de sus químicos, Leo Starbach, sintetizó el clorodiacepoxido, y con esto nacieron las benzodiacepinas. Todos estos tranqulizantes, llamados menores, fueron utilizados primero en roedores, en modelos de ansiedad y luego en seres humanos. En el mismo paradigma de los neurolepticos, que funcionaba para reducir los síntomas de los diferentes modelos por ansiedad, pero que no iban dirigidos a un mecanismo fisiopatológico en particular. Es decir, no son antídotos, aunque los laboratorios se esfuercen en llamarles antipsicóticos o antidepresivos.

LOS ANTIDEPRESIVOS

El caso de los llamados ANTI-depresivos, fue similar. La iproniacida fue empleada originalmente en enfermos con tuberculosis, observando que el medicamento parecía "energizar" a los enfermos. En algunos casos de enfermos bipolares,que recibían el medicamento para su depresión, se reportaron casos de manía. En 1957 Nathan Kline, en New York, utilizó la iponiazida por cinco semanas, y de dieciseis pacientes, catorce presentaron: "una completa remisión de los síntomas". En un periodo de tres años (1954 – 1957), una serie de drogas que se sintetizaron para tratar otro tipo de enfermedades, como la tuberculosis, terminaron siendo empleadas en psiquiatría, sin saber como ejercían su efecto y sin una fisiopatología que pudiera explicar el famoso efecto ANTI.

Lo mismo ocurrió con la imipamina, descubierta por Roland Khun, un triciclico como la cloropromacina, que fue sintetizado como neuroléptico, pero resultó que "energizaba" a los esquizofrénicos, y se probó en enfermos con depresión. Volviendo al planteamiento original de la hipótesis monoaminergica o catecolaminérgica de las alteraciones afectivas. Joseph Schilkrauth publicó en 1965, un artículo de revisión, de todas las evidencias farmacológicas, que apuntaban en dirección de que los trastornos afectivos, y que a su juicio se debían a un imbalance en las monoaminas (esto es norepinefrina, serotonina, y dopamina). El artícuo apareción en la prestigiosa revista "Archives of General Psychiatry".

Este fue llamado, "el primer pilar de la psiquiatría biologica"; el "segundo pilar de la psiquiatría biológica", lo desarrollaron quienes apuntalaron la hipotesis de la actividad excesiva de la dopamina en la esquizofrenia.

¿Cómo se llegó a proponer que la dopamina era relevante en esquizofrenia? Por el camino de la enfermedad de Parkinson. El neurofarmacólogo Oleh Hornykiewicz aplicó un pigmento en cerebros de enfermos que al fallecer tenían la enfermedad de Parkinson. Esta tintura era a base de yodo, y en presencia de dopamina, hace que el tejido se tiña de rosa. Los ganglios basales de estos cerebros de enfermos, apenas se teñían de ese color.

Uno de los efectos secundarios de la Tioridacina era producir parkinsonismo, esto llevó a suponer que los neuroléptico bloqueaban de alguna manera la dopamina. Arvid Carlsson y otros reportaron que en efecto, las drogas con efecto similar a la cloropromacina, tenían un bloqueo de los receptores a dopamina en ganglios basales, y de esta forma mimetizaban la fisiopatología de la enfermedad de Parkinson. Sin embargo, en psiquiatria, el efecto del "Síndrome Psiquico" de las neurolèticos, producía una serie de efectos que no iban en relación a curar las psicosis. Había aumento del tono muscular, esto es rigidez, aplanamiento afectivo, disquinecias agudas y crónicas (torsión del cuerpo y extremidades de manera aguda, y de manera crónica, movimientos en boca y nariz, respectivamente).

Por ese entonces ya se tenía información de que las anfetaminas y moleculas similares producían alucinaciones, y delirios paranoides (sensación de ser perseguido, observado, de haber un complot en su contra). La hipotesis dopaminérgica de la esquizofrenia se asentó con esos dos principios farmacológicos. El supuesto mecanismo de acción de los ahora llamados ANTI-psicóticos, y de los estimulantes dopaminérgicos como las anfetaminas y cocaína, que en algunos usuarios crónicos o con atracones de drogas, semejaban algo parecido a la esquizofrenia, con psicosis caracterizada por alucinaciones, ideas de persecución, pero, que en la mayoría de los casos, mejoraban al suspender las drogas estimulantes.

La teoría de la deficiencia de serotonina en depresión, es el equivalente hoy en día a querer asociar la masturbación como causa del retraso mental. ¿Dónde se originó? Malcolm Bowers, en 1969, en la Yale University, fue el primero que reportó bajos niveles de serotonina en el líquido cefaloraquideo y en el plasma, lo mismo que de su metabolito el ácido 5 hidroxi indol acético (5-HIAA). En su estudio, ocho enfermos deprimidos, todos los cuales habían estado expuesto a los antidepresivos, tenían bajos niveles de serotonina y 5-HIAA, aunque no de manera significativa, en relación a los controles. Otros investigadores en McGill University, tampoco encontraron diferencias en este neurotransmisor, finalente Bowers encontró que los enfermos con depresión, que no habían recibido antidepresivos, no tenían ninguna diferencia con sus niveles de serotonina.

Respecto a la reserpina, dos investigadores valoraron los hallazgos crudos. Joseph Mendels y Alan Frazer, encontraron en un meta-analisis que solo el 6 % de todas las personas que recibian reserpina como anti-hipertensivo, se deprimían. Pero, que en algunos estudios el efecto de la reserpina era sedante y antidepresivos. Ellos concluyen que la revisión de la literatura no era concluyente respecto a que las deficiencias en seorotonina, norepinefrina o dopamina, fueran responsables de la fisiopatología de las alteraciones afectivas.

Un grupo en el Karolisnka Intitute dirigido por Marie Asberg, en 1975, reportó nuevamente bajos niveles de serotonina en pacientes deprimidos con intentos suicidas. En EUA, se redondeo la cifra al 30 % de los deprimidos, que tienen bajos niveles de serotonina. Sin embargo cuando se estudiaron los datos de Asberg, el 25 % de sus sujetos normales estaban con niveles bajos de 5-HIAA, y el resto de la curva de sus sujetos voluntarios mostraba una gran variabilidad. Pero lo que Asberg no reportó en su etudio, fue que la curva de distribución normal de los deprimidos, mostraba la misma variabilidad que sus controles. Este estudio no demostró nada en concreto, solo que hay una gran variabilidad en la población en conjunto de serotonina en el LCR.

En un estudio del National Institute of Mental Health, en pacientes deprimidos con niveles bajos de 5-HIAA en LCR, llevado a cabo por Joseph Mass, con amitriptilina, que es relativamente selectivo para la recaptura de la serotonina, se esperaba que hubiera una relación inversa en cuanto a la respuesta clínica. A mas bajos niveles de 5-HIAA, mas beneficios de la amitriptilina. Pero no se encontró ninguna relación que apoyara lo anterior. Esto es, tener bajos nivles de serotonina, al inicio del tratamiento, no predice una buena respuesta con un medicamente que aumenta estos noveles bajos.

Sin embargo, a pesar de que la hipotesis de la serotonina estaba ya enterrada, la llegada de la ISRS (Vg., Fluoxetina), la puso de nuevo en popularidad, pues era el motivo central de acción de estos Inhibidores Selectivos de la Recaptura de la Serotonina. Primero no son selectivos, un metabolito de la fluoxetina, la norfluoxetina, tambiéon inhibe a la norepinefrina. Segundo, que importa si son selecvivos o no, para un subtipo de neurotransmisor, lo que importa es que mejoren la depresión. Tercero, se siguió observando la latencia al inicio antidepresivo de dos a tres semanas, a pesar de que en preparaciones "in vitro", los ISRS, inhiben en minutos la recaptura de serotonina, luego entonces no es corregur los niveles de serotonina lo que causan la mejoría de la depresión. Pero tuvieron que llegar los trabajos de supresión de síntesis de serotonina para que las cosas quedaran definitivamente sepultadas para la serotonina.

Los trabajos de Padro Delgado y su grupo en Columbia, demostraron una verdad de perogruyo. Es necesario tener ciertos niveles de serotonina, para que los ISRS puedan actuar inhibiendo su recaptura. La aministración de amino ácidos escenciales, todos menos el L-triptofano, bloquean la fabricación de la serotonina. En enfermos deprimidos, que ya estaban respondiendo a fluoxetina, se suspendía el efecto antidepresivo, pero no en aquellos enfermos que tomaban inhibidores de la recaptura de norepinfrina. Este estudio y otros que siguieron, demostraron que el conocer el mecanismo de acción de los antidepresivos, por ejemplo como inhibidores de la recaptura de la serotonina, no es equivalente a usar antidotos para mejorar la depresión.

Si se da el mismo conctel libre de L-triptofano a sujetos sanos o enfermos deprimidos. Los primero no se deprimen, y los segundos no se deprimen mas, esto es bajar los niveles de serotonina cerebral, no es una condición suficiente y necesaria para producir un cuadro de depresión mayor, la baja de serotonina, norepinfrina, dopamina, solas o combinadas, no son agentes causales de ka depresión mayor. Que los pacientes mejoren cuando se aumentan manipulando diferentes eventos de la sinapsis, como la recaptura de los neurotransmisores, la sensibilidad de los receptores pre o postsnápticos, o eventos a nivel subcelular como son los segundos, terceros y cuartos mensajeros y su interacción con el genoma humano, no han aportado una evidencia concreta de que se está reparando un proceso en concreto, al que se se le pueda adjudicar una relación causal, como puede ser el caso de la enfermedad de Parkinson y la deficiencia de dopamina.

Un ejemplo claro al respecto lo proporciona la nefrología. El conocer el mecanismo de acción de los diuréticos, por ejemplo, no muestra cual es la causa de una enfermedad renal crónica, o una insuficiencia renal en general. Por ejemplo los diurético como las tiacidas o en ASA, Bloquean la reabsorción del sodio en la porción ascendente del asa de Henle. Respecto a la enfermedad renal crónica, la diabetes mellitus y la hipertensión arterial son las causas mas frecuentes, pero no tienen nada que ver con el mecanismo de acción de los diuréticos.

LA PSIQUIATRÍA DESDE EL PUNTO DE VISTA EVOLUCIONISTA

Todos los psiquiatras son médicos y estos resultan ser un tipo de biólogos de una sola especie: "Homo sapiens". Hay dos problemas en esta premisa: "todos los psiquiatras son médicos": (1) Los enfermos son seres humanos como los médicos (quizás en el futuro los segundos sean maquinas); (2) Los psiquiatras estudiamos con nuestros cerebros, a otros cerebros enfermos. Esto último no es nada banal, porque se filtran muchas cosas, solo por el hecho de que las damos por ciertas o desconocidas ciertas propiedades cerebrales. Por ejemplo, en un estudio que hicimos en un hospital psiquiátrico, analizando si los que recababan el que los pacientes fumaban estaba sesgado por el que el médico era usuaria de tabaco o no. Si el psiquiatra fumaba, su nota leía algo parecido a: "Tabaquismo positivo". Si por el contrario no fumaba, daba una cala semiología de si el paciente era adicto o no a la nicotina: número de cigarrillos al día; cuanto dilata entre despertar y el primer cigarrillo; intentos fallidos por dejar de fumar, etc. Así los seres humanos con el cerebro enfermo. Es factible que si estoy deprimido a nivel subclínico, como psiquiatra se me escapen muchos casos de depresión.

Los psiquiatras médicos estamos entrenado en diagnosticar, pues este es el punto clave del tratamiento. Nuestras enfermedades son listados de signos y síntomas, este análisis detallado se inicio con Hipócrates. Se buscaba la conjunción de estos datos para reconocer los llamados síndromes: "Conjunto de signos y síntoma que pueden tener diferente psicopatología". Por ejemplo los síndromes febriles, en donde hay elevación de temperatura corporal, pero algunos solo ocurren cada tercer día, otros por las tardes, además, pueden acompañarse de erupción cutánea, vómito, diarrea, expectoraciones, delirios, etc. Los médicos agrupan los signos y síntomas, en muchos casos se puede recurrir a exámenes de laboratorio, imágenes, electrofisiológicos, y de esta manera se van acotando las posibles causas del síndrome febril. Hay que recordar que uno de los escritores de novela policiaca mas celebra era médico: Sir Arthur Connan Doyle y su detective era Sherlock Holmes. La inducción de las pruebas lleva al diagnóstico.

Thomas Sydenham utilizando el método Hipocrático demostró que muchas enfermedades tenían agentes fisiopatológicos bien determinados como fue el caso de la malaria, la escarlatina, y la gota. Los psiquiatras del siglo XVIII y XIX, inspirados por esta idea trataron de seguir el mismo camino, y en efecto se crearon las primeras clasificaciones psiquiátricas obras de titanes como Emil Kraepelin y Eugene Bleuler, sin embargo, a diferencia de otras ramas de la medicina, la etiología no era identificable.

Las ciencias médicas han avanzado en base a los siguientes estadios:

1. Reconocimiento de los síntomas específicos

2. Definición de los síndromes

3. Identificación de los órganos y tejidos afectados

4. Demostración de la causa de las lesiones a esos tejidos

5. Establecimiento de la cura en base a las causas o etiología.

En el caso de la psiquiatría se han completado los dos primeros puntos, pero en lo tres siguientes, hay avances, sin embargo, hay claras evidencias de que el problema es en el rango de lo molecular, genético, y su interacción con el medio ambiente de dos o mas personas, y los niveles socioculturales. Esto no sucede de manera tan clara por ejemplo con el riñón, corazón o hígado.

En esta dificultad la psiquiatría no esta sola. La psicología y la sociología tienen las mismas dificultades, con gigantes como J.B. Watson, B.F. Skinner, Karl Marx, Emile Durkheim, etc, la capacidad de certeza, la predictibilidad o diagnóstico es pobre. No tenemos personajes como Isaac Newton o Albert Einstein, de la física o los Charles Darwin de la biología. Una disciplina tan cercana a nuestro que hacer. Es por esto, que el enfoque evolucionista, la filogenia de nuestra especie puede servir como un nuevo faro que alumbre nuestra búsqueda.

Es de notar que uno de los primeros que buscó esta aproximación fue Alfred Adler, archi enemigo jurado de Sigmund Freud, quien utilizó referencias de Friedrich Nietzsche de su libro "El poder de la voluntad", para el estudio de la autoestima y sentimientos de inferioridad, en una búsqueda de la etiología de la neurosis de ansiedad (quizás lo que hoy llamamos ansiedad social). Recordemos que los esclavos, siervos, y obreros, se estaban ya educando en esos siglos, y que se enfrentaban a "los dueños del mundo" y sin embargo, su cosmovisión ancestral era con la mirada al suelo (como ejemplo en el Japón del siglo XX, no se podía contemplar en vivo al emperador Hiroito).

Los biólogos evolucionistas desecharon de inmediato esta hipótesis por su carga ideológicas y política, mas que biológica. La etología estaba en pañales, quizás si hubieran visto los despliegues de los gorilas y macacos alfa hubieran repensado las hipótesis de Alfred Adler. Otro disidente de Freud, C.G. Jung propuso los arquetipos. Estas son unidades dinámicas de la psique con un pasado filogenético. El problema fue que Jung las llamó "inconsciente colectivo". Nótese el europeo centrismo, en donde se supone que todos estamos medidos por los austriacos, alemanes, suizos y uno que otro francés. Los arquetipos de Jung se concebían como unidades neuropsiquicas que evolucionaron por selección natural y que son responsables de la determinación de características conductuales, lo mismo que experiencias cognitivas y afectivas típicamente humanas. A diferencia de Freud, que propuso que todo ocurría en la infancia, Jung propone que todo esto ocurre en el ciclo vital (que ahora se podría traducir como las capacidades plásticas y epigenética). Lo anterior tiene una connotación de adaptación a las circunstancias del medio ambiente, de pareja, familia, conglomerado humanos y su medio ambiente. Por ejemplo, los seres humanos en desastres, guerras, epidemias, somos diferentes a los que uno se cruza ordinariamente por las calles cuando esas circunstancias no ocurren.

Sin embargo, aparecieron algunas fallas a la generalización de los arquetipos imperativos, como se llegaron a llamar. Uno de estos era la relación madre-hijo. El modelo arquetípico imperante fue el de tipo condicionamiento operativo. El pecho materno o el de la nodriza era la recompensa, el arquetipo era la alimentación y este tipo de relación se conoció como "cariño interesado". Notemos que era la época del condicionamiento operante (años cincuenta siglos XX). En 1958 John Bowlby publica el artículo "The nature of the child´s to his mother", en donde rechaza que sea un cariño interesado, o algo aprendido, y propone que la madre o el hijo, no "aprenden ese vínculo", que este es innato, que se programa desde el nacimiento o recién nace la cría, como luego comprobó Konrad Lorenz, con el nacimiento de las aves y su presencia. El artículo fue rechazado y condenado, principalmente por los científicos sociales. A quienes les molestó de manera particular la palaba "instinto" y como fue adoptado de inmediato por una nueva ciencia: "La etología". Ciencia de la cual Bowlby tomo abundantes ejemplos de su teoría del vínculo.

En uno de los libros mas influyentes sobre el tema de los instintos "EL ESTUDIO DE LOS INSTINTOS" (THE STUDY OF INSTINCT) de Niko Tinbergen publicado en 1951, se propone que cada especie animal un repertorio de conductas. Este repertorio depende de las condiciones de evolución del sistema nervioso y del medio ambiente, esto es fenómenos de adaptación y sobrevivencia. A esto C.H. Waddington (1957), le llamó "Teoría de la epigénesis". En esta hay una propiedad de autorregulación también llamada de homeorresis, que tuvo una gran influencia en los etologistas humanos, retomada después por M.K. Harlow (1965) y su trabajo con monos Rhesus.

1. El sistema maternal que asegura la sobrevivencia y proporciona seguridad, protección y nutrición. Esta proximidad o diada madre-hijo es decisiva en función de la inmadurez de las crías.

2. Sistema infante-madre, permite integrar y modular conductas pre programadas, el infante busca la proximidad de su madres, e imita conductas en función de programas inatos como la marcha.

3. El sistema de compañeros. Desempeña un papel en la vida social del recien nacido

4. El sistema heteosexual. Este opera de manera intermitentes en algunas especies, en la nuestra es constante. Prepara a la reproducción.

5. El sistema del padre. Función de protección contra predadores, gresión intragrupal, posición de estatus de madre e hijos.

Todo lo anterior se puede conceptualizar en una estructura social que se oberva en seres humanos llamada familia.

LA FAMILIA

La antropología ha demostrado que la formación de familias es una característica universal de nuestra especie. En diferentes culturas existen diferentes clases de familias, eso es verdad, pero en todas las sociedades se apoyan los lazos familiares de algún tipo o de otro. Estas familias están formadas por un hombre y una mujer que cuidan de uno o varios hijos. Parece ser entonces que la familia tiene características de una configuración arquetípica. Esto nos indica que las familias se establecen biológicamente con características que son determinadas de cada especie. Las diferencias están dadas por aspectos culturales y ecológicos.

También en los primates existen familias, pero no hay ninguna especie en donde las familias están tal altamente estructuradas como en la especie humana. Una de estas razones debe de ser el hecho de que las crías de la especie humana estén inmaduras al nacer, Lo cual plantea una carga económica y física para la madre, Que se ve limitada en situaciones vitales, por ejemplo para huir ante depredadores, o para conseguir alimentos para sus crías y ella misma. Las limitaciones en el tamaño del cráneo del recien nacido y por lo tanto su inmaduréz, son debidos a una relación entre tamaño de caderas y velocidad de marcha o huída. A mayor tamaño de caderas, podrian nacer niños mas maduros, como ocurría con los Neanderthal, cuya gestación era de doce meses, pero limitaba la velocida del desplazamiento de las hembras. Esto se ha ajustado a cabezas relativamente pequeñas y moldeables, con pelvis de diametros amplios y ajustables (se modifican en el trabajo de parto), pero aún asi, el niño recien nacido, abandonado muere. Sus únicas funciones innatas son succión, prensión, reptar, llorar y sobresalto, sirven si existe la madre o nodriza.

Todo lo anterior se tuvo que aderezar con parejas heterosexuales, con uniones o vinculos de afecto, a tavés de la hipersexualidad, el acceso de las hembras solo a un macho, que fuera proveedor y que estuviera con ellas. El resto de esta historia es cultura, leyes de matrimonio religioso o laico, economía y herencia, que fueron solo posibles en la etapa de la agricultura (hace 50, 000 años). Antes de esta etapa de la historia humana, las mujeres permitían el acceso sexual a varios hombres, y no existían conceptos de paternindad o materidad de tipo propiedad de los hijos. Estos eran del clan de seres humanos. La razón de lo anterior, era la alta mortalidad materna al parir, y la de los hombres al ir de caza o por luchas inter clanes. Las evidencias que tenemos de esa época es que las mujeres son poli orgásmicas, aún hoy en día. Que es en el canal vaginal en donde se desarrolla la selección natural. La cantidad desproporcionada de espermatozoides para fecundar un óvulo (300, 000, 000), y el recoger tapones de cuellos uterinos, una vez que se hace la fecundación.

TEORÍA DEL VINCULO

John Bowlby desarrollo la llamada teoría del vínculo, entre madre e hijo, con el término de "Diada", que después se puede ampliar a otras formas de relación. Esta es la base del desarrollo de la autopercepción dentro de un entorno cultural. El cuidado materno es tan necesario par el propio desarrollo de la personalidad, como la vitamina D lo es para el desarrollo de los huesos. La teoría evolutiva del apego de Bowlby sugiere que los niños vienen al mundo biológicamente pre-programados para formar vínculos con los demás, porque esto les ayudará a sobrevivir, debido a la inmadurez del sistema nervioso al nacer.

Bowlby estuvo muy influenciado por la teoría etológica en general, pero especialmente por el estudio de la impronta de Konrand Lorenz (1935). Lorenz demostró que el apego era innato (en gansos jóvenes) y, por lo tanto, tiene un valor de supervivencia. Bowlby creía que los comportamientos de apego son instintivos y se activan por cualquier condición que parezca amenazar el logro de la proximidad, como la separación, la inseguridad y el miedo. Bowlby (1969, 1988) también postuló que el miedo a los extraños representa un importante mecanismo de supervivencia, construido por la naturaleza. Los bebés nacen con la tendencia a mostrar ciertos comportamientos innatos (llamados liberadores sociales) que ayudan a garantizar la proximidad y el contacto con la madre o la figura de apego (por ejemplo, llorar, sonreír, gatear, etc.). Estos son comportamientos específicos de la especie.

Durante la evolución de la nuestra, habrían sido los bebés los que se quedaron cerca de sus madres los que habrían sobrevivido para tener sus propios hijos. Bowlby planteó la hipótesis de que tanto los bebés como las madres han desarrollado una necesidad biológica de mantenerse en contacto entre sí.

Estos comportamientos de apego inicialmente funcionan como patrones de acción fijos y todos comparten la misma función. El bebé produce comportamientos innatos de "liberación social", como llorar y sonreír, que estimulan el cuidado de los adultos. El determinante del apego no es la comida sino el cuidado y la capacidad de respuesta.

Bowlby sugirió que un niño inicialmente formaría solo un apego y que la figura del apego actuó como una base segura para explorar el mundo. La relación de apego actúa como un prototipo para todas las futuras relaciones sociales, por lo que interrumpirla puede tener graves consecuencias.

La separación de estas figuras o un vínculo defectuoso producen problemas de seguridad, y ansiedad de separación. El contacto físico es uno de lo mejores reforzadores de la formación del vínculo. El abrazar, acariciar y cargar al niño, contrarrestan en la mayoría de los casos los problemas de ansiedad de separación en los niños. Bowlby (1951) afirmó que la maternidad es casi inútil si se retrasa hasta después de dos años y medio a tres años y, para la mayoría de los niños, si se retrasa hasta después de 12 meses, es decir, hay un período crítico. Si la figura de apego se rompe o se interrumpe durante el período crítico de dos años, el niño sufrirá consecuencias irreversibles a largo plazo de esta privación materna. Este riesgo continúa hasta la edad de cinco años.Bowlby usó el término privación materna para referirse a la separación o pérdida de la madre, así como al fracaso para desarrollar un apego.

El supuesto subyacente de la Hipótesis de privación Materna de Bowlby es que la interrupción continua del vínculo entre el infante y el cuidador primario (es decir, la madre) podría ocasionar dificultades cognitivas, sociales y emocionales a largo plazo para ese infante. Las implicaciones de esto son enormes: si esto es cierto, ¿el cuidador principal debe dejar a su hijo en la guardería, mientras continúan trabajando?

Las consecuencias a largo plazo de la privación materna pueden incluir lo siguiente:

- la delincuencia,

- inteligencia reducida,

- mayor agresión,

- depresión,

- psicopatía afectiva

La psicopatía afectiva es la incapacidad de mostrar afecto o preocupación por los demás. Tales individuos actúan por impulso con poca consideración por las consecuencias de sus acciones. Por ejemplo, no mostrar culpa por el comportamiento antisocial. Robertson y Bowlby (1952) creen que la separación a corto plazo de una figura de apego conduce a la angustia (es decir, el modelo PDD).

Encontraron tres etapas progresivas de angustia:

Protesta: el niño llora, grita y protesta enojado cuando el padre se va. Intentarán aferrarse a los padres para evitar que se vayan.

Desesperación: las protestas de los niños comienzan a detenerse y parecen estar más tranquilos aunque todavía molestos. El niño rechaza los intentos de comodidad de los demás y, a menudo, parece retraído y desinteresado en cualquier cosa.

Desprendimiento: si la separación continúa, el niño comenzará a relacionarse con otras personas nuevamente. A su regreso, rechazarán al cuidador y mostrarán fuertes signos de ira.

Evaluación de la teoría de Bowlby

Bifulco et al. (1992) apoyan la hipótesis de la privación materna. Estudiaron a 250 mujeres que habían perdido madres, por separación o muerte, antes de los 17 años. Descubrieron que la pérdida de su madre por separación o muerte duplica el riesgo de trastornos depresivos y de ansiedad en mujeres adultas. La tasa de depresión fue la más alta en las mujeres cuyas madres murieron antes de que el niño cumpliera los 6 años.

Las ideas de Bowlby (1944, 1956) tuvieron una gran influencia en la forma en que los investigadores pensaban sobre el apego, y gran parte de la discusión de su teoría se ha centrado en su creencia en la monotropía. Aunque Bowlby no puede negar que los niños pequeños formen múltiples apegos, él todavía sostiene que el apego a la madre es único, ya que es el primero en aparecer y sigue siendo el más fuerte de todos. Sin embargo, en ambos casos, la evidencia parece sugerir lo contrario. Schaffer y Emerson (1964) observaron que los apegos específicos comenzaron aproximadamente a los 8 meses y, poco después, los bebés se unieron a otras personas. A los 18 meses, muy pocos (13%) estaban vinculados a una sola persona; algunos tenían cinco o más archivos adjuntos.

Rutter (1972) señala que se han mostrado varios indicadores de apego (como protesta o angustia cuando la persona apegada se va) para una variedad de figuras de apego: padres, hermanos, compañeros e incluso objetos inanimados. Los críticos como Rutter también han acusado a Bowlby de no distinguir entre privación y privación, la falta completa de un vínculo de apego, en lugar de su pérdida.

Rutter enfatiza que la calidad del vínculo de unión es el factor más importante, en lugar de solo la privación en el período crítico.

Bowlby usó el término privación materna para referirse a la separación o pérdida de la madre, así como a la imposibilidad de desarrollar un apego. ¿Son los efectos de la privación materna tan graves como sugiere Bowlby? Michael Rutter (1972) escribió un libro titulado: "Revaluación de la privación materna". En el libro, sugirió que Bowlby podría haber simplificado en exceso el concepto de privación materna.

Michael Rutter (1981) argumentó que si un niño no desarrolla un vínculo emocional, esto es privación, mientras que privación se refiere a la pérdida o daño de un apego. A partir de su estudio de investigación sobre privación, Rutter propuso que es probable que conduzca inicialmente al apego, el comportamiento dependiente, la búsqueda de atención y la amistad indiscriminada, y luego a medida que el niño madura, la incapacidad de mantener reglas, establecer relaciones duraderas o sentirse culpable. También encontró evidencia de comportamiento antisocial, psicopatía sin afecto y trastornos del lenguaje, desarrollo intelectual y crecimiento físico.

Rutter sostiene que estos problemas no se deben únicamente a la falta de apego a una figura materna, como afirma Bowlby, sino a factores tales como la falta de estimulación intelectual y las experiencias sociales que normalmente proporcionan los apegos. Además, estos problemas se pueden superar más adelante en el desarrollo del niño, con el tipo de cuidado adecuado.

Muchos de los 44 ladrones en el estudio de Bowlby se habían mudado mucho durante la infancia, y probablemente nunca habían formado un vínculo. Esto sugirió que sufrían privaciones, en lugar de privaciones, lo que Rutter sugirió que era mucho más perjudicial para los niños. Esto condujo a un estudio muy importante sobre los efectos a largo plazo de la privación, realizado por Hodges y Tizard (1989).

Sin embargo, la Privación Materna de Bowlby está respaldada por la investigación de Harlow (1958) con monos. Mostró que los monos criados en aislamiento de su madre sufrieron problemas emocionales y sociales en la edad avanzada. El mono nunca formó un apego (privación) y, como tal, creció para ser agresivo y tuvo problemas para interactuar con otros monos.

1-. La ausencia parental o la separación del niño: cuando uno o ambos padres abandono al niño, o este es internado en el hospital por tiempo prolongado. Una pérdida temprana Y de larga duración tiene serias consecuencias para la salud mental de los niños Y de los adultos en el futuro.

2. La irresponsabilidad paterna hacia las necesidades del vínculo con el niño: uno o ambos padres pueden inclusive rechazar estos cuidados.

3. Amenazas de abandono por algunos de los padres: estos observan algunas condiciones en donde el padre amenaza con abandonar el niño como una medida de castigo o disciplina.

4. Inducción de sentimientos de inferioridad, o de culpa de los niños: esto ocurre cuando hay una crítica excesiva hace los estándares de los padres con respecto a los niños.

5. El anclaje de un padre, casi siempre la madre, en una relación de mutua dependencia, En donde el niño termina siendo quien cuide de la madre.

6. Inconsistencia parental en la expresión de afecto hacia los niños: esto puede oscilar desde la negligencia en el cuidado de los niños, hasta el total abandono.

Algunas de las anteriores situaciones pueden hacer que los infantes desarrollen falta de confianza en sí mismos, timidez e incapacidad para lidiar con los problemas cotidianos. Estos niños tienen dificultades para formar y mantener relaciones interpersonales duraderas. A la larga, si existe vulnerabilidad genética, será pacientes con ansiedad social, ansiedad generalizada o depresión mayor.

Un aspecto esencial del modelo parental reside en la madre. Hay una retroalimentación a nivel de comunicación entre niño y la madre que sea denominado función de apego, en donde la madre tiene capacidades intuitivas para detectar si el niño está hambriento, mojado, cansado, enojado, asustado, y otras emociones por el estilo. La función de la madre es que el niño entienda la naturaleza de las expresiones emocionales de alguna manera la sintonice con el entorno.

EL ENTORNO PRIMARIO DE UNA ESPECIE ANIMAL

Los animales evolucionamos primariamente en espacios abiertos: selvas, bosques, sabanas, montañas, planicies. También "el homo sapiens". Nuestro espacio arquetípico no es un departamento, menos un cubículo universitario, lo cierto es que como especie somos de espacios abiertos, mas que de enclaustramientos.

La historia de los macacos en el zoológico de Londres en 1925, es muy ilustrativa de lo que voy a desarrollar. Un espacio llamado "Monkey Hill", 30 metros por 10 metros, menos de la mitad de un campo de futbol. Las autoridades de ese zoológico adquirieron 100 babuinos, todos ellos machos. Después un cierto tiempo se importaron seis hembras. Se notó al poco tiempo batallas campales entre los machos, que después de dos años produjeron 44 muertos. Se estableció por fin una jerarquía con un macho alfa dominante. Después se importaron 30 nuevas hembras. Volvieron a aparecer las luchas entre los machos para poseer el mayor número de hembras. Lo que parecía ser algo tan sencillo, Resultó muy complicado. Al parecer debido a la relación numérica entre machos y hembras Y al espacio en el cual éstos habitan en términos de dimensión.

¿Cómo viven estos changos cuando no están en cautiverio? Ellos viven en orden social viene establecido en donde hay figuras dominantes heterosexuales, Y en espacios territoriales muchas veces más grandes que los asignados en el zoológico. Esto ocurre porque una vez que se obtiene una jerarquía el harem y el macho alfa requieren de un terreno aproximado de 540 metros cuadrados. Esto es para los 100 changos que se trajeron a Londres el espacio requerido era de 50.000 m², en cambio se les proporcionó solamente 50 m². En situaciones de su hábitat natural este grupo de changos desarrollan una gran lealtad dentro del grupo, y sólo son hostiles con las tropas extranjeras de otros babones. Las batallas campales que se observaban en el zoológico de Londres fueron el resultado el estar atrapados Y ensamblados en una zona muy pequeña. La pregunta que se hacen los primatólogos es ¿Conocemos el espacio arquetípico de los seres humanos?

Desmond Morris en su libro "The Human Zoo" describe al pueblo IK, que eran un grupo de cazadores y recolectores de Uganda que fueron excluidos de su territorio de 40,000 metros cuadrados, y se les colocó en granjas, se les enseñó las rutinas de la agricultura. Se les observó desmoralizados, deprimidos, ansiosos, y enfermos, y desarrollaron enfermedades de varios tipos, además de prestar poca atención a sus hijos. El mismo fenómeno se ha observado en la occidentalización de Australia, América Latina, y las tribus indígenas de Estados Unidos de Norteamérica, con porcentajes elevados de psicopatología una de ellas el alcoholismo. Un caso especial es el de un grupo de indígenas apaches que teniendo deficiencias de la enzima alcohol deshidrogenasa, que protege a otras sociedades orientales del alcoholismo, en su caso, la exposición y sufrimiento subsecuente, por hipertensión arterial, es una especie de rito de paso, y se tienen reportes de alcoholismo severo en estas personas, que inducen en sistema de enzimas deficientes.

Las experiencias anteriores nos llevan a plantear dos preguntas:

1. ¿Cuáles son las necesidades arquetípicas para el desarrollo de una persona?

2. ¿Qué medio ambiente, físico y social es el capaz de garantizar la expresión completa de cada individuo?

La respuesta ha estas preguntas tendrá que estar inscrita dentro de los paradigmas evolutivos darwinianos. Como se mencionó previamente, los médicos somos biólogos de una especie, homo sapiens. Nuestra especie por 150.000 años se desarrolló en las sabanas africanas como cazadores Y recolectores. A partir de que el ser humano se asienta debido al agricultura, cambian algunas de nuestras conductas evolutivas, por ejemplo a la familia, el poder comer por lo menos una vez al día, el dormir en un solo episodio de ocho horas, la ritualización de nuestras interacciones sociales, el obedecer leyes religiosas y laicas.

En el estudio de la evolución y su impacto en la psiquiatría, una pregunta que se hace es: ¿Cuándo es lo evolutivo y cuanto proviene de la cultura? Ambos factores están involucrados, sin embargo se toma tres criterios: Universalidad, continuidad filogenética, y estabilidad evolutiva. En el primer punto, el patrón que se evalúa esta en todos los grupos humanos (lenguaje, ensoñaciones, poemas). Hay una continuidad evolutiva, o filogenética, por ejemplo los estudios de apego en primates y humanos. Finalmente la estabilidad evolutiva, estos patrones filogenéticos al perder su estabilidad pueden ser causa de eliminación de los individuos que no los presenta. Por ejemplo, durante el sueño de movimientos oculares rápidos, hay una falta de tono muscular o atonía, de no presentarse, la persona actúa sus sueños. En las condiciones actuales, se puede sufrir un accidente serio, pero en el hombre de las cavernas, el salir sin estar despierto a la selva de seguro era una presa fácil.

LA SOCIEDAD ANCESTRAL

Mediante estudios antropológicos de varias civilizaciones de cazadores recolectores se tiene una idea de que por lo menos el 99.5 de la existencia de estos grupos ancestrales consistía en 40 a 50 miembros, de los cuales de seis a 10 eran adultos masculinos, el doble para hembras que estaban como madres de infantes, aproximadamente, a esto le llamaremos el clan primario. Esta era nuestra sociedad ancestral básica. Éstos no eran grupos aislados, tenían contacto con otros grupos, esto puede ser evidenciado por cierto ritos humanos como los saludos que bienvenida, Las visitas con banquetes, el hacer alianzas a través de matrimonios y para las guerras.

Desde un punto de vista evolutivo, el último propósito de nuestra existencia es el perpetuar nuestros genes. Esto no quiere decir para nada que estos se han mantenido sin cambios a lo largo de las especies, es precisamente sus mutaciones las que han permitido la evolución o lo que llamó Charles Darwin SELECCIÓN NATURAL. Una serie de mutaciones genéticas favorables u óptimas. También las hay desfavorables o como se dice en las guerras bajas colaterales. Algunas de ellas como veremos explican algunas enfermedades psiquiátricas. Estas mutaciones genéticas que adaptaron mejor a los individuos se heredaron. Estas mutaciones y su selección ocurren en lapsos de miles de años. El genoma expresa por si mismo la estructura de la psique humana y las conductas, así como los perfiles de tipo morfológicos y funcionales.

Uno de los errores o sesgos que hacemos, nuevamente los seres humanos, es el pensar que somos la culminación evolutiva, solo por el hecho de ser, en apariencia los dueños del planeta en que vivimos. En realidad se evolucionó con el tipo de estructura y función que tenían los animales de los cuales provenimos. Por ejemplo, una columna vertebral, con una sola cadena de huesos, las vertebras, es mecánicamente defectuoso. Lo ideal serian cuatro cadenas de huesos como los llamados "castillos" o columnas de la arquitectura. Pero al provenir de animales cordados, eso es lo que hay, una sola columna.

La evolución por selección natural no es la única contribuyente de nuestra evolución, la segunda es LA SELECCIÓN SEXUAL. Esta tiene dos formas, la selección intra-sexual y la selección de las parejas para apareamiento. La primera favorece ciertas características que van a beneficiar al animal cuando compite con otros del mismo género, para acceder a la actividad sexual con el género opuesto. Mientras qué la selección de pareja se basa en características que hacen a un animal atractivo hacia el género opuesto, que los complementa para lograr una optimización del producto de la reproducción.

Ambos procesos la competencia intrasexual y la selección de pareja aumentan la FORTALEZA REPRODUCTIVA. Esto es aumenta el número de copias de material genético con mayor capacidad adaptativa. Por ejemplo en nuestra especie, las mujeres nos seleccionan por salud mental, física, olor y sabor (complementos de genes del sistema inmune con los de ellas), y por estatus económico. Los varones las seleccionamos por capacidad reproductiva, esto significa: juventud, caderas amplias, receptividad sexual y salud física y mental. La belleza en ambos géneros es simetría facial que denota buenos genes, caderas amplias en la mujer, que será buena pariendo. La mujer además ha seleccionado otros rasgos de los varones, que ahora llamamos colectivamente ser humanos, como empatía, seducción, proveedores, que muestren intensiones de fidelidad y de cuidados hacia ellas. Esto no fue siempre así, la actividad sexual tumultuaria era la regla en la etapa de cazadores recolectores, pero al pasar a la etapa de la agricultura, esto cambió radicalmente. Las mujeres permitieron el acceso a su sexualidad, sólo a los hombres que fueran proveedores y que las cuidaran a ellas y a sus crías y esto dio lugar a la familia como se ha visto anteriormente.

Uno de los cuestionamientos a las estrategias darwinianas es el elemento del auto sacrificio, como una forma de altruismo, en individuos que no tienen enteramente nuestro mismo material genético. Esto llevó al desarrollo del concepto de "Inclusive firness" o "Aptitud inclusiva", teoría en biología evolutiva en la que se cree que el éxito genético de un organismo se deriva de la cooperación y el comportamiento altruista. La teoría de la aptitud inclusiva sugiere que el altruismo entre los organismos que comparten un porcentaje dado de genes permite que esos genes se transmitan a las generaciones posteriores. De esta manera, un acto altruista que apoya la supervivencia de un pariente u otro individuo, mejora teóricamente la aptitud genética tanto del receptor del acto como del organismo altruista. Se creía que la propagación de genes compartidos era un mecanismo subyacente para la evolución de la EUSOCIALIDAD (comportamiento cooperativo caracterizado por la división del trabajo y la integración grupal que se encuentra en ciertas especies de animales, principalmente insectos sociales). Esto es, lo que importa no es la sobre vivencia de los genes de una persona en particular, sino de sus descendientes de primero y segundo grado, por ejemplo, en quienes se comparte un porcentaje de material genético. Lo anterior dio lugar a una serie de reglas culturales, estrategias y tácticas para la ejecución de lo social y conductual. Al listarlas entenderemos las raíces de valores de la mayoría de las culturas humanas. Protección a los niños, la amistad entre no familiares, los juegos grupales (equipos y seguidores); búsqueda de estatus social y económico, la competencia por recursos y valores sociales, conductas de cortejo, uniones sexuales y matrimonios, almacenamiento y compartir alimentos, refugios y asilo, altruismo recíproco, detección de extraños, o intrusos. Las divisiones de los grupos cuando estos son muy numerosos, lealtad intra grupo y agresividad contra extraños, Aseo, enseñanza, rituales, mitos y religiones.

La psiquiatría evolucionista distingue entre causas últimas y próximas. Las primeras se han consolidado a lo largo de miles de años, las segundas son adaptaciones que se codifican desde el cerebro de los infantes en gestación. La psiquiatría se ha interesado en las causas próximas tales como cambios en los receptores a neurotransmisores y como estos cambian con los medicamentos. Un ejemplo claro de lo anterior son las hipótesis del orden del nacimiento en las personas homosexuales y transexuales.

En 1996, los psicólogos Ray Blanchard y Anthony Bogaert encontraron evidencia de que los hombres homosexuales tienen un mayor número de hermanos varones mayores que los hombres heterosexuales. Este efecto de "orden de nacimiento fraternales" (FBO) ha sido replicado numerosas veces, incluso en muestras no occidentales. Más recientemente, se han encontrado pruebas sólidas de que el efecto FBO es de origen prenatal. Aunque no hay soporte directo para el mecanismo prenatal exacto, la explicación más plausible puede ser de origen inmunológico, es decir, una madre desarrolla un reacción inmune contra una sustancia importante en el desarrollo fetal masculino durante el embarazo, y que este efecto inmune se vuelve cada vez más probable con cada nueva gestación masculina. Esto permitiría controlar el equilibrio de géneros y mantener el deseo sexual masculino sin aumento de la población. Este efecto inmune se hipotetiza como causal de una alteración en el desarrollo cerebral prenatal de los varones nacidos despues de otros hermanos. El objetivo de la la respuesta inmune puede ser moléculas (es decir, impactar sobre proteínas ligadas al cromosoma Y) en la superficie de las células cerebrales fetales masculinas, incluso en sitios del hipotálamo anterior, que se ha relacionado con la orientación sexual en otras investigaciones. Los anticuerpos pueden unirse a estas moléculas con un papel de virilización cerebral y alterar así su papel en la diferenciación sexual típica,

llevando a algunos hombres nacidos más tarde a sentirse atraídos por los hombres en lugar de las mujeres. Aquí revisamos evidencia a favor de esta hipótesis, incluida la investigación reciente que muestra que las madres de estos niños desarrollan un respuesta inmune a una proteína ligada al cromosoma Y (es decir, antígeno H-Y; SMCY) que es importante en el desarrollo fetal masculino, y que este efecto inmune se vuelve cada vez más potente con cada nuevo varón adicional al que una madre tiene. Esta hipotesis de la inmunidad materna se ha sospechado en madres con una gran cantidad de getaciones, y en ciertas zonas geográficas de mayor densidad poblacional en donde este tipo de fenómenos han sido reportados.

Investigaciones previas han indicado que el tener hermanos mayores biológicos aumentar las probabilidades de varones androfílicos. Este hallazgo se ha denominado efecto de orden de nacimiento fraterno (FBO). La hipótesis de la inmunidad materna sugiere que esto el efecto refleja la inmunización progresiva de algunas madres con antígenos específicos implicados en la masculinización del cerebro masculino fetal. La exposición a estos antígenos, en hijos varones nacidos antes, se hipotetiza, produce unaa respuestas inmunes maternas hacia los hijos nacidos más tarde, lo que lleva a una condición femenina típica del desarrollo de las neuronal de las regiones cerebrales subyacentes a la orientación sexual. Porque esta hipótesis plantea mecanismos que tienen el potencial de ser activos en cualquier situación en la que una madre gesta repetidamente fetos masculinos, nos proporciona una clave para la predicción es que el efecto del orden de nacimiento fraterno debería ser observable en poblaciones con alta prevalencia de la diversidad. El presente estudio evaluó la asociación entre orientación sexual y orden de nacimiento en transexuales andrófilos de hombre a mujer en Brasil, una población previamente no examinada. Las Mujeres Transexuales en quienes se reportaron atracción hacia los hombres fueron estudiados en unan clínica de una identidad de género especializada en el sur de Brasil (n = 118) y un grupo de comparación de hombres no transexuales (hombres cis) (n = 143) ginefílicos fueron reclutados en el mismo hospital.

La regresión logística mostró que el grupo de mujeres transexual tenía significativamente más hermanos mayores y otros hermanos en general. Estos efectos fueron independientes entre sí y consistentes con estudios previos de orden de nacimiento y sexo masculino, y orientación sexual. La presencia del efecto del orden de nacimiento fraterno proporciona más evidencia de la ubicuidad de este efecto y, por lo tanto, apoya la hipótesis de la inmunidad materna como explicación de andrófila orientación sexual en algunos transexuales de hombre a mujer.

Efecto del orden de nacimiento en mujeres transexuales androfilicas en turquía.

Los estudios occidentales han encontrado consistentemente que las trnasexuales femeninas andrófilas (atraído sexualmente por los hombres), tienen un orden de nacimiento posterior y un exceso relativo de hermanos en comparación con

participantes de control apropiados. Sin embargo, no hay estudios occidentales sobre el orden de nacimiento y la relación de sexo entre hermanos en mujeres andrófilas (transsexual / No-transsexual) .

Este estudio fue para probar la hipótesis de que el hombre y la mujer transexuales andrófilos tienen un orden de nacimiento tardío y un exceso relativo de hermanos en una cultura no occidental con una mayor tasa de fertilidad. Los participantes fueron 60 transexuales femeninos andrófilos y 61 controles heterosexuales masculinos. Los participantes transexuales tenían significativamente más hermanos mayores que los participantes controles, pero los grupos no diferían en el número de hermanas mayores o hermanos menores / hermanas menores. El patrón anterior generalmente se conoce como el "efecto de orden de nacimiento fraterno". Los índices de Slater y Berglin mostraron que la media de los participantes de control era muy cercana a la esperada de una muestra aleatoria extraída de una demografía estable de la población, mientras que un orden de nacimiento de los participantes transexuales fue más tardio. Todos los hermanos mostraron que el grupo transexual tenía una mayor proporción de hermanos varones en comparación con el grupo de control. En conclusión: el presente estudio encontró que el transexual femenino turco muestran el mismo nacimiento fraternal de alto orden, como se ha reportado en muestras andrófilas comparables en el oeste de Europa, América del Norte y el Pacífico Sur, lo cual sugiere un mecanismo causal biológico subyacente común.

Comentario: estos estudios del orden del nacimiento que han aparecido en difersos paises tanto para la orientación sexual, como para las mujeres transexuales, parecen comprobar la hipotesis de un control después de la concepción del género y la orientación sexual, con bases biologicas. Lo cual surraya que no son condiciones que se eligen, que ocurren en el periodo prenatal y que por lo tanto no hay un evento después del nacimiento que condicione la orientación sexual o el tipo de género. Además, al ser fenómenos de alta prevalencia mundial, nos orienta a pensar en estrategias evolutivas para tratar de controlar la densidad de población. Finalmente estos estudios rebaten energicamente la idea de que hay un ideología del género, esto es que sean posturas politicas o culturales que se "eligen por moda o por gusto".

En ciencias sociales, una ideología es un conjunto normativo de emociones, ideas y creencias colectivas que son compatibles entre sí y están especialmente referidas a la conducta social humana.

La llamada "Ideología de Género", es un movimiento de la extrema derecha de muchos paises. Hay un movimiento internacional que lucha por preservar la familia "tradicional" y combatir lo que llaman la "ideología de género", una corriente de pensamiento que supuestamente lleva a negar las "diferencias naturales" que existen entre hombres y mujeres y que está permeando las leyes de múltiples países. Está conformado por organizaciones sociales, políticas y religiosas, como CitizenGo en España, el Centro Democrático en Colombia y el Consejo Mexicano de la Familia y la Iglesia Católica en México.

Tiene una agenda concreta que incluye el rechazo del matrimonio entre personas del mismo sexo y de la adopción homoparental, los derechos de las personas trans, la educación sexual en las escuelas y el aborto, todo bajo el estandarte de los derechos de los niños y niñas, y de la protección de la familia "natural".

Este movimiento ha sido entendido como un antagonista de los derechos de las personas LGBT. La realidad, sin embargo, es que sus estrategias y políticas no solo tienen el potencial de afectar a este grupo. Lo que este movimiento busca es reinstaurar, ahí donde se ha debilitado, un orden de género que ha servido históricamente para negarle principalmente a las mujeres una variedad de derechos.

LA ESQUIZOFRENIA Y GENES PSIQUIATROGÉNICOS.

La esquizofrenia afecta aproximadamente al 1% de la población mundial y nos ha acompañado durante gran parte de nuestra historia registrada. Este trastorno aparentemente específico humano se caracteriza por alucinaciones y delirios (que a menudo involucran el lenguaje), trastornos del pensamiento y disfunciones cognitivas de orden superior. Los mecanismos de la esquizofrenia no se conocen bien, pero su heredabilidad es alta, entre 60% y 80%, y la fecundidad de las personas afectadas se reduce. Sin embargo, la prevalencia de la enfermedad parece mantenerse estable a través de las generaciones, dando lugar al "enigma evolutivo" aún no resuelto de la esquizofrenia. En el transcurso de varias generaciones, ya no tendría porque heber esquizofrenicos, por su falla evolutiva. Grandes variaciones en la incidencia entre las poblaciones abogan por causas ambientales. Sin embargo, mediante el uso de criterios de diagnóstico estándar y precisos, la variación en la incidencia puede reducirse. Las explicaciones clásicas incluyen un gen único, parcialmente dominante, con baja penetrancia que ofrece ligeras ventajas fisiológicas, selección equilibrada, donde las variantes genéticas que confieren riesgo de la enfermedad proporcionan una ventaja en entornos particulares, donde las variantes de la enfermedad se transmiten con ventajas variantes genéticas vecinas. Los estudios más recientes se han centrado en la naturaleza poligénica de la esquizofrenia y han atribuido la prevalencia de la enfermedad a la naturaleza esporádica de los trastornos complejos.

Durante el período del Pleistoceno (comienzo hace 2.59 millones de años y finaliza hace 10,000 A.C), vemos la aparición de herramientas especializadas, la introducción de artes decorativas, prácticas funerarias y posiblemente el desarrollo del lenguaje. La investigación sugiere que la adquisición del lenguaje jugó un papel importante en la configuración del cerebro, ayudándonos a pensar de manera abstracta y ser más creativos, pero también nos hizo vulnerables a trastornos psiquiátricos como la esquizofrenia. Los cambios que contribuyeron a nuestra capacidad de pensar de manera más creativa y mejorar la función ejecutiva, también podrían haber albergado susceptibilidad a esta patología. Sin embargo, aunque la evidencia arqueológica proporciona pistas sobre otros aspectos de la evolución humana, no puede ofrecer información sobre el origen de los trastornos psiquiátricos.

Los desarrollos recientes en genética humana han brindado oportunidades sin precedentes para investigar los aspectos evolutivos de la esquizofrenia. Los estudios de asociación de genoma completo (GWAS) han identificado más de 100 loci de riesgo de esquizofrenia y han resaltado la arquitectura poligénica de la enfermedad. La secuencia del genoma de los neandertales , parientes cercanos de los primeros humanos modernos, puede ayudar a identificar las regiones genómicas afectadas por la selección positiva ya que las dos especies divergieron. Las diferencias genómicas entre las dos especies homonidas pueden ayudar a explicar las características humanas específicas y, por lo tanto, la relación entre la evolución humana y la esquizofrenia.

Varias líneas de evidencia indican que la esquizofrenia es un trastorno poligénico con una gran cantidad de loci de riesgo, cada uno con un pequeño efecto. Recientemente hemos desarrollado herramientas estadísticas, basadas en un marco empírico bayesiano, que están específicamente diseñadas para arquitecturas poligénicas. Estas herramientas se han aplicado con éxito para investigar varios fenotipos humanos complejos, pero aún no se han utilizado para estudiar sus características evolutivas. Presumimos que la esquizofrenia es el resultado de la adaptación poligénica humana e investigamos si las regiones del genoma humano, que pueden haber sufrido una selección positiva reciente, se enriquecen de asociación con la esquizofrenia.

Un grupo de investigadores estudiaron el material genético de los hombres de Neanderthal y el de Homo Sapiens, para saber su la evolución del lenguaje u ortros marcadores podría estar invilucrados en la vulnerabilidad para tener esquizofrenia.

Analizando estudios recientes de asociación de genoma amplio de esquizofrenia y una variedad de otros fenotipos humanos (medidas antropométricas, factores de riesgo de enfermedades cardiovasculares, enfermedades inmunomediadas) y utilizando un marco estadístico que se basa en la arquitectura poligénica e información auxiliar sobre variantes genéticas. Se empleo además información de la medida de poder evolutiva llamada puntaje de barrido selectivo de Neanderthal (NSS). Los resultados mostraron que los loci de genes asociados con la esquizofrenia son significativamente (p = 7.30×10^{-9}) más prevalentes en las regiones genómicas que probablemente hayan sufrido una selección positiva reciente en humanos, es decir, con un puntaje NSS bajo. Las variantes en genes relacionados con el cerebro con puntaje NSS bajo confieren una susceptibilidad significativamente mayor que las variantes en otros genes relacionados con el cerebro. El enriquecimiento es más fuerte para la esquizofrenia, pero no podemos descartar el enriquecimiento para otros fenotipos. La tasa de descubrimiento falso condicional en el proxy evolutivo, apunta a 27 loci candidatos de susceptibilidad a la esquizofrenia, doce de los cuales están asociados con la esquizofrenia y otros trastornos psiquiátricos, o relacionados con el desarrollo del cerebro.

Conclusión: los resultados sugieren que existe una superposición poligénica entre la esquizofrenia y el puntaje NSS, un marcador de la evolución humana, que está en línea con la hipótesis de que la persistencia de la esquizofrenia está relacionada con el proceso evolutivo de convertirse en humano.

Sabemos que:

- Es una alteración con alta probabilidad de ser heredada y poligénica.

- La concordancia en gemelos mono cigotos es de 48 %. Cuates (Di cigotos) 17 % y hermanos de esquizofrénicos es 9 %.

- Hay 108 loci independientes que pueden proporcionar vulnerabilidad para el desarrollo de esquizofrenia.

Los genes vulnerables para esquizofrenia codifican para:

- Receptores de dopamina D3 y 5-HT2$_A$

- Receptores a glutamato

- Factores Neurotrópicos: NGF y BDNF, neuregulinas –

- La esquizofrenia como una enfermedad neurodegenerativa desde la infancia.

- Variaciones alélicas de la enzima COMT

- Receptor a canabis CNR1

A lo anterior hay que agregar otra de serie de datos duros con respecto a la esquizofrenia:

- Baja actividad dopaminérgica corteza prefrontal

- Aumento de actividad DA en estriado y acumbens.

- Alteraciones en la neuromodulación del GABA y Glutamato.

- Falla en mecanismos de reparación de neurotrofinas

Posibles compensaciones o efectos evolutivos positivos de hermanos de esquizofrénicos:

- El balance del polimorfismo involucrado en la esquizofrenia que incluyen loci que codifican para DISC1, disbindina, neurregulina

- No se conoce la función exacta de esa combinación

- Se ha sugerido la creatividad como expresión humana.

- Fallas en la dominancia cerebral (ambidiestros). Esto explicaría un quinto de los síntomas de la enfermedad.

- Menos frecuencia de cáncer y un sistema inmune mas poderoso

Además hay una falta de reconocimiento de su condición de enfermos:

- La falta de auto percatarse muestra un defecto en los circuitos de la representación cognitiva del uno-mismo.

- Esta función está bien estudiada:

a. Lóbulo frontal

b. Lóbulo temporal

c. Lóbulo parietal

Todos interconectados en fenómenos de empatía, reconocimiento del uno mismo y neuronas en espejo. Esto puede deberse a alteraciones de estos ciruitos.

- Giro paracingular – involucrado en procesos cognitivos sociales.

- Giros angulares y supramarginales (lóbulo parietales) reconocimiento de los otros como diferentes de uno-mismo: SENTIDO DE AGENCIA.

- Hipervigilancia

- Atribución de intenciones nocivas en otros

- Evaluación negativa de los atributos sociales en otras personas.

- Un rasgo normal en la infancia que se amplifica.

Se sugiere que la esquizofrenia es un subproducto de la evolución en los humanos, un compromiso para nuestro lenguaje, pensamiento creativo y habilidades cognitivas, y por lo tanto, esencialmente, un trastorno humano. El momento de su origen durante el curso de la evolución humana sigue sin estar claro. En este estudio se investigó varios marcadores de la evolución humana temprana y su relación con el riesgo genético de la esquizofrenia. Probamos la hipótesis evolutiva de la esquizofrenia, analizando los estudios de asociación de genoma de esquizofrenia y otros fenotipos humanos en un marco estadístico adecuado para arquitecturas poligénicas. En conjunto con los hallazgos sugieren que el riesgo de esquizofrenia puede haberse desarrollado principalmente en épocas recientemente de la evolución humana y ser el resultado de la especialización de nuestro cerebro para la comunicación, principalmente el lenguaje.

Esta función humana es extremadamente compleja. Articulamos palabras en una zona del cerebro, del hemisferio izquierdo, conocida como el área de Broca (número ocho en la cartografía cerebral de Brodman), en honor al neurólogo francés Paul Broca, que estudio a uno de sus pacientes que no podían articular mas que una sola palabra: "Tan", Por eso era conocido como Monsieur Tan. Al fallecer este paciente, se le hizo la autopsia, y en la medial del lóbulo frontal (Broca encontró que su paciente tenía una lesión en la tercera circunvolución frontal. Sugiriendo que esta zona se encargaba de controlar el habla, el lóbulo frontal es la estructura mas evolucionada en los seres humanos), se encontró una zona de cicatrización (gliosis). Sin embargo, no es solo articular palabras lo que nos permite comunicarnos. Esta la sintaxis, la entonación, el ritmo, la intensidad, todo esto está en el área ocho del hemisferio cerebral no dominante. La prosodia radica en esa zona. Luego escuchamos lo que decimos y lo que otros nos responden, y la zona que nos permite decodificar el simbolismo de cada palabra se denomina de Wernicke, también tiene números en la cartografía cerebral de Broadman. En 1874, publicó un trabajo sobre la afasia que algunos autores consideran como la primera teoría neurolingüística. Este científico propuso que existe un "centro para las imágenes auditivas de las palabras", que está ubicado en la primera circunvolución temporal. Dicho centro nos permite entender el lenguaje que escuchamos. Se corresponde con las áreas de Brodmann 21 y 22, abarcando la zona posterior del giro temporal superior. Esta zona de nuestro cerebro incluye la corteza auditiva y el surco lateral, aquella parte donde convergen el lóbulo temporal y el parietal.

Nuestra especie tiene además la capacidad de leer palabras que se transforman en pensamientos. Esto es tan complejo, por ser aprendido, que implica sitios de la corteza occipital, temporal y frontal. Al leer, activamos no solo las zonas de recepción visual, sino que también las áreas de Wernike y Broca. Una serie de sindromes disléxicos nos proporcionan ejemplo de lo anterior y son solo una muestra de como el lenguaje, que es un logro evolutivo, tienen sus daños colaterales.

De hecho, un extenso cuerpo de investigación ha reportado déficits relacionados con la esquizofrenia en el lenguaje receptivo y expresivo, a múltiples niveles (por ejemplo, sub-léxico, léxico, oración, discurso) y componentes (por ejemplo, habla, semántica, sintaxis), de procesamiento. La comprensión de los problemas de lectura en la esquizofrenia tiene una relevancia particular para comprender los desafíos para el funcionamiento del paciente y para las vías de rehabilitación. Por ejemplo, el siguiendo de las instrucciones de recetas, información de citas médicas, formularios de consentimiento, horarios de transporte, etc., todo depende de la capacidad de lectura intacta.

Existe una creciente evidencia de una base común de desarrollo neurológico entre la esquizofrenia y la dislexia del desarrollo, también conocida como trastorno de lectura, que es una dificultad específica y significativa con la lectura que no es atribuible a ningún retraso importante del desarrollo o instrucción de lectura inadecuada.

Una base común de desarrollo neurológico entre las dos afecciones se sugiere por anormalidades cerebrales genéticas y fisiopatológicas superpuestas implicadas en la dislexia (p. Ej., Volúmenes reducidos del lóbulo cerebral y temporal) fueron predictivas del procesamiento cognitivo en la esquizofrenia, incluida la comprensión de lectura reducida. Extendiendo este trabajo, Jamadar et al. (2011) encontraron que un gen de riesgo para la dislexia, a saber, DCDC2, representaba una importante variación del volumen cerebral en la esquizofrenia, particularmente en las regiones implicadas en la lectura (por ejemplo, el área de Broca, la circunvolución lingual, el área de Wernicke). Además, Stefansson et al. (2014) realizaron un estudio poblacional (N = 101,655) de variantes de números de copias raras vinculadas a la esquizofrenia y encontraron que la microdeleción en 15q11.2 (BP1-BP2) se asoció con un peor rendimiento de lectura en la población general, incluso después de controlar IQ Utilizando imágenes de resonancia magnética estructural (MRI) en 15 portadores no clínicos de la deleción versus 201 no portadores sanos, los autores también encontraron reducciones significativas en los volúmenes de estructuras cerebrales implicados tanto en la esquizofrenia como en la dislexia (p. Ej., Materia gris reducida en la corteza cingulada anterior y la ínsula izquierda, reducción de la sustancia blanca en ambos lóbulos temporales). Además, cada vez hay más trabajos que sugieren que las alteraciones en las asimetrías cerebrales izquierda-derecha pueden conducir a trastornos del desarrollo neurológico de manera más general, como la dislexia y la esquizofrenia más específicamente.

La conectividad entre ambos hemisferios y entre ellos mismos es uno de temas de investigación activa en la esquizofrenia, y cuyas premisas son la complexidad del lenguaje, que implica un concierto de diferentes áreas. En un estudio rreciente con enfermos esquizofrenicos (Los participantes incluyeron 166 pacientes con esquizofrenia y 213 individuos de control sanos). Estos participantes pertenecían a 3 cohortes independientes, cada una de las cuales tenía su propio grupo de control saludable. Ningún participante tenía afecciones neurológicas actuales o pasadas ni afecciones médicas importantes. Se utilizaron análisis de mediación y modelos de ecuaciones estructurales para analizar las asociaciones entre la velocidad de procesamiento, la memoria de trabajo y las microestructuras de la materia blanca. Se utilizó anisotropía fraccionada de imágenes de tensor de difusión de cerebro completo y regional para medir microestructuras de materia blanca.

Los pacientes fueron diagnosticados con esquizofrenia o trastorno esquizoafectivo, se realizó la medición de conectividad (sustancia blanca). Se encontró que: (1) la velocidad de procesamiento contribuye a la asociación en.re la microestructura de la materia blanca y la memoria de trabajo en la esquizofrenia y (2) el deterioro de la materia blanca en la esquizofrenia es específico del tracto regional, particularmente en los tractos que normalmente respaldan el rendimiento de la velocidad de procesamiento del lenguaje.

En un segundo estudio, se replicaron los hallazgos previos. Se ha informado sobre la integridad anormal de la sustancia blanca entre los pacientes con esquizofrenia del primer episodio. Sin embargo, los hallazgos sobre si puede ser revertido por medicamentos antipsicóticos a corto plazo son inconsistentes.

La imagen del tensor de difusión (DTI) se obtuvo de 55 pacientes con esquizofrenia de primer episodio sin tratamiento farmacológico y 61 controles sanos, y se repitió entre 25 pacientes y 31 controles después de 8 semanas durante las cuales los pacientes fueron medicados con antipsicóticos. La integridad de la materia blanca se mide usando anisotropía fraccionada (FA), difusividad media (MD), difusividad axial (AD) y difusividad radial (RD). Estas medidas que muestran una diferencia grupal por estadísticas espaciales basadas en Tract (TBSS) al inicio del estudio se extrajeron para realizar comparaciones longitudinales.

Al inicio del estudio, los pacientes exhibieron FA más baja, MD más alta y RD más alta versus controles en fórceps, fascículo longitudinal superior izquierdo, fascículo frontoocipital inferior, tracto corticoespinal izquierdo, fascículo uncinado izquierdo, radiación talámica anterior izquierda y fascículos longitudinales inferiores bilaterales. Los valores de FA de los pacientes con esquizofrenia se correlacionaron con sus síntomas negativos ($r = -0.412$, $P = 0.002$), memoria de trabajo ($r = 0.377$, $P = 0.005$) y aprendizaje visual ($r = 0.281$, $P = 0.038$). Los cambios longitudinales en los índices de DTI en estos tractos no difirieron entre pacientes y controles. Sin embargo, entre los pacientes, los cambios longitudinales en los valores de FA en el fascículo longitudinal superior izquierdo se correlacionaron con el cambio de síntomas positivos ($r = -0.560$, $p = 0.004$) y el cambio de la velocidad de procesamiento ($r = 0.469$, $p = 0.018$).

Los déficits de la sustancia blanca fueron validados en el presente estudio por una muestra relativamente grande de pacientes con esquizofrenia sin tratamiento previo y con primer episodio de medicación. Podrían estar asociados con síntomas negativos y deterioro cognitivo, mientras que la mejora en la integridad de la materia blanca del fascículo longitudinal superior izquierdo se correlacionó con la mejora en la psicosis y la velocidad de procesamiento. Un examen adicional de los cambios relacionados con el tratamiento en la integridad de la sustancia blanca puede proporcionar pistas sobre el mecanismo de respuesta antipsicótica y proporcionar un biomarcador para estudios clínicos.

DEPRESIÓN MAYOR Y LA EVOLUCIÓN

Solo un dato epidemiológico no hace pensar que estamos ante un problema de diferente en términos evolutivos. Mientras que la prevalencia mundial de esquizofrenia se mantiene en el 1 %, por pardójico que esto sea, dada su escasa capacidad reproductiva, en el caso de la depresión mayor, los porcentajes aumentan y las proyecciones de las OMS de incapacidad por depresion mayor para el 2020, dentro de las diez primeras causas, se adelanto ya para el 2019. Se estima que a lo largo de la vida un hombre tiene el 12 % de posibilidades de tener depresión mayor, mientras que una mujer es del 20 %. Esto, nuevamente, nos habla de que existe una historia evolutiva diferente a la de la esquizofrenia en donde la relación entre hombres y mujeres es más hacia los hombres, pero no tan marcado.

A nivel evolutivo la depresión mayor y manía, se visualizan como formas universales en comunidades humanas en respuesta a una interacción entre la vulnerabilida genética y eventos vitales. En todas las culturas existen estado de ánimo disfóricos, con incapacidad para experimentr placer, niveles bajos de energía, perdida de interés en las actividades diarioas, incapacidad para concentrarse, una sensación de ansiedad constante, tensión y la sensación de que todo lo que se hace es en vano. También hay eventos a lo largo de la vida que activan estas reacciones conductuales, aunque en la mayoría de los casos son de un tiempo limitado. Por ejemplo en la reacción de duelo, la separación de parejas, la migración forzada, la pédida de empleo, de salud o reputación social.

En el marco evolutivo, la capacidad humana para experimentar dolor y perdida, se inscriben en la capacida para lograr un éxito o falla reproductiva. En primer lugar estaría la necesidad arquetipica de vínculo y en segundo los rangos sociales que permiten acceso a bienestar y mejores oportunidades de reproducción. Al primero se le ha denominado depresión por privacion afectiva, y en etapas de recién necidos tuvo la función de generar adopción en nodrizas disponibles. La muerte de madres en trabajo de parto era frecuente, y como se ha mencionado previamente, los niños eran del clan o colectividad humanas. El segundo tipo de depresión a nivel etologico humano se le h llamado depresión por derrota. Esta se describe como aquella en la que el individuo no cumple las metas que se plantea él o la sociedad.

La vulnerabilidad para las alteraciones afectivas es un fenómeno uy comlejo que implica aspectos genéticos, historias familiares, experiencias tempranas con las figuras en que se establece el vínculo, el medio ambiente social y económico, eventos estresantes y los factores bioquímicos resultantes. Los estudios en gemelos monocigotos, ya sea que sean criados juntos o por separado, proporcionana una frecuencia de concordancia para depresión del 70 %. Mientras que en los gemelos dicigotos en iguales condiciones es de 23 %. Esto proporciona una base genetica obvia, que no es lo mismo que heredada. En la actualidad las epigenética, parece estar contestando la diferencia del 30 % de los gemelos monocigotos.

LA EPIGENÉTICA Y LAS ALTERACIONES AFECTIVAS

El desarrollo de nuevas herramientas terapéuticas y de diagnóstico basadas en la comprensión de la neuroplasticidad es fundamental para mejorar el tratamiento y, en última instancia, la prevención de una amplia gama de trastornos del sistema nervioso. En el caso de los trastornos del estado de ánimo, como el trastorno depresivo mayor y el trastorno bipolar, donde los diagnósticos se basan únicamente en la nosología en lugar de la fisiopatología, existe una clara necesidad médica no satisfecha de avanzar en nuestra comprensión de los mecanismos moleculares subyacentes y desarrollar un mecanismo experimental fundamentalmente nuevo. medicamentos con mayor eficacia. En este contexto, los recientes hallazgos preclínicos moleculares, celulares y conductuales han comenzado a revelar la importancia de los mecanismos epigenéticos que alteran la estructura de la cromatina y regulan dinámicamente los patrones de expresión génica que pueden desempeñar un papel fundamental en la fisiopatología de los trastornos del estado de ánimo. Aquí, revisaremos los avances recientes que involucran el uso de modelos animales en combinación con sondas genéticas y farmacológicas para diseccionar los mecanismos moleculares subyacentes y las consecuencias neurobiológicas de atacar esta neuroplasticidad mediada por cromatina. Discutimos la evidencia de los efectos directos e indirectos de los estabilizadores del ánimo, antidepresivos y antipsicóticos, entre sus muchos otros efectos, sobre enzimas modificadoras de la cromatina y sobre el estado epigenético de loci genómicos definidos, en tipos de células definidos y en regiones específicas del cerebro. . Estos datos, así como los hallazgos del tejido derivado del paciente, también han comenzado a revelar alteraciones de los mecanismos epigenéticos en la fisiopatología y el tratamiento de los trastornos del estado de ánimo. Resumimos la creciente evidencia que respalda la noción de que atacar selectivamente los complejos modificadores de la cromatina, incluidos los que contienen histona desacetilasas (HDAC), proporciona un medio para alterar reversiblemente el estado de acetilación de la cromatina neuronal e impactar de manera beneficiosa la transcripción génica regulada por la actividad neuronal y los comportamientos relacionados con el estado de ánimo. Mirando más allá del conocimiento actual, discutimos cómo las metodologías de alta resolución del genoma completo, como la secuenciación de ARN (RNA-

Seq) para el análisis de transcriptomas y la secuenciación de inmunoprecipitación de cromatina (ChIP-Seq) para analizar la ocupación de la cromatina en todos los factores del genoma, han comenzando a proporcionar una visión sin precedentes tanto de los loci genómicos específicos como de las propiedades globales de la cromatina en el sistema nervioso. Estas metodologías, cuando se aplican a la caracterización de sistemas modelo, incluidas las de las células pluripotentes inducidas por el paciente (iPS) y las neuronas inducidas (iNs), configurarán en gran medida nuestra comprensión de los mecanismos epigenéticos y el impacto de la variación genética en las regiones reguladoras de genoma humano que puede afectar la neuroplasticidad.

Las conclusiones generales del tipo de estudios de tipo epigenético es que las condiciones externas al genoma, pueden cancelar mecanismos de afrontamiento adaptativo, lo cual en personas con vulnerabilidad genética, aumentara la expresión de este tipo de enfermedades, como se ha visualizado por los estudios epidemiológicos. Eso no solo en depresión mayor, sino que es posible que esto ocurra en otras condicoones en donde la epigenética al adaptarse cancela mecanismos de protección ante el desarrollo de estas.

Los estilos de afrontamiento se han estudiado como parte de la personalidad, sin embargo bien podrían ser ese grupo de mecanismos que se agrupan como resiliencia.

El término resiliencia se refiere a la capacidad de los sujetos para sobreponerse a períodos de dolor emocional y traumas. Cuando un sujeto o grupo (animal o humano) es capaz de hacerlo, se dice que tiene una resiliencia adecuada, y puede sobreponerse a contratiempos o incluso resultar fortalecido por los mismos. Esta no es una capacidad de seres extraordinarios, todo lo contrario, es un tipo de afrontamiento que todos poseemos y que puede ser de los factores que se modifiquen a nievel epigenético. La investigación en esta área debe de ser prioritaria para detectar la vulnerabilidad para depresión mayor y reconstruir los mecanismos de afrontamiento.

- Transmisión entre generaciones de ciertos rasgos que alteran la secuencia del ADN.
- Una alteración estructural del cromosoma que modifica las zonas de transcripción = remodelación de la cromatina o regulación de la estructura de la cromatina.
- Si son heredables y relevantes para las alteraciones psiquiátricas, es algo que aun no se conoce del todo.

Lo anterior implicaría cambios en las células germinales y el paso de estos rasgos modificados.

La cromatina cuando está abierta puede ser leído el ADN, y transcrito a ARN mensajero.

- ACTIVA (ABIERTA) : Tienen factores de activación que están en secciones del ADN, como el CREBS o FOSB además de co-activadores – HAT – COMPLEJOS ACTIVADORES DE TRANSCRIPCIÓN DE PROTEÍNAS
- INACTIVA (CONDENSADA) – los nucleosomas están empacado por proteínas represoras como la Enzima HISTONE-DI ACETILASA (HDAC) HISTON METIL TRANSFERASA (HMT) Y DIMETIL N METILTRANSFERASA (DNMT)

La adicción inducida por psicoestimulantes implica anomalías de comportamiento potencialmente largas, que son causados por la exposición repetida de una droga de abuso en individuos vulnerables. La persistencia de estos cambios de comportamiento, sugieren alteraciones duraderas en la expresión de genes, en particular en las regiones de recompensa del cerebro, estas puede contribuir de manera significativa al fenotipo adicción. Un número creciente de trabajos en la última década han demostrado el importante papel de los eventos epigenéticos, en la regulación, que media los efectos duraderos de las drogas de abuso (incluyendo los psico-estimulantes, como la cocaína y la anfetamina), en modelos animales de adicción a estas sustancias. Estos cambios pueden ser a través de medicaciones de larga duración en la transcripción (de ADN a ARN mensajero) que siguen a la exposición repetida a estas drogas.

Las evidencias muestran que la exposición repetida de psico-estimulantes inducen vario tipos de regulación epigenética en el cerebro, de las regiones en las histonas, que causan una modificación en los sistemas de recompensa, al producir metilación directa del ADN e impedir la codificación del ARN mensajero. En varios casos, ha sido posible demostrar directamente la contribución de estos cambios epigenéticos a las anomalías de comportamiento relacionados con psicoestimulantes. Los estudios de la epigenética también pueden ayudar a determinar el papel que los factores ambientales juegan en la vulnerabilidad del individuo a las adicciones.

Esto es un nucleosoma, son histonas (las bolas de colores) rodeadas por el ADN, que les da dos y media vueltas.

Nucleosome Structure

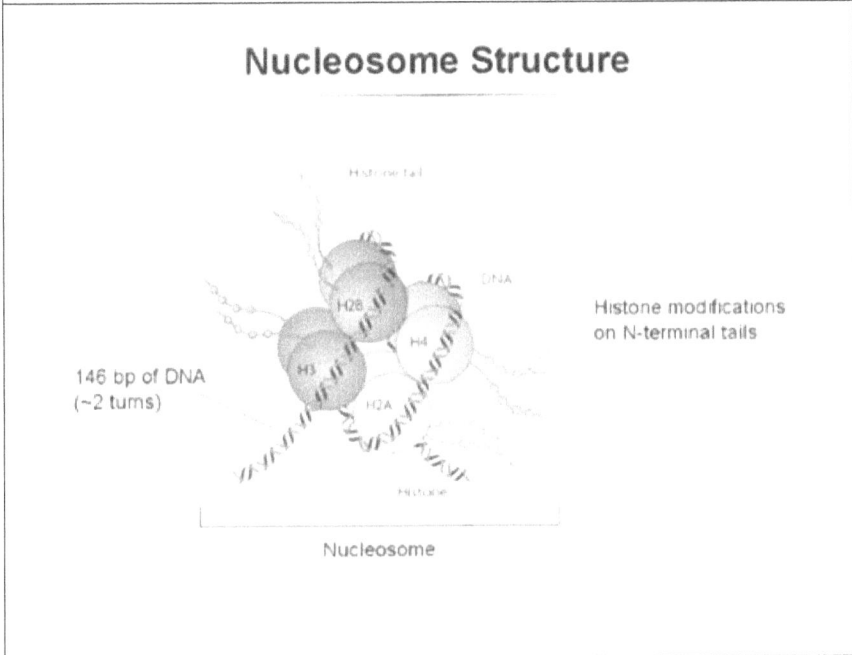

146 bp of DNA
(~2 turns)

Histone modifications
on N-terminal tails

Nucleosome

Esta figura con carretes de hilo da una idea de cómo se abre y cierran los nucleosomas, y permiten que se pueda leer el ADN si esta abierto o no leer si está cerrado.

Nucleosome Sliding

SWI/SNF's are ATPase containing complexes that move nucleosomes along a strand of DNA during transcription.

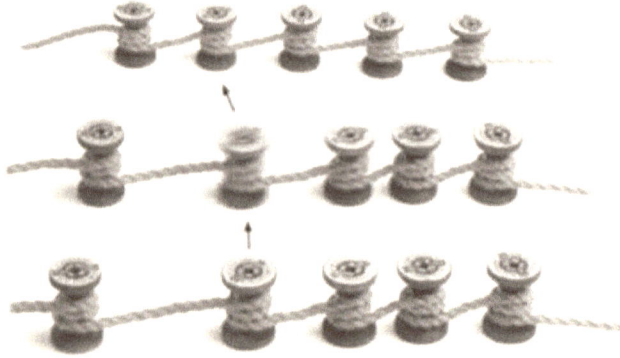

Riedinger, Wiersdorff, EMBL

Ejemplo de un gen que se expresa en exceso por el uso crónico de cocaína e Cdk 5

Example 1:
Induction of *Cdk5* Gene by Chronic Cocaine

ChIP reveals that the *Cdk5* gene is activated in N. accumbens by:
- Direct binding of ΔFosB to the *Cdk5* gene promoter.
- Recruitment of HATs & coactivators, and exclusion of HDACs, causing increased H3 acetylation.

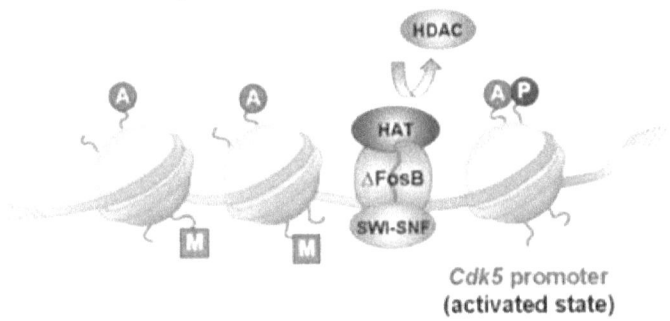

Cdk5 promoter
(activated state)

1: Kalda A, Zharkovsky A. Epigenetic Mechanisms of Psychostimulant-Induced Addiction. Int Rev Neurobiol. 2015;120:85-105. doi: 10.1016/bs.irn.2015.02.010. Epub 2015 Apr 8. PubMed PMID: 26070754.

2: Wright KN, Hollis F, Duclot F, Dossat AM, Strong CE, Francis TC, Mercer R, Feng J, Dietz DM, Lobo MK, Nestler EJ, Kabbaj M. Methyl Supplementation Attenuates Cocaine-Seeking Behaviors and Cocaine-Induced c-Fos Activation in a DNA Methylation-Dependent Manner. J Neurosci. 2015 Jun 10;35(23):8948-58. doi: 10.1523/JNEUROSCI.5227-14.2015. PubMed PMID: 26063926; PubMed Central PMCID: PMC4461693.

3: Godino A, Jayanthi S, Cadet JL. Epigenetic landscape of amphetamine and methamphetamine addiction in rodents.

Epigenetics. 2015 Jul 3;10(7):574-80. doi: 10.1080/15592294.2015.1055441. PubMed PMID: 26023847.

4: Blum K, Thanos PK, Badgaiyan RD, Febo M, Oscar-Berman M, Fratantonio J, Demotrovics Z, Gold MS. Neurogenetics and gene therapy for reward deficiency syndrome: are we going to the Promised Land? Expert Opin Biol Ther. 2015 Jul;15(7):973-85. doi: 10.1517/14712598.2015.1045871. Epub 2015 May 14. PubMed PMID: 25974314.

5: Volkow ND, Koob G, Baler R. Biomarkers in substance use disorders. ACS Chem Neurosci. 2015 Apr 15;6(4):522-5. doi: 10.1021/acschemneuro.5b00067. Epub 2015 Mar 18. PubMed PMID: 25734247.

6: Pizzimenti CL, Lattal KM. Epigenetics and memory: causes, consequences and treatments for post-traumatic stress disorder and addiction. Genes Brain Behav. 2015 Jan;14(1):73-84. doi: 10.1111/gbb.12187. PubMed PMID: 25560936; PubMed Central PMCID: PMC4526190.

7: Hitchcock LN, Lattal KM. Histone-mediated epigenetics in addiction. Prog Mol Biol Transl Sci. 2014;128:51-87. doi: 10.1016/B978-0-12-800977-2.00003-6. PubMed PMID: 25410541.

8: Kenny PJ. Epigenetics, microRNA, and addiction. Dialogues Clin Neurosci. 2014 Sep;16(3):335-44. Review. PubMed PMID: 25364284; PubMed Central PMCID: PMC4214176.

9: Krishnan HR, Sakharkar AJ, Teppen TL, Berkel TD, Pandey SC. The epigenetic landscape of alcoholism. Int Rev Neurobiol. 2014;115:75-116. doi: 10.1016/B978-0-12-801311-3.00003-2. Review. PubMed PMID: 25131543; PubMed Central PMCID: PMC4337828.

MODELOS MÉDICOS DE ENFERMEDAD MENTAL EN LAS ÚLTIMAS DOS DÉCADAS.

El modelo que se tuvo al inicio del presente siglo siguió siendo modelo de las neurociencias clínicas, en donde se puso especial interés en que le decodificación del genoma humano, como en el resto de las especialidades médicas, aportaría nuevas avenidas para entender y atender la enfermedades mentales.

Los estándares éticos se modifican, al haber un cambio en los principios de causalidad. En la mayoría de los campos de la medicina, los agentes causales son microorganismos, accidentes y errores en datos de tipo genético; mientras que en la psiquiatría, se hizo especial énfasis en la familia, y concretamente en los padres como agentes causales de los problemas para una determinada persona. También se responsabilizó al medio ambiente, a la sociedad, al tipo de enseñanza, y hasta el sistema político. Finalmente, cuando la persona era diagnosticada con algún problema psiquiátrico, se le responsabilizaba ahora a ella, de que tan solo su voluntad, y la elección de estrategias adecuadas, todo se repararía.

Al ingresar la psiquiatría al terreno de las explicaciones biomédicas, se borró la aproximación pseudocientífica del psicoanálisis, especie de teología psicoterapéutica, llena de culpas y responsabilidades sobre la vida de cada persona, que además creaba un metalenguaje de comunicación con otras especialidades medicas. El problema central de la psiquiatría en México es que no se ha considerado como parte de la medicina, y por lo tanto se le ha relegado en las áreas de decisión de problemas médicos.

Algunas premisas que sostienen la anterior afirmación son que los seguros médicos privados no contemplan a la especialidad psiquiátrica y la ponen al mismo nivel de nutriólogos y psicólogos. Hasta el año 2006, el Departamento de Psiquiatría, psicología médica y salud mental (como se conocía hasta entonces) de la Facultad de Medicina, de la Universidad Nacional Autónoma de México, no aparecía en el organigrama de la mencionada Facultad de Medicina, y dependía directamente de la figura del Rector de la UNAM. Finalmente instituciones que debían estar en manos de psiquiatras como lo señalan las normas de la Organización Mundial de la Salud, estaban dirigidas por psicólogas, como es el Instituto Nacional de Psiquiatría "Ramón de a Fuente", y por personajes sin nivel de preparación adecuado para las coordinaciones que dirigen como es el caso del Secretariado Técnico de Salud Mental y la señor Virginia González Torres, con estudios de secundaria y preparatoria inconclusa.

En el 2004, se creó el Secretariado Técnico del Consejo Nacional de Salud Mental y Virginia González Torres fue nombrada Secretaria Técnica, un puesto que ejerce como Directora de los hospitales de la Secretaría de Salud en el área de Salud Mental.

Este desplazamiento de los psiquiatras, médicos cirujanos que han cursado la especialidad en psiquiatría, y algunos de ellos sub especialidades, maestrías y doctorados en temas de las enfermedades mentales, es alarmante, pues crea una relación autoritaria entre los que saben y los que mandan y poseen el control económico de las intituciones, con un impacto desfavorable para los enfermos psiquiátricos, principal razon de ser de nuestras institutiones de salud menta.

Los principios de bioética que rigen a la mayoría de las especialidades médicas, también pueden ser aplicados a la psiquiatría. Estos principios pueden ser agrupados en la siguiente forma:

1. Autonomía. Este punto se refiere a escuchar y respetar las decisiones del paciente.

2. Beneficios. La meta central es mejorar y en lo posible curar para lograr el bienestar de los ciudadanos.

3. Evitar el daño. En lo posible evitar los efectos secundarios a corto y a largo plazo.

4. Justicia. Tratar los problemas con equidad, e independencia de condiciones particulares de cada paciente, como el nivel socioeconómico, racial, orientación sexual y género, religión y estatus político.

La psiquiatría se enfrenta a inicios del siglo XXI con una variedad de modelos sobre las causas de las enfermedades psiquiátricas. Si bien el modelo médico, bioquímico, genético y farmacológico, también llamados biológicos, que en general son los que predominan, no impiden aceptar a modelos psicológicos o sociales, que pueden exacerbar en un momento determinado la vulnerabilidad a el desarrollar algún problema mental. Lo ético, es de entrada, no perder el enfoque integral. Pero además, ahora, es cada vez más notable, los factores que previenen el desarrollo de trastornos mentales, en condiciones extremas, como los campos de concentración, secuestros prolongados, etcétera.

CRITICAS A LOS MODELOS DE ATENCIÓN EN SALUD MENTAL CONTEMPORANEA

El modelo que imperó en nuestro país y en otros hasta finales del siglo XX y principios del XXI, fue un modelo médico biológico, que en muchos de los casos no tomaba en cuenta al paciente y sus decisiones, sin que esto tuviera una connotación necesariamente ilegal. De hecho se partía, por un lado de la negación de la llamada "conciencia de enfermedad", que ahora sabemos es un proceso neurológico similar a la asomatognosia (no reconocer que se tienen una parálisis o incapacidad de movimiento en una extremidad, con la consecuente negligencia de esta), pues se suponía que se seguía conservando el libre albedrio. Por otro lado, al estigma de la especialidad que conlleva a que asistan a la atención especializada solo hasta que ya es muy difícil el manejo de los enfermos por su cronicidad o la severidad de los síntomas.

En este sentido, muchos pacientes fueron internados en contra de su voluntad, sin posibilidades de asistencia externa con respecto a sus diagnósticos y muchas formas de tratamiento se les administraron sin su consentimiento y en una forma coercitiva. A pesar de estas injusticias, el personal que labora en estas condiciones asume que está cumpliendo sus responsabilidades, las cuales son aprobadas por el personal médico y legal.

Este escenario es el remanente cultural ideológico del asilo hospitalario o manicomios, que sigue presente en todas la culturas occidentales. Esto es, aún cuando no es lo justo, ante las demandas de atención de enfermos crónicos neuropsiquiátricos y la carencia de personal especializado, se recurre a modelos tipo asilos, en donde personal con fines de lucro y escasa preparación académica y humanística, hacen fácil presa a una parte de los seres humanos que son incomprendidos, temidos y desechados por el resto de sus conciudadanos, en el fondo de todo esto es la ignorancia el común denominador.

EL MODELO DE ENFERMEDAD PSIQUIÁTRICA DENTRO DE LA MEDICINA

La psiquiatría como la neurología son ramas de la medicina. Es posible que los modelos biológicos que son útiles para explicar otras enfermedades de manera causal y directa no sean del todo válidos en psiquiatría, y sin embargo como método de trabajo e investigación han dado resultados benéficos a los enfermos mentales.

El desarrollo de modelo o semiológicamente la construcción de herramientas heurísticas que nos permiten abordar problemas complejos ha sido parte de la actividad científica y de investigación. La mayoría de los médicos se enmarcan en el concepto de determinar el estado de salud o enfermedad de sus pacientes. Este es el modelo médico. En el, se tienen que buscar y aglomerar signos y síntomas presentes en el enfermo para hacer un diagnóstico de presunción, y someter esto a un esquema de exámenes de laboratorio y gabinete que confirmen la impresión diagnóstica y ya con estos, establecer los tratamientos.

El diagnóstico en medicina es para lo cual se preparan estos profesionistas, médicos psiquiatras. Este es el punto critico en donde se conjuntan la academia, la experiencia de los médicos y su educación continua. No es un hecho menor afirma esto, puesto que en algunos casos se han colocado personal no médico, para desempeñar este tipo de trabajo. "El modelo médico", supone que las enfermedades psiquiátricas, son padecimientos con patología diversa y que esta especialidad es rama de la medicina. Las enfermedades son problemas bioquímicos en donde las fallas genéticas y de vulnerabilidad son primordiales y que el entorno socioeconómico es una condición detonante, pero no determinante.

El modelo médico de la salud mental se inscribe además en el hecho de que el cerebro es un órgano que forma parte de otros aparatos y sistemas, por lo que otro tipo de enfermedades de otros sitios del cuerpo humano, pueden cambiar su funcionamiento de manera secundaria. Este es el caso de procesos inflamatorios sistémicos, metabólicos, infecciosos, tumorales etc. Razón por la cual organismos sanitarios como la OMS, han pedido que no se construya hospitales psiquiátricos fuera de hospitales generales o de medicina interna, puesto que al hacer esto, por razones del estigma se etiqueta e un enfermo psiquiátrico, y se minimizan otras enfermedades que impactan en el sistema nervioso y demerita su atención integral.

SI se considera a la enfermedad mental como un problema médico, la siguiente pregunta sería: ¿Qué es una enfermedad? (A) Una variación cualitativa de lo que se considera un funcionamiento normal y (B) Esta variación impacta el funcionamiento y limita la calidad de vida de los pacientes. En el caso de la enfermedad mental , si bien es difícil calificar la norma o normalidad, si podemos calificar a una enfermedad mental por una condición en la cual los seres cercanos y el paciente mismo sufren, en un momento determinado de las consecuencias de esa enfermedad.

A diferencia de otras condiciones médicas, en donde es difícil poder negar la existencia de los síntomas o signos, aún cuando puedan ser ocultados por algún tiempo, en psiquiatría algunas de sus enfermedades tienen como parte de su propia condición médica la negación de la enfermedad. Esta condición se presenta también el otras alteraciones neurológicas y se denomina ANOSOGNOSIA.

La anosognosia o falta de conciencia de enfermedad se refiere a la pérdida de la capacidad para percibir adecuadamente las consecuencias producidas por el daño cerebral adquirido. Las dificultades se pueden presentar a la hora de tomar conciencia de las limitaciones físicas, cognitivas y/o conductuales. No obstante, la escasa conciencia de las alteraciones cognitivas y, especialmente de las conductuales, ofrece mayor resistencia y complejidad en su recuperación y aceptación de tratamiento y adherencia terapéutica. Este punto es clave para entender como el modelo médico en el área de las enfermedades psiquiátricas requiere de una serie de estrategias de salud mental especiales.

Lo anterior es pertinente, porque no todas las personas con anteraciones psiquiátricas sufren o se quejan de sus dolencia, y si esta es la parte que demanda los servicios médicos, en enfermos psiquiatricos son los familiares quienes solicitan dichos servicios. Incluso en casos como la hipomanía y la manía, los enfermos no solo no se sienten mal, sino que se sienten extremadamente bien.

La psiquiatría no tiene, hasta el momento actual, marcadores biológicos o marcadores de estado de enfermedad. Por ejemplo en procesos inflamatorios se han propuesto algunos de estos marcadores. El papel que los diferentes marcadores biológicos desempeñan en la enfermedad inflamatoria intestinal crónica (EIIC) no está aún establecido con suficiente claridad. La proteína C reactiva (PCR) tiene una vida media corta, por lo que se eleva precozmente tras el comienzo del proceso inflamatorio y también disminuye con celeridad tras la resolución de éste, propiedad que la hace atractiva para estimar la evolución de la actividad de la enfermedad.

En la clínica psiquiátrica se utilizan instrumentos del tipo de escalas y cuestionarios, los cuales deben de ser validados, es decir se debe de conocer su sensibilidad y especificidad, que llevará a saber si la condición está presente o auscente. La validez de un instrumento diagnóstico se establece en contra de un estándar, llamado "estandar de oro", y en caso de no existir este, se puede hacer por medio del concenso clínico de un grupo de expertos. Esta fue la razón del desarrollo de los criteios diagnósticos de investigación (Research Diagnostic Criteria o RDC), de los cuales se originaron las diferentes ediciones de la clasificación de diagnóstico estadístico de las enfermedades mentales o DSM, de la Asociación Psiquiatrica de Norteamerica (APA), de grupos de psiquiatras especialistas en subtipos de enfermedades que generan una serie de criterior operativos para cada una de estos diagnósticos.

Si bien no hay instrumentos de medición comparables a un termómetro o un baumanómetro, la clinimetria en psiquiatria clínica, ha sido una herramienta impresindible para el diagnóstico y severidad de las enfermedades mentales. No solo esto, ha permitido unificar los criterios de evaluación de los trastornos psiquiátricos a nivel internacional, lo cual impacta de maner relevante a los grupos de investigación. En donde se está seguro que cuando un grupo de investigadores está reportando a un grupo de enfermos con trastorno bipolar tipo I o tipo II, esto es semejante a los enfermos que se ven en el resto del mundo.

La clinimetria en él campo de la psiquiatría ha sido uno de los instrumentos que permiten diagnosticar y evauar la severidad de las enfermedades y valorar la efectividad de los tratamientos que se emplean. Estas son herramientas profesionales, que empleadas por psiquiatras y psciólogos clinicos, constituyen una herramienta impresindible para el manejo de los enfermos.

Si bien hay una profesionalización de la psiquiatría y del cuidado médico de sus enfermos, hay una ideología del asilo psiquiátrico, que persite en los directivos del sistema de salud en México. El crear los hopitales campestres de crónicos, fue una de estas estrategias. En donde se asilaban a pacientes crónicos, con estados mentales poco claros, ahí se mezclaban esquizofrenias indiferenciadas, psicosis crónicas de tipo orgánico, retraso mental, y alteraciones genéticas que afectan al sistema narviosos. En estos hospitales granjas se tiene una atención precaria de los enfermos y los programas de diagnóstico y rehabilitación son mínimos. Este es el modelo que se ha tratado de perpetuar por algunas personas, que sin educacion en salud o en salud mental, se han apoderado de coordinaciones y direcciones en salud mental con una orientacion politica, sin una aproximaciñon integral a los enfermos.

En la actualidad y desde varias decadas existen recursos farmacologicos, de terapias fisicas, de estimlación magnética transcraleal, de cirugía del sistema nervioso, y la psicoteapia de diferentes niveles para tratar, controlar y rehabilitar el curso de este tipo de dolecias.

PACIENTES – UTILIZADORES DE LOS SERVICIOS DE SALUD MENTAL

El primer conflicto que surge en esta área es definir la normalidad o la enfermedad. El usuario de los servicios de salud mental, porque en este terreno hay un concepto ideológico. Una persona con insuficiencia cardiaca derecha, presenta molestias, que los médicos llaman síntomas, que lo obligan, aún contra su voluntad a asistir al médico. Este último, una vez que hace el diagnóstico no le pregunta si quiere recibir o accede a recibir tratamiento, puesto que el hecho de asistir al servicio de urgencias equivale a todo lo anterior.

Uno de los primeros problemas es definir el término con el que se empleara al usuario de los servicios de salud mental. Nuevamente, esto en función a que no todos ellos se sienten enfermos (o sus definiciones de normalidad y enfermedad no están de acuerdo con las que proponen las clasificaciones psiquiátricas), y al estigma. En muchos países esta es una zona de debate, sobre todo en aquellos en donde se puede ser sujeto de demandas por haber estigmatizado a una persona con un diagnóstico. El termino paciente, o "utilizador de servicios" , son los mas aceptados por los mismos enfermos. Todo lo anterior queda más claro cuando se explora la relación entre el poder, la discriminación y el estigma.

APROXIMACIONES VINCULADAS A LA RECUPERACIÓN FUNCIONAL

1. Proporcionar una visión integral de la enfermedad mental que se enfoque en la persona no solo en los síntomas de la enfermedad.

2. La recuperación de formas severas de enfermedades mentales es posible

3. Es un tipo de proceso por el que pasa la persona mas que una desintegración.

4. No implica volver a la condición previa a la que se estaba al inicio de la enfermedad.

5. Las enfermedades mentales son procesos controlables con recaídas y recuperaciones, como en otras enfermedades médicas

6. Están influenciadas por la actitud de las personas que las parecen y la gente cercana

7. Requieren de un sistema bien organizado de apoyo de familiares, amigos, profesionales de la salud mental.

8. Requiere de una estrecha colaboración con los servicios prestadores de la salud mental como estructuras de apoyo.

Lo anterior es una visión idealizada de la recuperación funcional, para lo cual se tienen que organizar los servicios de salud mental.

+ Estas se han desarrollado en base a las preocupaciones con respecto a la dominancia de la perspectiva biomédica y la influencia de esta en los usuarios de salud mental.

+ En contraste con los movimientos anti psiquiátricos de los años 70s del siglo XX, que rechazaban las explicaciones biomédicas de las enfermedades mentales, los actuales críticos piensan que estas son necesarias, pero insuficientes para entender el papel de la cultural, la economía y otros aspectos sociales de las enfermedades mentales con las que interactúan.

+ El principal argumento, es que la promesa de modernización para resolver los problemas de salud mental sobre las bases de la razón, la lógica de la ciencia y la tecnología, han llevado a metas poco realistas por parte de la psiquiatría, por ejemplo en lo referente a lo medicamentos y la rehabilitación. La principal limitación de la psiquiatría se sugiere es el reconocimiento de sus debilidades.

+ Una parte importante de las criticas al modelo psiquiátrico apunta en dirección al aumento de modelos correctivos y coercitivos. Esto ha llevado a que se promueva una alerta en la atención legal entre el uso excesivo de este tipo de estrategias con fines coercitivos y que se capacite personal en psiquiatría legal.

+ Los conceptos de incapacidad o debilidad mental, conjuntamente con los derechos humanos, ha llevado al desarrollo dentro de la Organización de las Naciones Unidas a un programa de derechos llamado "Los derechos de personas con incapacidades mentales y una critica a la teoría a las incapacidades mentales"

+ Las evidencia a la critica del modelo psiquiátrico se fundamentan en las limitantes del modelo biomédico que no incluye aspecto narrativos, sistémicos, éticos y culturales para las enfermedades mentales.

MODELOS PSICOLOGICOS DE LAS ENFERMEDADES MENTALES

Estos también se basan en que hay una serie de factores causales, que amplían además de los biológicos a los sociales y la afectación de los procesos psicológicos. Los factores de experiencia de vida, por ejemplo infancia y adversidad, pobreza, problemas de marginación y medio ambiente familiar son añadidos al modelo médico, con lo cual se tiene un marco de referencia del enfermo y de su entorno, con las condiciones relevantes en las enfermedades psiquiátricas.

Un número elevado de personas con alteraciones psiquiátricas reportan problemas de estrés postraumático crónico que incluyen abusos físicos y sexuales. Esto último mas relevante en las mujeres que en los hombres. En depresión mayor, por ejemplo, la muerte de los padres, la negligencia o el abandono, tienen un papel en la génesis de esta dolencia a la par que los factores biológicos. Algo similar se ha reportado en esquizofrenia y usuarios de drogas, en especial de mariguana, en donde la sinergia de estos dos eventos lleva al inicio mas temprano de los primeros episodios psicóticos.

Fenómenos como el hostigamiento, asaltos físicos, pobre relación con los padres, violencia sexual y psicológica en la infancia son todos marcadores de vulnerabilidad psicológica al desarrollo de enfermedades mentales. Es posible que todo esto afecte la plasticidad cerebral y se activen mecanismos de tipo epigenética de adaptación, que de no ser exitosos, van a dar como resultado algún tipo de enfermedades psiquiátrica.

La exposición a este tipo de situaciones psicosociales en la infancia se ha asociado con mayor severidad de los síntomas, pobre calidad de vida, mayor utilización de servicios de salud, un deterioro del funcionamiento social. Problemas de comunicación, aumento de la marginación social, que lleva al desarrollo de una condición social marginal.

En las teorías del apego, el cual se forma con el cuidador primario (la madre o abuela en la mayoría de los casos), la calidad de este es relevante para el funcionamiento psicosocial. En la actualidad se sabe que los niños nacen con un sistema nervioso equipado con una serie de instintos de sobrevivencia, en un cerebro que se está desarrollando hasta los 18 o 20 años de edad, los patrones de conducta de los infantes se imitan de las figuras de los padres o cuidadores, de tal forma que es común que se vean familias en donde hay un estilo de hablar, caminar, y de lenguaje corporal. No solo las actividades motoras son aprendidas de los progenitores y cuidadores, sino también aspectos de la respuesta emocional, la cual es en gran parte genética, pero modulada por aspectos de imitación y del entorno social, que es regido por factores de interacción con los demás.

Los enfoques psicológicos de las enfermedades mentales han permitido el desarrollo de diversas escuelas de psicoterapia. Algunas de estas, aunque modificadas en su practica actual son: la escuela psicodinámica; las terapias cognitivo-conductuales; el tratamiento centrado en la persona; terapia Gestalt; terapia familiar estructural; terapia de pareja; terapia sexual y terapias breves en resolución de problemas.

Una de las críticas a este último punto es el acceso, debido a los costos y a que no hay programas en las instituciones del sector salud para que se lleven a cabo. Otra de las críticas radica en la evaluación y certificación de los psicólogos clínicos prestadores de estos servicios, y mas concretamente de las escuelas en donde se han preparado, algunas de las cuales no tienen registros certificados en academias o colegios con certificaciones regulares. Este es un problema internacional no solo de México.

CONCLUSIONES

1. La psiquiatría en la especialidad médica que debe de tener el control del manejo y tratamiento de los enfermos

mentales con apoyo del personal especializado de otras disciplinas como la psicología clínica, trabajo social psiquiátrico, y enfermería psiquiátrica.

2. En las últimas dos décadas, el manejo de la salud mental ha estado rezagado por no ser prioritario, y ha quedado a cargo de personal no médico.

3. En la actualidad la psiquiatría es una especialidad médica, que está a la altura del resto de las especialidades médicas y por lo tanto debe de estar reconocida y respetada.

INTRODUCCIÓN

Los equipos de atención del primer nivel se componen de por lo menos cuatro elementos fundamentales:

1. El paciente
2. El proveedor de salud primaria – licenciado en medicina graduado o médico familiar.
3. El proveedor conductual de salud mental - licenciada en psicología clínica, trabajadora social psiquiátrica, enfermera psiquiátrica.
4. Psiquiatra con conocimientos sólidos en psicofarmacología y medicina interna.

CASO CLINICO DE EJEMPLO

PACIENTE A - Masculino de 31 años acude con médico de primer contacto solicitando una medicina para poder dormir. Ha estado faltando a trabajar por falta de energía, no duerme bien desde hace mas de un mes, insomnio inicial de mas de 60 minutos, problemas de concentración. Los fines de semana bebe cerveza y si duerme bien . Se hace una evaluación con el cuestionario general de sueño e insomnio, además de un cuestionario general de salud. Uso de drogas reciente y eventos traumáticos recientes ¿Representa un peligro el paciente para si mismo o para los demás?

¿Sus síntomas pueden ser debidos a problemas médicos o de adicciones? Esto puede ser contestado por exámenes de laboratorio

Historia clínica breve. Probable insomnio secundario a trastorno afectivo mixto.

a. Fluoxetina 20 mg (Escitalopram 10 mg) media tableta al desayunar

b. Exámenes de laboratorio: Biometría hemática, general de orina química sanguínea de 12 elementos y un batería de detección de drogas ilegales (Estimulantes de SNC).

c. cita en dos semanas: ajuste de dosis y evaluar respuesta.

PSICOLOGO, TS PSIQUIATRICA, ENF. PSIQUIATRICA Se aplican reglas de higiene de sueño, Hamilton de 21 reactivos para depresión y Beck de ansiedad (el primero arriba de 22 puntos, el segundo 18) y se le instruye como llenar un diario de sueño y se hacer seguimiento telefónico semanal. La mayoría de los pacientes no acuden a citas subsecuentes.

PSIQUIATRA – Revisar cada uno de los casos con el personal del equipo de atención a pacientes con una frecuencia a determinar, dependiendo de los casos. Evaluar los casos de no respuesta o pobre respuesta e indicar otros exámenes de laboratorio o gabinete para evaluar otro tipo de diagnósticos.

ACTIVIDADES DEL EQUIPO DE SALUD MENTAL

PACIENTE

Esta es la persona mas importante del equipo. Él o Ella, trabaja con el médico primario o con el psicólogo de manera personal reportando con ellos los cambios en síntomas, efectos secundarios y el llenado de sus instrumentos de seguimientos.

-- Marca metas con el grupo

-- Él / Ella marcan metas sugeridas por el equipo y detecta las dificultades para lograrlas. Por ejemplo si se está haciendo exposición graduada, que avances se han hecho y en que se requiere aún acompañamientos para procesos de afrontamiento.

-- Evalúa su progreso clínico.

-- Hace preguntas y discute dudas sobre su enfermedad y medicamentos, debe de estar informado al respecto con un lenguaje de acuerdo a su nivel de preparación.

-- Debe de saber los nombres de los medicamentos y cual ha sido la razón de que se cambio o aumento el tratamiento. Esto es la parte de la responsabilidad del paciente y hacerlo parte del equipo, la mas importante.

MEDICO GENERAL O FAMILIAR

-- Licenciado en Medicina

-- Evalúa la parte diagnóstica médica e integral en el contexto de la familia, vivienda y su entorno.

--- Él o Ella es el portavoz del equipo de salud mental ante el paciente. Por lo tanto debe de realizar una muy buena relación médico paciente.

--- Diagnóstica los problemas psiquiátricos y médicos

--- Prescribe los tratamientos

--- Ajusta los tratamientos consultando con el psiquiatra y/o medico internista, coordina las sesiones de revisión de sus casos con el resto del equipo de manera físico o por algún sistema de telecomunicación.

PSICOLOGO CLÍNICO, TRABAJADOR SOCIAL PSIQUIÁTRICO, ENFERMERA PSIQUIÁTRICA

-- Respectivos grados de licenciatura

-- Trabajar en psicoeducación

-- En terapias espaciales que demanden la exposición o la interacción del paciente con otras personas o de otro tipo

-- Hace el seguimiento del paciente con el apoyo de la familia sobre todo para la adherencia terapéutica

--- Se implantan estrategias conductuales para apoyo del tratamiento farmacológico.

--- Evaluar el avance de los pacientes con escalas pronosticas para cada condiciones.

--- Establecer un contacto con la familia, con figura de autoridad y obtener una retroalimentación del estado del paciente de sus cambios en general

--- Facilitar de ser necesario la referencia a otros servicios de tratamiento o de evaluación médica

FUNCIONAMIENTO DEL EQUIPO

Se deben de delimitar las estrategias de funcionamiento , esto es compartiendo metas, a nivel del paciente estas son el control de sus síntomas, remisión de los mismos, y prepararlo para futuras recaídas de haberlas. No crear falsas expectativas. El resto del personal debe de entrenarse en aspectos culturales del tipo del enfermo y tratar de entenderlo.

E clarificar los diferentes papeles en el equipo es importante, y se deben de revisar en el momento de hacer las revisiones de los casos, una persona no puede hacer todo, eso ya no es un equipo. Debe de haber una tabla de flujo de pacientes que debe de estar a cargo de la Proveedora Conductual. La comunicación electrónica debe de hacerse por varios canales, por si hay uno deficiente, es preferible que sea redundante y que se tenga respuestas de recibido.

CONTROL DE LA PRACTICA

Es muy importante que existan instrumentos clínicos que evalúen el avance de los pacientes, las consultas, y la calidad de los otorgantes de los servicios, esto implica metas de calidad medico – psicológica, pero también para la evaluación de los servicios.

Es la alteración psiquiátrica con mayor incapacidad y de las que pueden tener mayor riesgo suicida (no todos los suicidas son deprimidos). A menudo se inicia en la segunda década de la vida y tiende a la cronicidad, es dos veces mas frecuente en mujeres,

1- Prevalencia a lo largo de la vida 17 % (2:1 mujeres : hombres)
2- Una alta prevalencia de pacientes son atendido por proveedores de primer nivel (10 %).
3- Mayor frecuencia en niveles socio cómicos desfavorecidos.
4- El 50 % de las personas con depresión mayor sin tratamiento se van a suicidar.

FACTORES DE RIESGO MÉDICOS DE AUMENTO DE SÍNTOMAS O DE ENMAMSCARAMIENTO:

1. Dolor crónico
2. Diabetes Mellitus
3. Enfermedad coronaria
4. Artritis reumatoide
5. Enfermedad Pulmonar crónica
6. Esclerosis lateral amiotrofia
7. Lupus eritematoso
8. Epilepsia
9. Enfermedad de Alzheimer
10. Enfermedad de Parkinson.
11. Síndrome de inmuno deficiencia adquirida
12. Cáncer

Hay que recordar que la depresión mayor no es porque se tiene el proceso médico, hay muchas personas con es dolencias que no tienen depresión mayor. Hay un problema de inflamación sistémica que en personas vulnerables para desarrollar la depresión mayor lo hacen. Hay toda una línea de investigación entre respuesta inflamatoria e inmunológica cerebral y depresión mayor.

Algunas de las conductas que se asocian a la depresión mayor son:

1. Conductas de alto riesgo de salud: uso de tabaco, alcohol y drogas ilícitas.
2. Poca adherencia terapéutica
3. Aumento en el riesgo de desarrollo de enfermedades crónicas y complicaciones
4. Aumento en los costos médicos.
5. Mortalidad prematura.

EVALUACION POR MEDICO PRIMER CONTACTO

Los enfermos pueden presentarse por diferentes motivos, pero tres síntomas deben de ser explorados en todos los pacientes a manera de SIGNOS VITALES:

a. Estado de animo bajo persiste: ¿La mayoría de los días de una semana de siete cuantos? Es positivo arriba de cuatro ¿La mayor parte del día? En porcentaje, arriba del 50 % positivo, se puede preguntar, si hay una prevalencia matutina o nocturna.
b. Pérdida del interés por las actividades que antes le entretenían o divertían (Anhedonia) ¿Tiene algún pasatiempos o diversión que haya dejado de hacer? ¿Siente que ahora le cuesta trabajo hacerlo cuando

antes era su diversión? Esto puede ser comida, estar con amigas, jugar algún deporte, leer, etc.

c. Baja de energía. ¿Siente usted que se esfuerza mucho por hace pequeñas cosas? ¿Se siente como si tuviera la pila baja?

Hay otros síntomas de a depresión mayor, pero estos deben de entrada hacer pensar en el medico de primer nivel en que esta frente a un enfermo con depresión mayor.

Algunos de esos síntomas incluyen:

1. Irritabilidad, enojarse muy a menudo, por pequeñas cosas (este síntoma es a veces mas frecuente que la tristeza en niños y adolescentes deprimidos).
2. Sentimientos exagerados de culpa y baja autoestima.
3. Problemas de concentración que lleva a bajo desempeño escolar o laboral
4. Problemas para dormir, estos son despertares frecuentes, sueño insuficiente y despertar muy temprano, antes de su horario convencional.
5. Ideación suicida o ideas de ya no querer estar vivo. Se debe de preguntar esto de manera directa, con sutileza Haciendo alusión a un plan predeterminado, o intentos previos. No se está sugiriendo el síntoma, las personas quieren además hablar del tema, porque les da miedo pensar en estos planes.
6. Dolores crónicos mal sistematizados, estos pueden ser la causa de que asistan a consulta en primer lugar. Cefaleas, dolores en extremidades, espalda, cuello y abdominales.
7. Malestares gastrointestinales, del tipo de bajo apetito, indigestión
8. Sexuales: baja de lívido, disfunción eréctil, anorgasmia
9. Palpitaciones
10. Falta de aire.

Las áreas de mayor impacto en una persona con depresión mayor son:

A. Educación / Laboral: al tener poca concentración y energía hay en apariencia pocas habilidades para seguir indicaciones, completar tareas y esto lleva a reprobar o ser despedido.
B. Relaciones de pareja: Falta de comunicación para explicar lo que sucede, que en ocasiones ni el mismo paciente sabe, combinado con el bajo deseo sexual y las disfunciones sexuales, lleva a la separación o la incapacidad para tener o retener una pareja.
C. Interacción social. El paciente esta aislado y su irritabilidad y temor a que se detecte su enfermedad por los demás y se estigmatice aumenta el aislamiento

EVALUACIÓN DE RIESGO SUICIDA

Además de depresión mayor las posibilidades de suicidio aumentan si las siguientes variables esta presentes:

1. Hombre
2. Anciano
3. Historia de abuso de alcohol y otras sustancias
4. Dolor crónico
5. Enfermedades crónicas
6. Enfermedades médicas
7. Ansiedad, impulsividad, o síntomas psicóticos.

Algunas de las emergencias a considerar por el médico de atención primaria para acudir con el médico psiquiatra son:

1. Depresión mayor severa con síntomas psicóticos. Los pacientes con depresión mayor psicóticos expresan escuchar voces, generalmente que los acusa u obliga a lastimarse. Ideas delirantes de culpa exagerada e inapropiada, sentimientos exagerados de menos

precio hacia si mismos. Por ejemplo: "¡Yo soy el culpable de la pobreza mundial!" "¡Soy un pobre insecto!" "¡No merezco vivir!" "¡Lo que me sucede es un castigo de Dios!".

2. Pacientes con depresión mayor que se nieguen a levantarse de su cama y que no coman ni beban por varios días. Estos pacientes pueden requerir de alimentación por vía parenteral o hidratación intravenosa.

3. Cuando existan dudas diagnósticas respecto al cuadro clínico y se sospeche de un problema de medicina interna asociado al cuadro clínico en general.

TRABAJO DEL EQUIPO

El paciente: trabaja en la evaluación de sus síntomas, puede llevar si es capaz, diarios de tipo cognitivo conductuales, se recaba información en familiares. Se recolecta información de seguridad

Médico de primer contacto: Identificar el Dx de depresión mayor y posibles. diagnósticos descartar de manera integral. Historia Clínica y un cuestionario general de salud. Exámenes de laboratorio y gabinete. Tratamiento

Psicóloga de primer contacto: Completa la evaluación con escalas de Hamilton para Depresión Mayor, y de sustancias y obtiene información de familiares

Psiquiatra: Evalúa el caso y ajusta los medicamentos propone la frecuencia de seguimientos y la psicoterapia individual y de grupo.

CUESTIONARIO PARA EXPLORAR DEPRESIÓN MAYOR EN PRIMER NIVEL PHQ-9

CUESTIONARIO SOBRE LA SALUD DEL PACIENTE-9 (PHQ-9)

Durante las últimas 2 semanas, ¿qué tan seguido le han afectado cualquiera de los siguientes problemas? (Marque con una "✔" para indicar su respuesta)	Para nada	Varios días	Más de la mitad de los días	Casi todos los días
1. Poco interés o placer en hacer las cosas	0	1	2	3
2. Se ha sentido decaído(a), deprimido(a), o sin esperanzas	0	1	2	3
3. Dificultad para dormir o permanecer dormido(a), o ha dormido demasiado	0	1	2	3
4. Se ha sentido cansado(a) o con poca energía	0	1	2	3
5. Con poco apetito o ha comido en exceso	0	1	2	3
6. Se ha sentido mal con usted mismo(a) – o que es un fracaso o que ha quedado mal con usted mismo(a) o con su familia	0	1	2	3
7. Ha tenido dificultad para concentrarse en cosas tales como leer el periódico o ver televisión	0	1	2	3
8. ¿Se ha estado moviendo o hablando tan lento que otras personas podrían notarlo?, o por el contrario – ha estado tan inquieto(a) o agitado(a), que se ha estado moviendo mucho más de lo normal	0	1	2	3
9. Ha pensado que estaría mejor muerto(a) o se le ha ocurrido lastimarse de alguna manera	0	1	2	3

FOR OFFICE CODING ___0___ + _____ + _____ + _____

=Total Score: _____

Si usted marcó cualquiera de estos problemas, ¿qué tan difícil fue hacer su trabajo, las tareas del hogar o llevarse bien con otras personas debido a tales problemas?

Para nada difícil	Un poco difícil	Muy difícil	Extremadamente difícil
☐	☐	☐	☐

Desarrollado por los Drs. Robert L. Spitzer, Janet B.W. Williams, Kurt Kroenke y colegas, con una beca educacional por parte de Pfizer Inc. No se requiere permiso para reproducir, traducir, mostrar o distribuir.

LO QUE LOS MIEMBROS DE LA COMUNIDAD PUEDEN HACER CON JÓVENES Y NIÑOS CON DEPRESIÓN

Cada año, hay niños expuestos a la violencia, a catástrofes o a otras experiencias traumáticas. Hay jóvenes que sufren heridas o que ven a otros lesionados por actos de violencia. Algunos sufren abuso sexual, pierden a sus seres queridos o presencian otros acontecimientos trágicos e impactantes. Los miembros de la comunidad, entre ellos, maestros, líderes religiosos y otros adultos, pueden ayudarles a superar estas experiencias y a iniciar el proceso de recuperación.

¿Qué es el trauma?

A menudo se piensa en los "traumas" como lesiones físicas. Sin embargo, también hay traumas psicológicos, que son experiencias emocionalmente dolorosas, impactantes, estresantes y que, a veces, pueden poner en peligro la vida. Pueden o no implicar lesiones físicas y tal vez sean el resultado de haber presenciado algún acontecimiento inquietante. Algunos ejemplos de experiencias traumáticas son los desastres naturales, el abuso físico o sexual, y los actos de terrorismo.

Los desastres naturales, como los huracanes, terremotos e inundaciones, pueden cobrar vidas, destruir viviendas o comunidades enteras, y causar graves lesiones físicas y psicológicas. El trauma también puede ser causado por actos de violencia como, por ejemplo, el ataque terrorista del 11 de septiembre del 2001, los tiroteos masivos en las escuelas o comunidades y las agresiones físicas o sexuales. Las experiencias traumáticas amenazan nuestra capacidad de sentirnos seguros.

Las reacciones o respuestas de los niños a los acontecimientos traumáticos pueden ser inmediatas o pueden ocurrir algún tiempo después. Las reacciones varían en intensidad y pueden incluir una variedad de comportamientos. Es posible que los niños con problemas de salud mental existentes, experiencias traumáticas anteriores o apoyo familiar y social limitado, sean más vulnerables al trauma. Las respuestas que más se ven en los niños después de una experiencia traumática son la pérdida de confianza y temor de que el acontecimiento vuelva a ocurrir.

Es importante recordar que:

- Las reacciones de los niños a una experiencia traumática son fuertemente influenciadas por las respuestas de los adultos a la misma experiencia.
- Las personas de diferentes culturas pueden tener su propia manera dereaccionar ante una experiencia traumática.

Respuestas frecuentes de los niños a las experiencias traumáticas

Los niños de 5 años de edad o menos pueden reaccionar de las siguientes maneras:

- Mostrando señales de miedo
- Aferrándose a sus padres o las personas que los cuidan
- Llorando o gritando
- Lloriqueando y temblando
- Moviéndose sin rumbo
- Quedándose inmóviles
- Volviendo a comportamientos comunes de cuando eran más pequeños
- Chupándose el dedo
- Orinándose en la cama
- Teniendo miedo a la oscuridad

Los niños de 6 a 11 años pueden reaccionar:

- Aislándose
- Volviéndose reservados cuando están entre amigos, familiares y profesores
- Teniendo pesadillas u otros problemas para dormir
- Negándose a acostarse a dormir
- Volviéndose irritables o revoltosos

- Teniendo ataques de ira
- Iniciando peleas
- Teniendo dificultad para concentrarse
- Negándose a ir a la escuela
- Quejándose de problemas físicos
- Teniendo miedo sin razón
- Deprimiéndose
- Sintiéndose culpables de lo que pasó
- Volviéndose emocionalmente insensibles
- Desempeñándose mal en la escuela y en las tareas
- Perdiendo el interés en las actividades divertidas

Los adolescentes de 12 a 17 años de edad pueden reaccionar:

- Volviendo a revivir mentalmente el acontecimiento traumático ("flashbacks")
- Teniendo pesadillas u otros problemas para dormir
- Evitando recordar la experiencia traumática
- Consumiendo drogas, alcohol o tabaco
- Siendo revoltosos, faltando el respeto o actuando de manera destructiva
- Quejándose de dolores físicos
- Sintiéndose aislados o confundidos
- Deprimiéndose
- Enojándose
- Perdiendo el interés en las actividades divertidas
- Teniendo pensamientos suicidas

Los adolescentes pueden sentirse culpables, posiblemente por no haber podido evitar las lesiones o las muertes. También pueden tener pensamientos de venganza.

¿Cómo pueden ayudar los miembros de la comunidad después de una experiencia traumática?

Los miembros de la comunidad tienen un papel importante en ayudar a los niños que han sufrido una experiencia violenta o una catástrofe. Pueden ayudar a los niños a afrontar el trauma y protegerlos de una exposición más prolongada a la experiencia traumática.

Es importante que los miembros de la comunidad recuerden lo siguiente:

- Deben permitir que los niños expresen sus sentimientos y que hablen sobre la experiencia, pero no deben obligarlos a hacerlo.
- Deben identificar y abordar sus propios sentimientos; esto puede permitirles ayudar a otros con mayor eficacia.
- Pueden usar sus edificios e instituciones como lugares de reunión para dar apoyo.
- Pueden ayudar a las personas a identificar dónde encontrar ayuda,y pueden resaltar las fortalezas de la comunidad y los recursos que alimentan la esperanza.

Los miembros de la comunidad deben ser sensibles a:

- Comportamientos difíciles
- Emociones fuertes
- Diferentes respuestas culturales

Los miembros de la comunidad pueden ayudar a encontrar profesionales de la salud mental que:

- Asesoren a los niños
- Les ayuden a ver que sus temores son normales
- Ofrezcan terapia de juego (ludoterapia)
- Ofrezcan terapia del arte (arteterapia)
- Ayuden a los niños a desarrollar habilidades para enfrentar y resolverlos problemas, así como aprender maneras para sobrellevar o controlarsus temores.

Por último, los miembros de la comunidad pueden tener reuniones con los padres para hablar sobre la experiencia traumática, la respuesta que tuvieron sus hijos, cómo se les está ayudando, cómo pueden los padres ayudar a sus hijos, así como para hablar sobre otras formas de apoyo que estén disponibles para ellos.

> ¿Cómo pueden los adultos ayudar a los niños y adolescentes que han pasado por una experiencia traumática?

La ayuda para los niños puede comenzar de inmediato, incluso en el mismo lugar de la experiencia traumática. La mayoría de los niños se recuperan en pocas semanas, pero otros pueden necesitar ayuda durante más tiempo. Les puede tomar meses recuperarse de la inmensa pena que sienten como respuesta emocional ante una gran pérdida como la de un familiar, un maestro, un amigo o una mascota. Puede ser que al escuchar noticias sobre el acontecimiento o al cumplir un aniversario del mismo, los niños vuelvan a sentir esa tristeza o dolor inmenso.

Es posible que algunos niños necesiten ayuda de un profesional de la salud mental. Otras personas pueden buscar otro tipo de ayuda de los líderes comunitarios. Identifiquen a los niños que necesitan apoyo y ayúdenles a conseguirlo.

Algunos ejemplos de conductas problemáticas incluyen:

- No querer ir a los lugares que les recuerdan la experiencia traumática
- Parecer emocionalmente insensibles
- Comportarse de manera peligrosa
- Sentir ira o rabia inexplicables
- Tener problemas del sueño, incluyendo pesadillas

Cosas que los ayudantes adultos deben hacer

Prestar atención a los niños:

- Escuchándolos
- Aceptando sus sentimientos sin discutir
- Ayudándolos a superar su experiencia

Reducir los efectos de otros factores estresantes como:

- Mudanzas o cambios frecuentes de ciudad
- Períodos largos lejos de la familia y los amigos
- Presión para tener un buen rendimiento escolar
- Problemas de transporte
- Peleas en la familia

- Sensación de hambre

Supervisar su recuperación:

- Recordando que es un proceso que toma tiempo
- No ignorando reacciones graves
- Prestando atención a cambios repentinos de comportamiento, palabras o lenguaje que usan, o emociones fuertes

Recordar a los niños que los adultos:

- Los aman
- Los apoyan
- Estarán con ellos cuando sea posible

Ayuda para todas las personas en los primeros días y semanas

Hay medidas que los adultos pueden tomar después de una experiencia traumática que pueden ayudar a enfrentar mejor lo ocurrido. De esta manera, también les será más fácil cuidar mejor de los niños. Estas medidas incluyen crear un ambiente seguro, mantener la calma, actuar amablemente y establecer relaciones saludables con los demás. También es importante ser sensibles a las personas que están pasando por mucho estrés y respetar sus decisiones.

Cuando sea posible, se debe ayudar a las personas a:

- Obtener comida
- Encontrar un lugar seguro para vivir
- Recibir ayuda de un médico o enfermero si hay heridos
- Comunicarse con los seres queridos o amigos
- Mantener a los niños junto a sus padres o familiares
- Comprender lo que pasó
- Entender lo que se está haciendo al respecto
- Saber dónde buscar ayuda

No se debe:

- Forzar a las personas a que cuenten sus historias
- Pedir detalles personales
- Decir cosas como "Todo va a estar bien" o "Al menos sobreviviste"
- Expresar lo que se piensa sobre cómo otras personas se deberían sentir o cómo deberían haber actuado
- Decir que las personas sufrieron porque se lo merecían
- Criticar la ayuda disponible
- Hacer promesas que no se puedan cumplir, como decir "Volverán a casa pronto"

> Más información sobre las experiencias traumáticas y el estrés

Algunos niños tendrán problemas prolongados de salud mental después de una experiencia traumática. Estos pueden ser tristeza o dolor profundo, depresión, ansiedad o pueden desarrollar el trastorno por estrés postraumático. Algunos sobrevivientes de acontecimientos traumáticos mejoran con algún tipo de apoyo. Otros pueden necesitar un tratamiento prolongado con un profesional de la salud mental. Si después de estar en un ambiente seguro por un mes, un niño aún no puede realizar sus rutinas normales o presenta nuevos problemas emocionales o de conducta, comuníquese con un profesional de la salud.

Algunos factores que influyen en la forma en que alguien puede responder a una experiencia traumática son:

- Haber estado directamente involucrado en el acontecimiento traumático, especialmente si ha sido una de las víctimas
- Exposición intensa o prolongada al acontecimiento traumático
- Antecedentes personales de experiencias traumáticas anteriores
- Antecedentes personales o familiares de enfermedades mentales y problemas graves de comportamiento
- Falta de apoyo social o de amigos y familiares comprensivos
- Factores adicionales que causan un estrés en la vida como mudarse de casa o cambiarse de escuela, un divorcio, cambio de trabajo o problemas financieros

Algunos síntomas pueden requerir atención inmediata. Comuníquese con un profesional de la salud mental si se presentan los siguientes síntomas:

- Revivir mentalmente el acontecimiento traumático una y otra vez ("flashbacks")
- Latidos rápidos del corazón y sudoración
- Tendencia a asustarse con facilidad
- Insensibilidad emocional
- Sentimiento de mucha tristeza o depresión
- Pensamientos suicidas o acciones para quitarse la vida

¿QUÉ ES LA DEPRESIÓN POSPARTO?

La depresión posparto es un trastorno del estado de ánimo que puede afectar a las mujeres después de dar a luz. Las madres que padecen depresión posparto tienen sentimientos de extrema tristeza, ansiedad y cansancio que les dificultan realizar las actividades diarias del cuidado de sí mismas y de otras personas.

¿Qué causa la depresión posparto?

La depresión posparto no tiene una sola causa, sino que es consecuencia de una combinación de factores físicos y emocionales. La depresión posparto no ocurre por algo que una madre hace o deja de hacer.

Después de dar a luz, los niveles de hormonas (estrógeno y progesterona) en las mujeres bajan rápidamente. Esto genera alteraciones químicas en el cerebro que pueden provocar cambios en el estado de ánimo. Además, muchas mujeres no pueden descansar tanto como deberían para poder recuperarse totalmente del parto. La falta constante de sueño puede generar incomodidad física y agotamiento, factores que pueden contribuir a los síntomas de la depresión posparto.

¿Cuáles son los síntomas de la depresión posparto?

Algunos de los síntomas más comunes que se puede experimentar incluyen los siguientes:

- Sentirse triste, desesperanzada, vacía o abrumada
- Llorar más frecuentemente de lo normal o sin motivo aparente
- Preocuparse o sentirse excesivamente ansiosa
- Sentirse malhumorada, irritable o inquieta
- Dormir en exceso o no poder dormir, incluso cuando el bebé duerme
- Tener problemas para concentrarse, recordar detalles y tomar decisiones
- Sentir enojo o furia
- Perder el interés en las actividades que le resultaban agradables
- Padecer dolores y molestias físicas, como dolores de cabeza frecuentes, problemas estomacales y dolor muscular
- Comer demasiado o muy poco
- Aislarse de amigos y familiares
- Tener problemas para crear un vínculo emocional con su bebé
- Dudar constantemente de su capacidad de cuidar al bebé
- Pensar en hacerse daño a sí misma o a su bebé.

> ¿Cómo puede una mujer darse cuenta que padece de depresión posparto?

Solo un proveedor de atención médica puede diagnosticar la depresión posparto en una mujer. Dado que los síntomas son amplios y pueden variar de una mujer a otra, el proveedor de atención médica puede ayudar a determinar si se deben a una depresión posparto o a algún otro factor. Una mujer que padece de estos síntomas debe consultar inmediatamente con un proveedor de atención médica.

> ¿En qué se diferencia la depresión posparto de la tristeza posparto ("baby blues")?

La tristeza posparto (o "baby blues") es un término que se utiliza para describir los sentimientos de preocupación, tristeza y fatiga que muchas mujeres experimentan después de tener un bebé. Los bebés requieren mucho cuidado, de modo que es normal que las madres se preocupen o se sientan cansadas de proporcionar ese cuidado. La tristeza posparto, que afecta hasta a un 80 por ciento de las madres, incluye sentimientos leves que duran una o dos semanas y desaparecen por sí solos.

En el caso de la depresión posparto, los sentimientos de tristeza y ansiedad pueden ser extremos e incluso pueden afectar la capacidad de una mujer de cuidarse a sí misma o a su familia. Debido a la gravedad de los síntomas, por lo general, se requiere tratamiento. La depresión posparto, que ocurre en casi el 15 por ciento de los partos, puede comenzar un poco antes o en cualquier momento después de que nazca el bebé, pero generalmente comienza entre una semana y un mes después del parto.

¿Son algunas mujeres más propensas a padecer de la depresión posparto?

Algunas mujeres están expuestas a un mayor riesgo de padecer de depresión posparto porque tienen uno o más de los siguientes factores de riesgo:

- Síntomas de depresión durante o después de un embarazo anterior
- Antecedentes de depresión o trastorno bipolar en otra etapa de su vida
- Un miembro de su familia que padeció depresión u otras enfermedades mentales
- Una situación estresante durante el embarazo o poco después de dar a luz, como la pérdida del empleo, la muerte de un ser querido, violencia doméstica o enfermedad
- Complicaciones médicas durante el parto, como el parto prematuro o que el bebé nazca con problemas médicos
- Sentimientos encontrados sobre el embarazo, así haya sido planificado o no
- Falta de apoyo emocional de su esposo, pareja, familia o amigos
- Problemas de abuso de alcohol o drogas.

La depresión posparto puede afectar a cualquier mujer, independientemente de su edad, raza, origen étnico o situación económica.

¿Cómo se trata la depresión posparto?

Existen tratamientos eficaces para la depresión posparto. Un proveedor de atención médica puede ayudar a elegir el mejor tratamiento, que puede incluir lo siguiente:

- Consejería/terapia de diálogo: Este tratamiento consiste en hablar de manera individual con un profesional de la salud mental (un consejero, terapeuta, psicólogo, psiquiatra o trabajador social). Los siguientes son dos tipos de consejería que han demostrado ser particularmente eficaces en el tratamiento de la depresión posparto:
  - la terapia cognitiva-conductual (TCC), que ayuda a las personas a reconocer y cambiar sus pensamientos y conductas negativas; y
  - la terapia interpersonal (TIP), que ayuda a las personas a comprender y lidiar con relaciones personales problemáticas.
- Medicamentos: Los medicamentos antidepresivos actúan sobre las sustancias químicas del cerebro que intervienen en la regulación del estado de ánimo. Muchos antidepresivos demoran unas semanas en ser más eficaces. Aunque estos medicamentos generalmente se consideran seguros para usar durante el amamantamiento, la mujer debería consultar con su proveedor de atención médica acerca de los riesgos y los beneficios que estos medicamentos implican tanto para sí misma como para su bebé.

Estos métodos de tratamiento se pueden usar solos o en combinación.

¿Qué puede suceder si no se trata la depresión posparto?

Sin tratamiento, la depresión posparto puede durar meses o años. Además de afectar la salud de la madre, puede interferir con su capacidad de relacionarse con y de cuidar de su bebé, y puede hacer que éste tenga problemas para dormir y alimentarse además de conducta a medida que crece.

Es probable que los familiares y los amigos sean los primeros en reconocer los síntomas de la depresión posparto en una mujer que acaba de dar a luz. Pueden alentarla a que hable con su proveedor de atención médica, ofrecerle apoyo emocional y ayudarla con las tareas diarias como cuidar del bebé y del hogar.

La adolescencia puede ser difícil. Hay cambios en el cuerpo y el cerebro que pueden afectar la forma en que uno aprende, piensa y se comporta. Y si se enfrentan situaciones difíciles o estresantes, es normal tener altos y bajos emocionales.

Pero si has estado demasiado triste durante mucho tiempo (algunas semanas o hasta meses) y no puedes concentrarte o hacer las cosas que generalmente disfrutas, es posible que quieras hablar con un adulto de confianza sobre la depresión.

DEPRESIÓN EN LA ADOLESCENCIA ES UNA EMERGENCIA NO ES UNA FASE NO ES PASAJERA PUEDE SER MORTAL

¿Qué es la depresión?

La depresión (trastorno depresivo grave) es una enfermedad que puede interferir con la capacidad para hacer las actividades diarias, como dormir, comer o manejar el trabajo escolar. La depresión es común, pero eso no significa que no sea grave. Es posible que se necesite un tratamiento para que la persona se sienta mejor. La depresión puede darse a cualquier edad, pero a menudo los síntomas comienzan en la adolescencia o a los 20 o los 30 años. Puede ocurrir junto con otros problemas mentales, el abuso de sustancias y otros problemas de salud.

¿Por qué no puedes simplemente "quitarte" la depresión?

Los amigos o familiares pueden tener buenas intenciones al decirle a alguien con depresión que "se le quite", o "se le pase", que "sea positivo" o "puede ser más feliz si se esfuerza más". Pero la depresión no es una señal de debilidad o un defecto de carácter. La mayoría de las personas con depresión necesitan tratamiento para mejorar.

¿Cuáles son los síntomas y señales de la depresión?

La tristeza es algo que todos sentimos. Es una reacción normal a una pérdida o un contratiempo (problema), pero generalmente pasa con el tiempo. La depresión es diferente.

Si crees que puedes estar deprimido, hazte estas preguntas:

- ¿Te sientes constantemente triste, ansioso o incluso "vacío", como si no sintieras nada?
- ¿Te sientes sin esperanza o como si todo está saliendo mal?
- ¿Sientes que no vales nada o te sientes indefenso? ¿Te sientes con culpa?

- ¿Te sientes irritable la mayor parte del tiempo?
- ¿Pasas más tiempo solo y te alejas de amigos y familiares?
- ¿Tus calificaciones están empeorando?
- ¿Has perdido interés o gusto en las actividades y pasatiempos que antes disfrutabas?
- ¿Has cambiado tus hábitos de la alimentación o de sueño (comiendo o durmiendo más de lo normal o menos de lo normal)?
- ¿Te sientes cansado todo el tiempo? ¿Como si tuvieras menos energía de lo normal o nada de energía?
- ¿Te sientes inquieto o tienes problemas para sentarte quieto?
- ¿Sientes que tienes problemas para concentrarte, recordar información o tomar decisiones?
- ¿Tienes dolores o molestias, dolores de cabeza, calambres o problemas estomacales sin una razón clara?
- ¿Alguna vez piensas en morir o en el suicidio? ¿Alguna vez has tratado de hacerte daño?

¿Qué debo hacer si estoy pensando en suicidarme o hacerme daño?

Si estás en crisis y necesitas ayuda, llama gratis a la Red Nacional de Prevención del Suicidio, disponible las 24 horas del día, todos los días de la semana.

No todas las personas con depresión tienen todos los síntomas. Algunas personas tienen solo algunos síntomas, mientras que otras personas tienen muchos. Los síntomas y su duración varían de persona a persona.

¿Cómo puedo obtener ayuda?

Si crees que puedes estar deprimido, no estás solo. La depresión es común, pero también se puede tratar. ¡Pide ayuda! Aquí hay algunos pasos que puedes tomar:

- Paso 1: Intenta hablar con un adulto de confianza, como un padre o tutor, maestro o un consejero escolar. Si no te sientes cómodo hablando con un adulto, intenta hablar con un amigo.

- Paso 2: Si eres menor de 18 años de edad, pídele a uno de tus padres o tutor que haga una cita con tu médico para una evaluación. Tu médico puede asegurarse de que no tengas una enfermedad física que pueda estar afectando tu salud mental. El médico también puede hablar contigo acerca de la posibilidad de ver a un profesional de la salud mental, como un psiquiatra, consejero, psicólogo o terapeuta. Estos profesionales pueden diagnosticar y tratar la depresión y otros trastornos mentales.

¿Cómo se trata la depresión?

La depresión generalmente se trata con psicoterapia, medicamentos o una combinación de ambos.

¿Qué es la psicoterapia?

La psicoterapia (a veces llamada "terapia de diálogo") es un término para las técnicas de tratamiento que pueden ayudarte a identificar y controlar emociones, pensamientos y comportamiento problemáticos. La psicoterapia puede llevarse a cabo en una reunión personal con un profesional de la salud mental con licencia. A veces también podrías ser parte de un grupo guiado por un profesional de la salud mental.

¿Cuáles son los medicamentos para tratar la depresión?

Si tu médico cree que necesitas medicamentos para tratar la depresión, es posible que te recete un antidepresivo.

Cuando estés tomando un antidepresivo, es importante seguir cuidadosamente las instrucciones del médico para tomar tu medicamento. El medicamento puede tomar hasta seis semanas para tener efecto y no debes dejar de tomarlo sin la ayuda de un médico. También debes evitar el uso de alcohol o drogas que no te hayan recetado para que los medicamentos puedan funcionar.

Cuando llegue el momento de dejar el medicamento, el médico te ayudará a disminuir la dosis poco a poco y de manera segura, para que tu cuerpo se pueda adaptar. Si dejas de tomar el medicamento demasiado pronto, tus síntomas de depresión pueden volver a aparecer. Otra razón para dejar de tomar medicamentos poco a poco es porque dejarlos de pronto puede causar síntomas de abstinencia como ansiedad e irritabilidad.

Los antidepresivos pueden tener efectos secundarios. Estos efectos secundarios generalmente son leves (posibles molestias del estómago o dolores de cabeza) y pueden desaparecer solos. Sin embargo, habla con tu médico sobre cualquier efecto secundario que tengas, ya que tu médico puede ajustar la dosis o cambiar el medicamento.

Aunque los antidepresivos pueden ser efectivos, pueden presentar riesgos graves para algunos, especialmente para niños y adolescentes. Cualquier persona que tome antidepresivos debe ser monitoreado de cerca, especialmente cuando comienzan a tomarlos. La ansiedad grave o nerviosismo al principio del tratamiento pueden causar angustia y es importante decirle al médico de inmediato.

Para muchas personas, los riesgos de no recibir tratamiento para la depresión superan los efectos secundarios de los medicamentos antidepresivos cuando se usan bajo la supervisión cuidadosa de un médico. La información sobre medicamentos cambia frecuentemente.

¿Qué otras cosas puedo hacer para ayudar a controlar la depresión?

Ten paciencia y recuerda que los tratamientos toman tiempo para tener efecto. Mientras tanto, puedes:

* Mantenerte activo y hacer ejercicio, incluso si es solo salir a caminar.
* Tratar de mantener un horario de sueño regular.
* Pasar tiempo con amigos y familiares.

- Dividir las tareas escolares o laborales en tareas más pequeñas y organizarlas en orden de lo que se debe hacer primero. Después, haz lo que puedas.

> ¿Qué puedo hacer si alguien que conozco podría tener depresión?

Si crees que un amigo podría tener depresión, primero ayúdale a hablar con un adulto de confianza que pueda poner a tu amigo en contacto con un profesional de la salud. También puedes:

- Ser comprensivo, paciente y darle ánimo, incluso si no entiendes completamente lo que está pasando.
- Invitar a tu amigo a actividades, eventos sociales o simplemente a pasar el rato.
- Recordarle a tu amigo que es importante obtener ayuda y que, con el tiempo y el tratamiento, se sentirá mejor.
- Nunca ignores los comentarios sobre la muerte y el suicidio, incluso si parecen ser una broma o comentarios exagerados. Hablar del suicidio no es solo para llamar la atención, sino que debe tomarse en serio. Habla lo antes posible con un adulto de confianza, como un padre, maestro o hermano mayor.

> ¿Qué debo hacer si alguien que conozco está considerando el suicidio?

A menudo, la familia y los amigos son los primeros en reconocer las señales de advertencia de suicidio y pueden dar el primer paso para ayudar a la persona a encontrar ayuda.

> Recuerda:

- Si alguien te dice que se va a matar, no dejes a esa persona sola.
- No le prometas a nadie que mantendrás en secreto sus pensamientos sobre el suicidio. Asegúrate de decírselo a un amigo o familiar de confianza, o a un adulto con quien te sientas cómodo.

- Obtén ayuda lo antes posible. Llama al 911 para servicios de emergencia y/o lleva a la persona a la sala de emergencias del hospital más cercano.

DEPRESIÓN MAYOR EN EL ADULTO MAYOR

¿Conoce las señales?

En algunas personas mayores, la depresión puede pasar sin diagnosticarse o puede diagnosticarse erróneamente porque la tristeza no es su síntoma principal. Tal vez tengan otros síntomas de depresión menos obvios o no quieran hablar de sus sentimientos. Es importante saber cuáles son las señales y buscar ayuda si la posibilidad de tener depresión le preocupa.

La depresión tiene muchos síntomas, incluso físicos. Si usted tiene varios de los síntomas y le han durado al menos dos semanas, es posible que tenga depresión.

- Estado de animo constantemente triste o ansioso
- Sentirse "vacío" gran parte del tiempo
- Pérdida de interés o de placer en los pasatiempos y las actividades
- Pesimismo o falta de esperanza
- Sentimentos de culpa, falta de autoestima e impotencia
- Fatiga o tener menos energía, sentir que se mueve o habla más lentamente
- Dificultad para concentrarse, recordar detalles o tomar decisiones
- Problemas para dormir, incluyendo despertarse muy temprano o dormir demasiado
- Cambios en el apetito o el peso, sin proponérselos
- Pensamientos sobre la muerte o el suicidio o intentos de suicidio
- Sentirse inquieto o irritable

- Dolores y molestias físicas, como dolor de cabeza, calambres o trastornos digestivos sin ninguna causa física aparente y que no se alivian ni siquiera con tratamiento

¿Es aflicción o depresión?

La aflicción o la gran pena que se siente después de la pérdida de un ser querido es una reacción normal a esa pérdida y, en general, no exige tratamiento de salud mental. Sin embargo, la aflicción que dura mucho tiempo después de la pérdida o que es excepcionalmente grave puede exigir tratamiento.

Factores de riesgo

Aunque la mayoría de los casos de depresión se diagnostican en adultos jóvenes, la depresión puede ocurrir a cualquier edad. Ciertas personas tienen un mayor riesgo de tener depresión. Si usted es una persona mayor, puede tener un mayor riesgo si:

- Es mujer
- Tiene una enfermedad crónica, como cáncer, diabetes o enfermedades del corazón
- Tiene una discapacidad
- Duerme mal
- Se siente solo o está socialmente aislado

También puede tener un mayor riesgo si:

- Tiene antecedentes personales o familiares de depresión
- Toma ciertos medicamentos
- Sufre de una enfermedad cerebral
- Usa indebidamente las bebidas alcohólicas o las drogas
- Ha tenido acontecimientos estresantes en la vida, como la pérdida de un cónyuge, un divorcio o enfrenta el cuidado de alguien con una enfermedad crónica

¿Cómo consigo ayuda?

Si cree que usted o un ser querido puede tener depresión, es importante buscar tratamiento. Una persona con depresión no puede simplemente "salir" de la depresión. Es una enfermedad real que afecta la calidad de vida. La depresión también puede llevar al suicidio, particularmente si no se trata, y es más probable tener una enfermedad física cuando se tiene depresión.

La buena noticia es que, en la mayoría de los casos, la depresión en las personas mayores es tratable. El tratamiento apropiado puede ayudar a mejorar la salud en general y la calidad de vida. Con el tratamiento apropiado, se puede comenzar a ver mejoras tan pronto como dos semanas después de iniciarlo. Algunos síntomas pueden comenzar a mejorar al cabo de una o dos semanas, pero es posible que pasen varias semanas antes de sentir el efecto total.

Hable con su médico

Si cree que tiene depresión, el primer paso es hablar con su médico o proveedor de atención médica. Su médico examinará su historia clínica y le hará un examen físico para descartar otros problemas médicos que pueden causar síntomas de depresión o contribuir a ellos. También puede hacerle una serie de preguntas acerca de cómo se siente. Es importante que sea franco y sincero con respecto a sus síntomas, aunque se sienta avergonzado o sea tímido.

Si se pueden descartar otros factores, el médico puede referirlo a un profesional de la salud mental, como un psicólogo, un consejero, un trabajador social o un psiquiatra. Algunos de estos profesionales tienen formación especial para tratar la depresión y otros problemas emocionales en las personas mayores.

¿Cuáles son mis opciones de tratamiento?

Las principales opciones de tratamiento de la depresión incluyen medicamentos y psicoterapia. Es importante recordar que, debido a que los médicos y los terapeutas preparan un plan de tratamiento personalizado para cada paciente, a veces es necesario intentar diferentes tratamientos o combinaciones de ellos hasta encontrar uno que surta efecto para usted.

Medicamentos

Los antidepresivos son medicamentos que pueden dar buenos resultados para el tratamiento de la depresión. Aunque algunos síntomas pueden comenzar a mejorar al cabo de un par de semanas, es posible que estos productos tarden varias semanas para que obren totalmente. Como sucede con la mayoría de los medicamentos, muchas personas tienen algunos efectos secundarios que, en la mayoría de los casos, se pueden tratar o reducir al mínimo. Los efectos secundarios más comunes de los antidepresivos incluyen:

* Náuseas y vómitos
* Aumento de peso
* Diarrea
* Somnolencia
* Problemas sexuales

Los antidepresivos pueden causar otros efectos secundarios que no se incluyen en esta lista. La mayoría de esos efectos disminuyen con el tiempo. Si toma antidepresivos, hable con su médico sobre cualquier efecto secundario que tenga, sobre todo si es nuevo, si empeora con el tiempo o si le preocupa. A menudo, reducir temporalmente la dosis o cambiar de medicamento ayuda cuando los efectos secundarios son problemáticos. Si tiene pensamientos de suicidio o experimenta cambios en el estado de ánimo o el comportamiento, llame a su médico inmediatamente.

Las personas mayores de 65 años deben tener cuidado al tomar medicamentos, sobre todo cuando son para tratar diferentes problemas. Las personas mayores tienen un mayor riesgo de experimentar interacciones indeseables entre los medicamentos, omitir una dosis o tomar un exceso de la dosis. Asegúrese de informar a todo médico que consulte sobre todos los medicamentos que le han recetado. También es una buena idea comprar todos los medicamentos en la misma farmacia. Los farmacéuticos son una excelente fuente de información sobre medicamentos y les alertarán a usted y a sus médicos si les preocupa una posible interacción entre los medicamentos. Esto puede ocurrir en forma inadvertida cuando un médico no está familiarizado con un medicamento que le ha recetado otro proveedor de atención médica para tratar una afección diferente.

Las personas mayores también suelen ser más sensibles a los medicamentos. Por lo tanto, se pueden necesitar dosis más bajas o menos frecuentes. Antes de comenzar a tomar un medicamento, las personas mayores y sus familiares deben hablar con el médico sobre la posibilidad de que el medicamento afecte el grado de alerta, la memoria o la coordinación. También deben preguntar qué pueden hacer para ayudar a asegurarse de que los productos recetados no aumenten el riesgo de caídas. Si tiene dificultad para recordar que debe tomar varias dosis de medicamentos durante el día, es posible que su médico le recete un antidepresivo que requiera una sola dosis diaria. De cualquier manera, es necesario tomarlos todos los días y no solamente "cuando los necesite".

Si toma antidepresivos, es importante no dejar de tomarlos sin la ayuda de un médico.

Aun después de que vuelva a sentirse bien, es importante seguir tomando los antidepresivos por varios meses para evitar la reaparición de los síntomas de depresión. Cuando sea tiempo de suspenderlos, el médico le ayudará a reducir la dosis de una manera gradual y segura. Es importante darle tiempo al cuerpo para que se adapte al cambio. Las personas no se vuelven adictas (no "se envician") con estos medicamentos, pero la suspensión repentina puede causar síntomas del síndrome de abstinencia.

Psicoterapia

La psicoterapia (o "terapia de diálogo") también puede ser un tratamiento eficaz para la depresión. Ayuda al enseñar nuevas formas de pensar y de comportarse y al cambiar los hábitos que pueden contribuir a la depresión. La psicoterapia puede ayudarle a entender y a resolver las relaciones o situaciones difíciles que pueden causar o empeorar la depresión. La investigación muestra que la terapia cognitivo-conductual, que incluye la llamada terapia de resolución de problemas, puede ser un tipo de psicoterapia particularmente útil para tratar a las personas mayores y mejorar su calidad de vida.

Las investigaciones también sugieren que la psicoterapia puede ser un tratamiento de primera instancia tan eficaz como los antidepresivos para tratar la depresión en las personas mayores. Algunas personas mayores prefieren recibir orientación psicológica o psicoterapia para la depresión en lugar de añadir más medicamentos a los que ya toman para tratar otras afecciones. Sin embargo, si su depresión es grave o si se enfrenta a otras enfermedades graves, la medicación o una combinación de medicamentos con psicoterapia puede ser un método más eficaz.

Tratamientos complementarios

Algunos ejemplos de tratamientos complementarios para la depresión incluyen yoga, ejercicios y ciertos suplementos alimentarios. Estos tratamientos pueden ofrecer algunos beneficios a las personas con depresión. Sin embargo, no deben reemplazar una conversación con un profesional de atención médica y usted no debe de suspender el plan de tratamiento determinado junto con ese médico. Infórmele a su profesional de atención médica sobre cualquier método complementario que use o que se proponga usar. Esto ayudará a velar por su seguridad. La actividad física es una parte útil de cualquier plan de tratamiento de la depresión y puede ser más fácil agregarla a medida que la persona empieza a sentirse mejor cuando el medicamento antidepresivo y la psicoterapia comienzan a surtir efecto.

Terapia electroconvulsiva

La terapia electroconvulsiva a veces se usa para la depresión grave cuando es muy difícil de tratar y no responde a los medicamentos ni a la psicoterapia. La terapia electroconvulsiva es un tipo de tratamiento de estimulación cerebral, una clase de tratamientos que implica la activación del cerebro directamente con electricidad, imanes o implantes. Algunos de estos tratamientos todavía están en fase experimental. Si su depresión persiste a pesar de haber realizado ensayos adecuados de los medicamentos, o si es tan grave que no puede comer o si usted tiene ideas fijas y falsas ("delirio") sobre su enfermedad, su médico puede recomendar la terapia electroconvulsiva como la mejor opción. Aunque se ha usado por casi 80 años, la terapia electroconvulsiva sigue siendo el tratamiento más fuerte y de acción más rápida para la depresión grave.

A pesar de los antecedentes de eficacia y seguridad de la terapia electroconvulsiva para tratar a las personas mayores, todavía persisten muchos conceptos erróneos al respecto entre los pacientes y los profesionales de atención médica. La terapia electroconvulsiva puede ser una alternativa segura y sumamente eficaz para la depresión grave resistente al tratamiento, así como para varios otros trastornos de salud mental. Puede causar efectos secundarios, como confusión y pérdida de la memoria que, por lo general, duran poco, pero que a veces pueden persistir.

Más allá del tratamiento: Cosas que puede hacer

A medida que continúa el tratamiento, es posible que poco a poco empiece a sentirse mejor. Recuerde que, si toma medicamentos, estos pueden tardar varias semanas hasta que comiencen a obrar. Si el primer medicamento no surte efecto, esté dispuesto a intentar otro. Es posible que necesite probar diferentes medicamentos antes de encontrar uno que le surta efecto. Si un antidepresivo es solo parcialmente eficaz, a veces conviene agregar un segundo medicamento de un tipo diferente.

Trate de hacer cosas que solía disfrutar antes de entrar en la depresión. Hay varios estudios que han demostrado que hacer esas cosas, aun cuando no espere disfrutar de ellas, puede ayudarle a levantar el ánimo. No se exija demasiado. Otras cosas que pueden ayudar incluyen:

- Divida las tareas grandes en tareas más pequeñas y haga lo que pueda cuando pueda. No trate de hacer demasiado a la vez.
- Pase tiempo con otras personas y hable con un amigo o familiar sobre sus sentimientos.
- Cumpla su plan de tratamiento. Tomará tiempo hasta que surta efecto.
- Discuta las decisiones con otras personas que lo conozcan bien. No tome decisiones importantes hasta que se sienta mejor.

Si tiene pensamientos suicidas

Las personas mayores con depresión tienen riesgo de suicidarse. Si piensa hacerse daño o en suicidarse, hable con alguien que pueda ayudarle inmediatamente.

- Llame al médico.
- Llame al 911 para servicios de urgencia.
- Vaya a la sala de emergencias del hospital más cercano.

¿Cómo ayudo a alguien con depresión?

Si conoce a alguien con depresión, lo primero que debe hacer es ayudarle a consultar con un médico o un profesional de la salud mental. Hay varias cosas que usted puede hacer para ayudar a una persona mayor con depresión. Por ejemplo, puede:

- Ofrecerle apoyo, demostrarle comprensión, tenerle paciencia y darle ánimo.
- Ayudarle a recordarse de sus citas y organizarle su "cajita de píldoras" semanales si es posible, ya que a veces las personas mayores con depresión no pueden pensar con claridad.
- Tratar de asegurarse de que tenga cómo acudir a las consultas médicas.

- Hablarle y escucharle con atención.
- No pasar por alto los comentarios sobre el suicidio e informar al terapeuta o al médico de su ser querido sobre estos comentarios.
- Invitarle a caminar o a pasear o hacerle participar en actividades en espacios interiores con usted.
- Quiero recordarle que, con el tiempo y el tratamiento, la depresión desaparecerá.

TRASTORNOS BIPOLARES

Estas alteraciones tienen dos subtipos: Trastorno Bipolar (TB) I y II, dependiendo de la severidad de los síntomas de manía, cuando estos no son muy intensos se llaman hipomanía y será TB-II, Tienen una prevalencia del 0.5 al 4 %, sin embargo en algunos lugares llega a ser del 9 % y corre en familias.

1. Hay un retraso entre el inicio de la enfermedad y su diagnóstico de 10 años
2. Este tipo de pacientes el 17 % con TB-I y 24 % TB-II intentan suicidios. Esto significa el doble de los enfermos con depresión mayor únicamente, también llamados unipolares.
3. El inicio es en edades mas tempranas que en el caso de la depresión mayor, y se inicia con cuadro de hipomanía o manía.

PRESENTACIÓN CLINICA

1. Es muy difícil incluso para psiquiatras experimentados saber cuando es una depresión mayor bipolar o unipolar. Una forma de saberlo es por la historia natural. Las depresiones mayores de enfermos bipolares suelen durar menos tiempo de 3 a 4 semanas, y suelen pasar a cuadros de hipomanía o manía.
2. A lo largo de la vida una persona con TB-II ha tenido mas de 20 cuadros, y un TB-I cuatro a cinco-

3. Los síntomas de depresión mayor son leves o no llenan todos los criterios de esta entidad y hay familiares de primer grado con alteraciones bipolar: TB-I y TB-II
4. Es frecuente que mientras tengan depresión se presenten cuadro de hipomanía atípicos; distracción, aumento de la velocidad de los pensamientos, agitación psicomotriz.

SINTOMAS DE DEPRESION EN TB

SINTOMAS DE DEPRESION MAYOT BIPOLAR: Estado de ánimo bajo, pérdida de interés por cosas que antes le divertían, fatiga, retardo, problemas de concentración, pensamientos de muerte o suicidas, culpa exagerada, problemas de sueño, de apetito, de deseo sexual. Pueden requerir hospitalización por las mismas razones que las depresiones unipolares: intentos suicidas, negarse a comer o beber líquidos, negligencia personal.

SINTOMAS DE MANÍA

Irritabilidad, estado de ánimo elevado (euforia), pensamientos veloces, distraible, mucha energía, se distrae fácilmente, problemas impulsivos, auto estima elevada, no miden riesgos y tienen conducta impulsiva. Poca necesidad de episodios de sueño (duermen tres horas), pueden tener baja de apetito o aumento, pero sin subir de peso. En fases psicóticas escuchan voces que les dicen que tienen misiones especiales o que son seleccionados para algo sobresaliente, ideas delirantes de grandeza o mesiánicas. Requieren hospitalización

SINTOMAS DE HIPOMANIA

Son parecidos a los anteriores, menos intensos, de menos duración, hacen crítica a lo que les sucede, saben que es su enfermedad, sobre todo cuando han tenido eventos previos.

CICLOMITIMIA

Este es un problema del estado del ánimo en donde las personas oscilan entre cuadros de hipomanía y depresión mayor de baja sintomatología y por periodos de tiempo corto, con un gran deterioro social y laboral.

PROBLEMAS DE FUNCIONAMIENTO

1, Desempleo, pérdida de relaciones de pareja, y de una sólida financiación.

2. Problemas médicos crónicos, uso de sustancias, alcoholismo, uso de drogas.

3. Problemas legales por su impulsividad y su sensación de grandiosidad.

TRABAJO DEL EQUIPO

Paciente: Proporcionar la información al equipo clínico, nombres de familiares amigos, dirección, sitio de trabajo, rutas de localización.

Médico de Primer Contacto: Diagnóstico diferencial de síntomas de depresión bipolar por historia familiar, numero de episodios, episodios previos de manía o hipomanía.

Médico de Primer Contacto: Diagnostico diferencial, incluir a la familia, amigos del paciente. En fase de hipomanía y manía meta principal. CREAR CONCIENCIA DE ENFERMEDAD, estos pacientes psiquiátricos no se sienten enfermos y este es el principal problema. Exámenes de laboratorio y gabinete para evaluar función tiroidea, suprarrenal, alteraciones metabólicas como diabetes mellitus. Consultar con Psiquiatra estrategia terapéutica.

Psicólogo: evaluar adherencia a tratamiento, terapia de grupo con pacientes bipolares, crear conciencia de enfermedad con grupos de apoyo y familiares

Psiquiatra: Evaluar la prescripción de estabilizador de estado de ánimo: Litio, acido valproico, carbamacepina, etc. En caso de estar muy agitado, insomne o psicótico. Iniciar con antipiscótico del tipo de olanzapina.

Diagnósticos diferencias mas frecuentes en TB

+1. Endócrinas: Enfermada de Cushing e hipertiroidismo

+2. Inmunológicas: Inmunológicas Lupus eritematoso

+3. Metabólicas: Hipercalemia

+ 4. Neurológicas: Esclerosis múltiple, tumores cerebrales, crisis epilépticas no convulsivas.

+ 5. Uso de sustancias: por supresión: Alcohol y benzodiacepinas; por intoxicación: anfetaminas, cocaína y fenciclidina.

+ 6. Prescritas: Esteroides y estimulantes del SNC.

QUEJAS MAS FRECUENTES DEL FAMILIAR DE PACIENTE BIPOLAR
1. DESPERTARES EN LA MADRUGADA PONER MUSICA A TODO VOLUMEN
2. COMPRAS INECESARIAS A TARJETAS DE CRÉDITO
3. VELOCIDAD EN SU LENGUAJE – NO SE LE ENTIENDE
4. IRRITABILIDAD SUBITA Y VIOLENCIA
5. CONDUCTAS SEXUALES INAPROPIADAS FUERA DE LUGAR
6. VESTIMENTAS INAPROPIADAS
7. SE EXTRAVIAN O SE FUGAN DE CASA
8. ALTERCADOS CON VECINOS
9. NO RESPETAN LIMITES NI PROPIEDADES
10. SUELEN SER DESHINIBIDOS Y POR MOMENTOS GRACIOSOS

GRUPO TERAPÉUTICO

En este trastorno las diferentes fases requieren cambiar el tratamiento

	Médico primer contacto	Psicólogo primer contacto
Biológico	Tratamiento basado en evidencias médicas	Tratamiento basado en evidencias médicas
	Estabilizadores del estado de ánimo	Adherencia terapéutica Crear conciencia de enfermedad
	Según fase del paciente pueden usar otros medicamentos	Documentar a los familiares y a los pacientes con información de la enfermedad y el reconocimiento de sus síntomas
	Litio, divalproato y algunos antipsicóticos	Crear una línea de apoyo con conocimiento del paciente dentro de la familia.
Psicosocial	Validar los avances y relacionarlos al tratamiento médico. Reforzar que el problema es una enfermedad mental que se sale del control de los individuos o del libre albedrío.	En etapas mas avanzadas reforzar la terapia de grupo para el paciente y la familia en grupos de autoayuda. En caso de no existir la trabajadora social psiquiátrica puede ayudar a crear unos.

Este puede ser una opción para pacientes en quienes no se puede controla la ingesta de medicamentos, con ideación suicida o con psicosis.

1. Las evidencias muestran que cuando se combina medicamentos con psicoterapia y grupos de apoyo, se logra una remisión mas rápida y sobre todo se desarrolla una conciencia de enfermedad.
2. La asistencia y regulación de sus actividades puede reduje las ocurrencias de impulsividad y episodios de agresividad
3. La regulación de la higiene de sueño mediante diarios de higiene de sueño llevados por el paciente o los familiares, dan una idea.

Tratamiento del Psiquiatra con apoyo del medico tratante

Manía aguda: Carbonato de litio o divalproex; Carbamacepina y antispsicoticos atípicos.

Depresión mayor bipolar: Olanzapina – Fluoxetina; Carbonato de litio; Quetiapina.

Todos estos medicamentos requieren de monitorización por los laboratorios de niveles plasmáticos

TRASTONO BIPOLAR EXPLICADO DE MANERA SENCILLA

¿Usted tiene cambios bruscos en su estado de ánimo?

¿Algunos días se siente muy feliz y con mucha energía y otros muy triste y deprimido? Estos estados de ánimo, ¿le duran una semana o más? ¿Le es difícil dormir, concentrarse o ir a trabajar debido a estos cambios en el estado de ánimo?

Algunas personas con estos síntomas tienen el trastorno bipolar, una enfermedad mental grave. Este folleto le dará más información sobre este trastorno.

¿Qué es el trastorno bipolar?

El trastorno bipolar es una enfermedad grave del cerebro. También se conoce como enfermedad maníaco-depresiva o depresión maníaca. Las personas con trastorno bipolar tienen cambios inusuales en el estado de ánimo. A veces se sienten muy felices y "animados" y son mucho más enérgicos y activos de lo habitual. Esto se llama un episodio maníaco. Otras veces, las personas con trastorno bipolar se sienten muy tristes y "deprimidos", tienen poca energía y son mucho menos activos de lo normal. Esto se conoce como depresión o un episodio depresivo.

Los "altibajos" del trastorno bipolar no son iguales que los altibajos normales que todos tenemos. Los cambios en el estado de ánimo son más extremos y vienen acompañados de cambios en el sueño, el nivel de energía y la capacidad de pensar con claridad. Los síntomas bipolares son tan fuertes que pueden perjudicar las relaciones y dificultar asistir a la escuela o universidad o mantener un trabajo. Esta enfermedad también puede ser peligrosa. Algunas personas con trastorno bipolar intentan hacerse daño o suicidarse.

Las personas con trastorno bipolar pueden recibir tratamiento. Con ayuda, pueden mejorar y llevar una vida exitosa.

¿A quién le da el trastorno bipolar?

El trastorno bipolar se puede presentar en cualquier persona. Con frecuencia, los síntomas comienzan a presentarse en la adolescencia tardía o la adultez temprana, pero pueden presentarse en los niños y en los adultos mayores también. Por lo general, la enfermedad dura toda la vida.

¿Por qué a algunas personas les da el trastorno bipolar?

Los médicos no saben cuál es la causa del trastorno bipolar, pero hay varias cosas que pueden contribuir a la enfermedad. Los genes familiares pueden ser un factor, ya que el trastorno bipolar se puede dar en familias. Sin embargo, es importante saber que sólo porque alguien en su familia tiene el trastorno bipolar, no significa que otros miembros de la familia también lo tendrán.

Otro factor que puede conducir al trastorno bipolar es la estructura del cerebro o la función cerebral de la persona con el trastorno. Los científicos están estudiando la enfermedad y así descubriendo más sobre ella. Esta investigación puede ayudar a los médicos a tratar mejor a los pacientes. Además, puede ayudar a los médicos a predecir si el trastorno bipolar se puede presentar en una persona. Es posible que algún día los médicos puedan llegar a prevenir la enfermedad en ciertas personas.

¿Cuáles son los síntomas del trastorno bipolar?

Los "episodios anímicos" del trastorno bipolar incluyen cambios inusuales en el estado de ánimo conjuntamente con cambios inusuales en los hábitos de dormir, niveles de actividad, pensamientos o comportamiento. Las personas con trastorno bipolar pueden tener episodios maníacos, episodios depresivos o episodios "mixtos". Un episodio mixto incluye síntomas maníacos y síntomas depresivos. Los síntomas de un episodio anímico duran una o dos semanas y, a veces, hasta más. Cuando una persona está pasando por uno de estos episodios, los síntomas se le presentan todos los días y duran la mayor parte del día.

Los episodios anímicos son intensos. Los sentimientos son fuertes y suceden junto con cambios extremos en el comportamiento y en los niveles de energía.

Las personas que están teniendo un episodio maníaco pueden:

- Sentirse muy "animadas" o felices
- Sentirse "nerviosas" o "aceleradas"
- Tener problemas para dormir
- Ser más activas que de costumbre
- Hablar muy rápido sobre muchas cosas diferentes
- Estar agitadas, irritables o muy sensibles
- Sentir que sus pensamientos van muy rápido
- Pensar que pueden hacer muchas cosas a la vez
- Hacer cosas arriesgadas, como gastar mucho dinero o tener sexo de manera imprudente

Las personas que están teniendo un episodio depresivo pueden:

- Sentirse muy "decaídas" o tristes
- Dormir demasiado o muy poco
- Sentirse cómo que no pueden disfrutar de nada
- Sentirse preocupadas o vacías
- Tener problemas para concentrarse
- Olvidarse mucho las cosas
- Comer demasiado o muy poco
- Sentirse cansadas o sin energía
- Tener dificultad para dormirse
- Pensar en la muerte o el suicidio

¿Puede tener otros problemas una persona que tiene el trastorno bipolar?

Sí. A veces las personas que padecen de episodios anímicos muy intensos pueden tener síntomas psicóticos. La psicosis afecta los pensamientos y las emociones, así como la capacidad de una persona para distinguir lo que es real de lo que no lo es. Las personas con manía y síntomas psicóticos pueden creer que son ricos y famosos o que tienen poderes especiales. Las personas con depresión y síntomas psicóticos pueden creer que han cometido un crimen, que han perdido todo su dinero o que sus vidas están arruinadas por alguna otra razón.

A veces los episodios anímicos van acompañados de problemas de comportamiento. La persona puede beber demasiado o consumir drogas. Algunas personas corren muchos riesgos como, por ejemplo, gastan demasiado dinero o tienen sexo de manera imprudente. Estos problemas pueden dañar su vida y perjudicar sus relaciones. Algunas personas que tienen el trastorno bipolar tienen problemas manteniendo su empleo o desempeñándose bien en sus estudios.

¿Es fácil diagnosticar el trastorno bipolar?

No. Algunas personas tienen el trastorno bipolar durante años antes de que se diagnostique la enfermedad. Esto ocurre porque los síntomas bipolares pueden parecerse a otros problemas diferentes. Los familiares y amigos pueden notar los síntomas, pero no darse cuenta que son parte de un problema mayor. El médico puede creer que la persona tiene una enfermedad distinta como, por ejemplo, esquizofrenia o depresión.

Además, las personas que tienen el trastorno bipolar a menudo también tienen otros problemas de salud. Esto puede dificultar el diagnóstico de trastorno bipolar. Algunos ejemplos de estos otros problemas incluyen el abuso de sustancias, los trastornos de ansiedad, la enfermedad de la tiroides, las enfermedades cardíacas y la obesidad.

¿Cómo se trata el trastorno bipolar?

Por ahora, no hay cura para el trastorno bipolar, pero el tratamiento puede ayudar a controlar los síntomas. La mayoría de las personas pueden obtener ayuda para controlar los cambios en el estado de ánimo y los problemas de comportamiento. El tratamiento funciona mejor cuando es constante y no se lo interrumpe. Las opciones de tratamiento incluyen:

1. Medicamentos. Hay diversos tipos de medicamentos que pueden dar buenos resultados. Las personas responden de diferentes maneras a los medicamentos, por lo que el tipo correcto del medicamento depende de cada persona. A veces es necesario probar más de un tipo de medicamento para ver cuál da el mejor resultado.

   Los medicamentos pueden tener efectos secundarios. Siempre se debe informar al médico sobre cualquiera de estos problemas. Tampoco se debe dejar de tomar el medicamento sin antes consultar a un médico. Puede ser peligroso suspender repentinamente un medicamento y los síntomas bipolares pueden empeorar.

2. Terapia. Hay diferentes tipos de psicoterapia o terapia de "diálogo" que pueden ayudar a las personas con trastorno bipolar. La terapia puede ayudarles a cambiar su comportamiento y manejar su vida. También puede ayudar a los pacientes a llevarse mejor con la familia y los amigos. A veces, la terapia incluye a los miembros de la familia.

3. Otros tratamientos. Algunas personas no mejoran con los medicamentos y la psicoterapia. Estas personas pueden tratar la terapia electroconvulsiva. Esto a veces se conoce como terapia de "choque". La terapia electroconvulsiva proporciona una corriente eléctrica rápida que a veces puede corregir algunos problemas en el cerebro.

   Algunas personas toman suplementos naturales o a base de hierbas, como la hierba de San Juan (St. John's Wort en inglés) o los ácidos grasos omega-3. Consúltele a su médico antes de tomar cualquier suplemento. Los científicos no están seguros cómo estos productos afectan a las personas que tienen el trastorno bipolar. Es posible que algunas personas también necesiten medicamentos para dormir durante el tratamiento.

HISTORIA PERSONAL

Santiago tiene el trastorno bipolar.

Esta es su historia.

Hace cuatro meses, Santiago descubrió que tenía el trastorno bipolar. Sabía que era una enfermedad grave, pero se sintió aliviado cuando supo el diagnóstico. Sintió alivio porque por años tuvo síntomas, pero nadie sabía qué tenía. Ahora está recibiendo tratamiento y se siente mejor.

A menudo, Santiago se sentía muy triste. De niño, faltaba a la escuela o se quedaba en la cama cuando estaba decaído. En otras ocasiones, se sentía muy feliz. Hablaba rápidamente y sintió como que podía hacer cualquier cosa. Santiago vivió así durante mucho tiempo, pero las cosas cambiaron el año pasado. Su trabajo se puso muy estresante. Se sentía como si estuviera teniendo más "altibajos" que antes. Su esposa y sus amigos querían saber qué le estaba pasando. Les dijo que lo dejaran solo y que todo estaba bien.

Unas pocas semanas más tarde, Santiago no pudo levantarse de la cama. Se sentía muy mal y el malestar le duró varios días. Entonces, su esposa lo llevó al médico de la familia, quien lo envió a ver a un psiquiatra. Santiago habló con el psiquiatra sobre cómo se sentía. Pronto Santiago pudo darse cuenta que sus altibajos eran graves. Le diagnosticaron trastorno bipolar y comenzó el tratamiento.

Ahora, Santiago toma medicamentos y va a sesiones de psicoterapia. El tratamiento fue difícil al principio, y la recuperación tomó algún tiempo, pero ahora está de vuelta en el trabajo. Sus cambios en el estado de ánimo son más fáciles de manejar y nuevamente se está divirtiendo con su esposa y amigos.

¿Qué puedo hacer para ayudarme a mí mismo?

Usted se puede ayudar obteniendo tratamiento y no interrumpiéndolo. La recuperación no es fácil y lleva tiempo, pero el tratamiento es la mejor manera de empezar a sentirse bien. Aquí le damos algunos consejos:

- Hable con su médico sobre su tratamiento.
- Continúe tomando su medicación.
- Mantenga una rutina para comer y dormir.
- Asegúrese de dormir lo suficiente.
- Aprenda a reconocer cuando está teniendo un cambio en el estado de ánimo
- Pídale a un amigo o familiar que le ayude a seguir con su tratamiento.
- Téngase paciencia. La recuperación lleva tiempo.

¿Cómo puedo ayudar a alguien que conozco que tiene el trastorno bipolar?

Lo primero que puede hacer es ayudar a su amigo o familiar a consultar a un médico y obtener un diagnóstico y tratamiento adecuado. Es posible que usted tenga que hacer la cita y acompañarle al médico. A continuación, le indicamos algunas cosas que puede hacer para ayudar:

- Tenga paciencia
- Anime a su amigo o familiar a que hable y escúchelo detenidamente
- Sea comprensivo con respecto a sus episodios anímicos
- Ayúdelo a que se divierta
- Recuérdele que el tratamiento correcto le puede ayudar a mejorar.

Conozco a alguien que está en crisis. ¿Qué debo hacer? ¿Cómo afecta el trastorno bipolar a los amigos y los familiares?

Cuando un amigo o familiar tiene trastorno bipolar, también le afecta a usted. Cuidar de alguien que tiene el trastorno bipolar puede ser estresante. Tiene que enfrentar los cambios en el estado de ánimo y posiblemente otros problemas, como el alcoholismo. A veces el estrés puede afectar sus relaciones con otras personas. Los cuidadores pueden faltar al trabajo o perder su tiempo libre.

Si cuida de alguien que tiene el trastorno bipolar, cuídese usted también. Encuentre con quien hablar sobre lo que siente. Consúltele a su médico sobre grupos de apoyo para las personas que, como usted, cuidan de otros. Si mantiene su nivel de estrés bajo, podrá desempeñarse mejor. Esto podría ayudar a que su ser querido siga su tratamiento.

EL TRASTORNO BIPOLAR EN LOS NIÑOS Y LOS ADOLESCENTES

¿Su hijo tiene cambios bruscos en el estado de ánimo? ¿Tiene cambios extremos en su comportamiento? ¿Se pone mucho más agitado y es mucho más activo que otros niños de su edad? ¿Otras personas le han dicho que su hijo es demasiado inquieto o a menudo está de mal humor? ¿Se da cuenta que su hijo tiene altibajos mucho más a menudo que otros niños? ¿Estos cambios en el estado de ánimo afectan cómo actúa su hijo en la escuela o el hogar?

Algunos niños y adolescentes que tienen estos síntomas pueden tener el trastorno bipolar, una enfermedad mental grave. Este folleto le dará más información sobre este trastorno.

¿Qué es el trastorno bipolar?

El trastorno bipolar es una enfermedad grave del cerebro. También se conoce como enfermedad maníaco-depresiva o depresión maníaca. Los niños con trastorno bipolar tienen cambios inusuales en el estado de ánimo. A veces se sienten muy felices y "animados" y son mucho más enérgicos y activos de lo habitual o en comparación con otros niños de su edad. Esto se llama un episodio maníaco. Otras veces los niños con trastorno bipolar se sienten muy tristes y "decaídos" y son mucho menos activos de lo normal. Esto se conoce como depresión o un episodio depresivo.

Los "altibajos" del trastorno bipolar no son iguales que los altibajos normales que todo niño tiene. Los síntomas bipolares son más fuertes que eso. Los cambios en el estado de ánimo son más extremos y vienen acompañados de cambios en el sueño, el nivel de energía y la capacidad de pensar con claridad. Los síntomas bipolares son tan fuertes que pueden dificultar el buen rendimiento del niño en la escuela o que se lleve bien con los amigos y los familiares. Esta enfermedad también puede ser peligrosa. Algunos jóvenes con trastorno bipolar intentan hacerse daño o suicidarse.

Los niños y los adolescentes con trastorno bipolar deben recibir tratamiento. Con ayuda, pueden manejar sus síntomas y llevar una vida exitosa.

¿A quién le da el trastorno bipolar?

El trastorno bipolar se puede presentar en cualquier persona, incluso en los niños y los adolescentes. Sin embargo, la mayoría de las personas con trastorno bipolar comienzan a presentar los síntomas en la adolescencia tardía o la adultez temprana. Por lo general, la enfermedad dura toda la vida.

¿Por qué a algunas personas les da el trastorno bipolar?

Los médicos no saben cuál es la causa del trastorno bipolar, pero hay varias cosas que pueden contribuir a la enfermedad. Los genes familiares pueden ser un factor, ya que el trastorno bipolar se puede dar en familias. Sin embargo, es importante saber que sólo porque alguien en su familia tiene el trastorno bipolar, no significa que otros miembros de la familia también lo tendrán.

Otro factor que puede conducir al trastorno bipolar es la estructura del cerebro o la función cerebral de la persona con el trastorno. Los científicos están estudiando la enfermedad y así descubriendo más sobre ella. Esta investigación puede ayudar a los médicos a tratar mejor a los pacientes. Además, puede ayudar a los médicos a predecir si el trastorno bipolar se puede presentar en una persona. Es posible que algún día los médicos puedan llegar a prevenir la enfermedad en ciertas personas.

¿Cuáles son los síntomas del trastorno bipolar?

Los "episodios anímicos" del trastorno bipolar incluyen cambios inusuales en el estado de ánimo conjuntamente con cambios inusuales en los hábitos de dormir, niveles de actividad, pensamientos o comportamiento. En un niño, estos cambios en el estado de ánimo y la actividad deben ser muy diferentes a su comportamiento habitual y al comportamiento de los demás niños. Las personas con trastorno bipolar pueden tener episodios maníacos, episodios depresivos o episodios "mixtos". Un episodio mixto incluye síntomas maníacos y síntomas depresivos. Los síntomas de un episodio anímico duran una o dos semanas y, a veces, hasta más. Cuando alguien está pasando por uno de estos episodios, los síntomas se le presentan todos los días y duran la mayor parte del día.

Los niños y adolescentes que están teniendo un episodio maníaco pueden:

Sentirse felices o hacer tonterías de una manera que es poco usual para ellos y para otras personas de su edad

Ponerse IRRITABLES o de mal genio fácilmente

Hablar muy rápido sobre muchas cosas distintas

Tener problemas para dormir, pero sin sentirse cansados

Tener dificultad para mantenerse concentrados

Hablar y pensar sobre el sexo más a menudo

Hacer cosas arriesgadas

Los niños y adolescentes que están teniendo un episodio depresivo pueden:

Sentirse muy "deprimidos" o tristes

Quejarse mucho de dolor, como de dolor de cabeza o del estómago

Dormir demasiado o muy poco

Sentirse culpables y que no valen nada

Comer demasiado o muy poco

Tener muy poca energía y perder el interés en actividades divertidas

Sentirse cansados o sin energía

Pensar en la muerte o el suicidio

¿Pueden tener otros problemas los niños y adolescentes que tienen el trastorno bipolar?

Los jóvenes con trastorno bipolar pueden tener varios problemas al mismo tiempo. Estos incluyen:

El abuso de sustancias. Tanto los adultos como los niños con trastorno bipolar están en riesgo de beber alcohol o consumir drogas.

El trastorno de déficit de atención con hiperactividad. Los niños que tienen tanto el trastorno bipolar y el trastorno de déficit de atención con hiperactividad pueden tener dificultad para mantener la concentración.

Los trastornos de ansiedad, como la ansiedad de separación.

A veces, los problemas de conducta acompañan a los episodios anímicos. Los jóvenes pueden hacer muchas cosas arriesgadas, tales como conducir demasiado rápido o gastar demasiado dinero. Algunos jóvenes con trastorno bipolar piensan en el suicidio. Esté atento a cualquier señal de pensamiento suicida. Tome estas señales en serio y llame al médico de su hijo.

¿Cómo se diagnostica el trastorno bipolar?

Un médico con experiencia en estos problemas examinará cuidadosamente a su hijo. No hay ningún análisis de sangre o imágenes cerebrales que puedan usarse para diagnosticar el trastorno bipolar. Más bien, el médico le hará preguntas acerca del estado de ánimo y los patrones de sueño de su hijo. El médico también le preguntará sobre su nivel de actividad y su comportamiento. A veces los médicos necesitan saber sobre los problemas médicos que hay en la familia, como depresión o alcoholismo. El médico puede mandar a hacerle pruebas a su hijo para ver si hay alguna otra cosa, que no sea el trastorno bipolar, que pueda estar causando los síntomas del niño.

¿Cómo se trata el trastorno bipolar?

Por el momento, no hay cura para el trastorno bipolar. Los médicos suelen tratar a los niños que tienen esta enfermedad de la misma forma en que tratan los adultos. El tratamiento puede ayudar a controlar los síntomas. El tratamiento funciona mejor cuando es constante y no se lo interrumpe. Las opciones de tratamiento incluyen:

Medicamentos. Hay diversos tipos de medicamentos que pueden dar buenos resultados. Los niños responden de diferentes maneras a los medicamentos, por lo que el tipo correcto del medicamento depende de cada niño. Algunos niños pueden necesitar más de un tipo de medicamento debido a que sus síntomas son tan complejos. A veces es necesario probar diferentes tipos de medicamentos para ver cuáles les dan los mejores resultados. Los niños deben tomar la menor cantidad y la dosis más baja posible para aliviar sus síntomas. Una buena manera de recordar esto es "empezar con poco e ir despacio." Los medicamentos pueden tener efectos secundarios. Siempre informe al médico de su hijo sobre cualquier efecto secundario. No deje de darle el medicamento a su hijo sin antes consultar a un médico. Puede ser peligroso suspender repentinamente un medicamento y los síntomas bipolares pueden empeorar.

Terapia. Hay diferentes tipos de psicoterapia o terapia de "diálogo" que pueden ayudar a los niños con trastorno bipolar. La terapia puede ayudar a los niños a cambiar su comportamiento y manejar sus rutinas. También puede ayudar a los jóvenes a llevarse mejor con la familia y los amigos. A veces, la terapia incluye a los miembros de la familia.

¿Qué pueden esperar los niños y adolescentes del tratamiento?

Con tratamiento, los niños y adolescentes que tienen el trastorno bipolar pueden mejorar con el tiempo. Se logra un mejor resultado cuando los médicos, padres y jóvenes todos trabajen juntos.

A veces, el trastorno bipolar del niño cambia. Cuando esto sucede, el tratamiento también se debe cambiar. Por ejemplo, es posible que su hijo tenga que probar un medicamento diferente. El médico también puede recomendar otros cambios en el tratamiento. Los síntomas pueden reaparecer después de un tiempo y quizás sea necesario hacer más ajustes. El tratamiento puede tomar tiempo, pero si se lo continúa de la manera indicada, ayuda a muchos niños y adolescentes a tener menos síntomas bipolares.

Usted puede ayudar a que el tratamiento sea más eficaz. Trate de mantener un registro o cuadro de los patrones de estado de ánimo, comportamientos y sueño de su hijo. Esto se llama un "cuadro de la vida diaria" o un "cuadro del estado de ánimo". Puede ayudar a que usted y su hijo comprendan la enfermedad y le puedan hacer un seguimiento. El cuadro también puede ayudarle al médico a determinar si el tratamiento está funcionando.

¿Cómo puedo ayudar a mi niño o adolescente?

Lo primero que debe hacer es obtener un diagnóstico y tratamiento adecuado. Si cree que su hijo puede tener el trastorno bipolar, haga una cita con su médico de familia para consultarle sobre los síntomas que nota.

Si su hijo tiene el trastorno bipolar, hay algunas cosas básicas que usted puede hacer:

Tenga paciencia

Anime a su hijo a que hable y escúchelo detenidamente

Sea comprensivo con respecto a sus episodios anímicos

Ayúdelo a que se divierta

Ayúdelo a entender que el tratamiento puede ayudarle a mejorar.

¿Cómo afecta el trastorno bipolar a los padres y demás familiares?

Cuidar de un niño o adolescente que tiene el trastorno bipolar puede ser estresante para usted también. Tiene que enfrentar los cambios en el estado de ánimo y otros problemas, como el mal genio y las actividades arriesgadas. Esto puede ser un desafío para cualquier padre. A veces el estrés puede perjudicar sus relaciones con otras personas y es posible que tenga que faltar al trabajo o perder su tiempo libre.

Si usted cuida de un niño que tiene el trastorno bipolar, cuídese usted también. Encuentre con quien hablar sobre lo que siente. Consúltele a su médico sobre grupos de apoyo para las personas que, como usted, cuidan de otros. Si mantiene su nivel de estrés bajo, podrá desempeñarse mejor. Esto también podría ayudar a que su hijo mejore.

Los trastornos por ansiedad son muy prevalentes, comórbidos con depresión mayor y causas de incapacidad. La ansiedad, como el dolor es una señal que avisa del peligro. El dolor de lesiones en tejidos, y la ansiedad de la anticipación o presencia de peligro. Está vinculada a las respuestas de ataque o huida y hay un continuo entre miedo que se refiere a situaciones concretas y ansiedad que puede ser anticipar a situaciones poco claras o que nunca le han ocurrido a la persona.

Existe el llamado estrés postraumático, en donde las personas se han expuesto a situaciones de peligro inminente a perder la vida, como son catástrofes, terremotos, tsunamis, accidentes, violaciones, y desarrollan un patrón de ansiedad antes eventos que recuerden de alguna forma el trauma y por lo tanto tienden a evitar cualquiera de esas situaciones.

Aún cuando el núcleo central de toda la serie de alteraciones es la ansiedad, los mecanismos que la desencadenan son diferentes, lo que ha llevado a separarlas en las clasificaciones psiquiátricas actuales tanto el DSM-5 como la CIE-11.

TIPOS DE TRASTORNOS POR ANSIEDAD

- TRASTORNO POR ANSIEDAD GENERALIZADA

- ANSIEDAD SOCIAL – FOBIA SOCIAL

- ATAQUES DE PANICO

- TRASTORNO OBSESIVO-COMPULSIVO

- FOBIAS SIMPLES

- TRASTORNO POR ESTRÉS POSTRAUMÁTICO

- TRASTORNO MIXTO ANSIOSO-DEPRESIVO

En el DSM-5 se han reagrupado de la siguiente manera:

- Trastornos por ansiedad de separación (ocurren en la infancia)

- Mutismo selectivo (infancia y adolescencia se consideran precursores de la ansiedad social)

- Fobia específica

- Trastorno por ansiedad social (Fobia socia)

- Trastorno de pánico

- Trastorno por ansiedad generalizada

- Trastorno de ansiedad por sustancias o supresión

- Trastorno por ansiedad debido a afecciones médica.

TRASTORNO POR ANSIEDAD GENERALIZADA.

Uno de los trastornos de ansiedad que con mas frecuencia ve el médico de primer nivel la ansiedad generalizada. Este se caracteriza por miedo excesivo o temor a tener control, hay irritabilidad, poca concentración y atención. También es frecuente que se tenga insomnio del tipo dificultad para iniciar el sueño.

Si una persona tarda mas de treinta minutos en iniciar su sueño en un horario convencional es insomnio inicial. Es común que se manifiesten alteraciones del tipo somatizaciones, esto es dolores mal sistematizados.

- Preocuparse demasiado por las cosas cotidianas
- Tener problemas para controlar sus preocupaciones o sentimientos de nerviosismo
- Ser conscientes de que se preocupan mucho más de lo que deberían
- Sentirse inquietas o tener dificultad para relajarse
- Tener problemas para concentrarse
- Sorprenderse fácilmente
- Tener problemas para dormir o para permanecer dormidas
- Sentirse cansadas todo el tiempo
- Tener dolores de cabeza, musculares o del estómago o molestias inexplicables
- Tener dificultad para tragar
- Tener temblores o tics (movimientos nerviosos)
- Sentirse irritables o nerviosas
- Sudar mucho, sentirse mareadas o que les falta el aire
- Necesitar ir al baño a menudo

Los adultos con este trastorno a menudo son sumamente nerviosos sobre situaciones diarias como:

- Seguridad laboral o el rendimiento en el trabajo
- Salud
- Finanzas
- Salud y bienestar de sus hijos
- Atrasarse
- Completar las tareas del hogar y cumplir con otras responsabilidades

¿Cómo se trata el trastorno de ansiedad generalizada?

Primero, hable con su médico acerca de sus síntomas. Su médico debe hacerle un examen y tomarle su historia clínica para asegurarse de que sus síntomas no sean causados por algún problema físico no relacionado. Es posible que su médico le recomiende que consulte con un especialista en salud mental, como un psiquiatra o psicólogo.

Por lo general, el trastorno de ansiedad generalizada se trata con psicoterapia, medicamentos o una combinación de ambos. Pregúntele a su médico cuál es el mejor tratamiento para usted.

Psicoterapia

Un tipo de psicoterapia llamada terapia cognitivo-conductual es especialmente útil para tratar el trastorno de ansiedad generalizada. Le enseña a la persona diferentes formas de pensar, comportarse y reaccionar ante distintas situaciones para ayudarle a sentirse menos ansioso o preocupado.

7.4.4. Escala para el Trastorno de Ansiedad Generalizada (GAD-7) (Generalized Anxiety Disorder, GAD-7)

Señale con qué frecuencia ha sufrido los siguientes problemas en los últimos 15 días:	Nunca	Menos de la mitad de los días	Más de la mitad de los días	Casi todos los días
Se ha sentido nervioso, ansioso o muy alterado	0	1	2	3
No ha podido dejar de preocuparse	0	1	2	3
Se ha preocupado excesivamente por diferentes cosas	0	1	2	3
Ha tenido dificultad para relajarse	0	1	2	3
Se ha sentido tan intranquilo que no podía estarse quieto	0	1	2	3
Se ha irritado o enfadado con facilidad	0	1	2	3
Ha sentido miedo, como si fuera a suceder algo terrible	0	1	2	3

ATAQUES DE PÁNICO.

Estos no son necesariamente la consecuencia de personas con ansiedad generalizada. Y son manifestaciones agudas de ansiedad en donde en un lapso menor a diez minutos, la persona experimenta literalmente ataques de pánico con las siguientes manifestaciones:

- Periodo agudo de miedo intenso en donde al menos cuatro síntomas de los siguientes se desarrolla en menos de 10 minutos:

- Palpitaciones

- Sudoración

- Sensación de falta de aire

153

- Ahogo

- Dolor en pecho

- Nausea

- Sensación de mareo

- Temor de perder el control

- Temor a morir o a volverse loco

Algunas personas desarrollan una condición de evitación máxima conocida como agorafobia. Esta quiere decir literalmente, temor a esta en espacios abiertos.

A. Ansiedad por estar en lugares o situaciones, en donde escapar puede ser difícil o provocar vergüenza; o donde la ayuda no puede ser proporcionada, en el caso de presentar un ataque de pánico (estar fuera de la casa, estar en una multitud, hacer fila, estar en un puente, autobús o medio de transporte.

B. La situación que dispara la agorafobia es evitada, para evitar el ataque de pánico.

C. La ansiedad no debe de ser provocada por otra alteración mental. Debe de descartarse si hay otra alteración psiquiátrica del grupo de los trastornos de ansiedad o problemas estresantes

Es muy frecuente que las personas con ataque de pánico sean admitidas a servicios de urgencias y al detectar que no tienen enfermedades fisicas, por ejemplo: infarto al miocardio, epilepsia, emergencias respiratorias. Se les despida de manera burlona, diciendole: "¡Sus nervios señorita trate de controlarse!" Todo lo que ocurre en nuestro funcionamiento corporal esta coordinado por nuestro sistema nervioso, con este tipo de afirmación se hace violencia psicolçogica hacia el paciente. Este no acude al médico, en general por gusto.

¿Qué se siente tener el trastorno de pánico?

"Un día, sin ningún motivo ni advertencia, un sentimiento de terrible ansiedad se me vino encima. Sentí que no podía respirar, por mucho que inhalaba. Mi corazón palpitaba y parecía que quería salirse de mi pecho, y pensé que podría morir. Estaba sudando y me sentía mareado. Sentía como si no tuviera control sobre estos sentimientos y como si me estuviera ahogando y no pudiera pensar claramente.

"Después de lo que pareció una eternidad, mi respiración se desaceleró y finalmente dejé de lado el miedo y mis pensamientos apremiantes, pero estaba totalmente agotado y acabado. Estos ataques comenzaron a ocurrir cada dos semanas, y pensé que me estaba volviendo loco. Mi amigo vio cómo estaba luchando con estos sentimientos y me dijo que llame al médico para que me ayude".

¿Qué es el trastorno de pánico?

Las personas con trastorno de pánico tienen ataques repentinos y repetidos de miedo que duran varios minutos o más. Estos se conocen como ataques de pánico. Los ataques de pánico se caracterizan por temor a los desastres o miedo a perder el control, incluso cuando no hay un peligro real. También se puede tener una fuerte reacción física durante un ataque de pánico. Es posible que uno se sienta como si se va a tener un ataque al corazón. Los ataques de pánico pueden ocurrir en cualquier momento. Muchas personas con trastorno de pánico se preocupan y temen la posibilidad de tener otro ataque.

Es posible que una persona que tiene el trastorno de pánico pueda desanimarse o avergonzarse porque no puede llevar a cabo rutinas normales como ir a la escuela o trabajar, ir a la tienda o conducir.

El trastorno de pánico con frecuencia comienza a finales de la adolescencia o a principios de la edad adulta. Hay más mujeres que hombres que presentan el trastorno de pánico. Sin embargo, no todo el mundo que tiene ataques de pánico tendrá el trastorno de pánico.

¿Qué causa el trastorno de pánico?

El trastorno de pánico a veces se da en las familias, pero nadie sabe con certeza por qué algunos miembros de la familia lo tienen y otros no. Los investigadores han descubierto que hay algunas partes del cerebro y ciertos procesos biológicos, que juegan un papel clave en el miedo y la ansiedad. Algunos investigadores piensan que las personas con trastorno de pánico malinterpretan sensaciones corporales inofensivas como amenazas. Al ir aprendiendo más acerca de cómo el cerebro y el cuerpo funciona en las personas con trastorno de pánico, es posible que los científicos logren descubrir mejores tratamientos. Los investigadores también están buscando cómo el estrés y los factores ambientales pueden desempeñar un papel.

¿Cuáles son las señales y los síntomas del trastorno de pánico?

Las personas con trastorno de pánico pueden tener:

- Ataques repentinos y repetidos de pánico con ansiedad y miedo abrumador
- Sensación de estar fuera de control o de miedo a la muerte o una fatalidad inminente durante un ataque de pánico
- Síntomas físicos durante un ataque de pánico, como latido fuerte o rápido del corazón, sudor excesivo, escalofríos,

temblores, problemas respiratorios, debilidad o mareos, hormigueo o entumecimiento de las manos, dolor en el pecho, dolor de estómago y náuseas
- Preocupación intensa acerca de cuándo ocurrirá el próximo ataque de pánico
- Miedo de ir a los lugares donde han tenido un ataque de pánico en el pasado

¿Cómo se trata el trastorno de pánico?

Primero, hable con su médico acerca de sus síntomas. Su médico debería examinarle y tomarle su historia clínica para asegurarse de que sus síntomas no sean causados por algún problema físico no relacionado. Es posible que su médico le recomiende que consulte con un especialista en salud mental, como un psiquiatra o un psicólogo.

Por lo general, el trastorno de pánico se trata con psicoterapia, medicamentos o una combinación de ambos. Pregúntele a su médico cuál es el mejor tratamiento para usted.

Psicoterapia. Un tipo de psicoterapia llamada terapia cognitivo-conductual es especialmente útil para tratar el trastorno de pánico. Le enseña diferentes formas de pensar, comportarse y reaccionar ante distintas situaciones para ayudarle a sentirse menos ansioso o preocupado. Los ataques de pánico pueden comenzar a desaparecer una vez que se aprende a reaccionar de manera diferente a las sensaciones físicas de ansiedad y miedo que se producen durante los mismos.

Medicamentos. Los médicos también pueden recetarle diferentes medicamentos que ayudan a tratar el trastorno de pánico:

- Inhibidores selectivos de la recaptación de serotonina (ISRS)
- Inhibidores de recaptación de la serotonina y la norepinefrina (IRSN)
- Betabloqueadores o betabloqueantes
- Benzodiacepinas

Los médicos comúnmente usan los ISRS y los IRSN para tratar la depresión, pero también son útiles para los síntomas del trastorno de pánico. Pueden tomar varias semanas para comenzar a trabajar. Estos medicamentos también pueden tener efectos secundarios, como dolores de cabeza, náuseas o dificultad para dormir. Estos efectos secundarios no suelen ser graves para la mayoría de las personas, especialmente si se empieza con una dosis baja y se la va incrementando poco a poco. Hable con su médico sobre cualquier efecto secundario que tenga.

Otro tipo de medicamentos llamado betabloqueadores pueden ayudar a controlar algunos de los síntomas físicos del trastorno de pánico, como el latido rápido del corazón. Aunque los médicos no suelen prescribir betabloqueadores para el trastorno de pánico, pueden ser útiles en ciertas situaciones que preceden a un ataque de pánico.

Las benzodiacepinas son sedantes que también son sumamente eficaces para disminuir rápidamente los síntomas de un ataque de pánico. Sin embargo, pueden causar tolerancia y dependencia si se los usa continuamente. Por lo tanto, el médico sólo se los recetará por períodos breves de tiempo si es necesario.

Su médico trabajará con usted para encontrar el medicamento y la dosis que sean más adecuados para usted.

No abandone el tratamiento demasiado rápido. Tanto la psicoterapia como los medicamentos pueden tomar algún tiempo hasta lograr resultados. Un estilo de vida saludable también puede ayudar a combatir el trastorno de pánico. Asegúrese de dormir lo suficiente y hacer ejercicio, comer una dieta saludable, y recurrir a la familia y los amigos de confianza para apoyo.

Si bien esta sigue estando dentro del cuerpo de los trastornos por ansiedad, sus mecanismos neurobiológicos son totalment diferentes, Hay una activación amigdalina que activa los circuitos de miedo en tallo cerebral e hipotálamo, pero la mayoría de las veces es un miedo que se adelanta a los acontecimientos y que tiene que ver con enfretamientos sociales, en donde el paciente está en posibilidad de ser avergonado o hacer el ridículo.

- Temor a una evaluación negativa en el contexto interpersonal y social.

- Puede ser selectiva a una situación social específica o a la mayoría de las situaciones.

- Inicia en la adolescencia temprana con mayor frecuencia.

- Antecedente de timidez, se utiliza la evitación y el escape.

- Autoestima y desmoralización, conducen a depresión mayor.

RESPUESTA AUTONÓMICA Y ANSIEDAD SOCIAL

- Sensación de enrojecimiento facial.

- Sudoración profusa

- Tartamudeo

- Confusión mental ligera

- Palpitaciones

- Sequedad de boca
- Urgencia urinaria
- "Congelamiento"

Situaciones con más frecuencia de reacción fóbica social:

1. Hablar por teléfono
2. Hablar con extraños
3. Enfrentarse con personas como autoridades o atractivas.
4. Hablar en público
5. Comer solos con gente desconocida
6. Leer en público
7. Escribir o firmar enfrente de otros
8. Prevalencia mundial se calcula en el 18.7 %
9. En EUA de manera conservadora se estima de 8 a 10 %.
10. Espectro de ansiedad social: desde timidez hasta ansiedad social generalizada y trastorno de personalidad evitativa.
11. Algunas formas se han asociado a defectos genéticos

Alta incidencia en familiares de primer lo cual nos habla de un problema vinculado a la genética.

Hay un espectro de ansiedad social o fobia social, que no impica que son pasos o que una persona tiene severidades diferentes del mismo problema. Puede ser una combinacion de aspectos, esto es vulnerabilidad y medio ambiente social y familiar.

1. Timidez
2. Ansiedad social moderada
3. Ansiedad social generalizada
4. Trastorno dismorfico corporal: la persona explica su aislamiento social a un defecto corporal, la mayor parte de las veces inexistente.
5. Personalidad Esquizoide.
6. Hikomori o marginación social absoluta en culturas occidentales pero se sospecha que ya existe en occidente enmascarado por uso excesivo de internet.

Este tipo de personas se aíslan, no trabajan o tienen puesto laborales por debajo de sus capacidades reales, en las escuelas reprueban por tener nula participación en clases, no son promovidos. Hay una alta comorbilidad con alcohol, y otras drogas sedantes.

TRATAMIENTO

1. Medicamentos: antidepresivos y ansiolíticos. Beta-bloqueadores
2. Psicoterapia de exposición gradual
3. Beta bloqueadores

¿Qué se siente tener el trastorno de ansiedad generalizada?

"En la escuela siempre tenía miedo de que me preguntaran algo los maestros, incluso cuando sabía la respuesta. No quería que los demás pensaran que yo era tonto o aburrido. El corazón me latía muy fuerte y me sentía mareado y

enfermo. Cuando comencé a trabajar, no me gustaba reunirme con mi jefe o tener que hablar en una reunión. Ni siquiera pude asistir a la recepción para la boda de mi mejor amigo porque tenía temor de conocer a personas nuevas. Trataba de calmarme bebiendo varias copas de vino antes de cualquier evento y luego empecé a beber todos los días para tratar de enfrentar las cosas que tenía que hacer".

"Finalmente hablé con mi doctor porque estaba cansado de sentirme de esta manera y estaba preocupado de que podría perder mi trabajo. Ahora estoy tomando medicamentos y me reúno con un consejero para hablar sobre cómo enfrentar mis temores. Me niego recurrir al alcohol para escapar de mis temores y estoy comenzando a sentirme mejor".

¿Qué es el trastorno de ansiedad social?

El trastorno de ansiedad social es un tipo común de trastorno de ansiedad. Las personas con este trastorno tienen síntomas de ansiedad o miedo en ciertas o todas las situaciones sociales, como cuando conocen a personas nuevas, salen en citas, tienen una entrevista de trabajo, responden a una pregunta en clase o tienen que hablar con un cajero de una tienda. Incluso, hacer cosas sencillas frente a otras personas, como comer o beber delante de otros o usar un baño público, les puede causar ansiedad o temor. Tienen miedo de ser humilladas, juzgadas y rechazadas.

El temor que tienen las personas con este trastorno en situaciones sociales es tan fuerte que piensan que controlarlo está más allá de su capacidad. Como resultado, el temor se interpone con su capacidad para ir al trabajo, asistir a la escuela o hacer cosas cotidianas. Las personas con trastorno de ansiedad social pueden preocuparse por éstas y otras cosas por semanas antes de que ocurran. A veces, terminan no yéndose a lugares o eventos donde creen que podrían tener que hacer algo que les avergüence.

Algunas personas con este trastorno no tienen ansiedad en los contextos sociales, sino que más bien tienen ansiedad de rendimiento. Es decir, sienten síntomas físicos de ansiedad en situaciones tales como cuando tienen que dar un discurso, participar en deportes, o bailar o tocar un instrumento musical en el escenario.

En las personas que son extremadamente tímidas, el trastorno de ansiedad social suele comenzar en la juventud. Este trastorno no es tan raro. La investigación sugiere que alrededor del 7 por ciento de las personas en los Estados Unidos están afectadas. Sin tratamiento, el trastorno de ansiedad social puede durar muchos años o toda la vida y puede impedir que una persona alcance su máximo potencial.

¿Cuáles son las señales y los síntomas del trastorno de ansiedad social?

Cuando están rodeadas de otras personas o cuando tienen que actuar frente a alguien, las personas con ansiedad social tienden a:

- Enrojecerse, sudar, temblar, o sentir que el corazón les late muy rápido o que su "mente se pone en blanco"
- Tener náuseas o malestar estomacal
- Mostrar una postura corporal rígida, hacer poco contacto visual o hablar con una voz sumamente baja
- Sentirse asustados o dificultárseles estar con otras personas, especialmente si aún no las conocen, y tener dificultad para hablar con ellas por más que quisieran hacerlo
- Ser muy conscientes de sí mismas frente a otras personas y sentirse avergonzadas y torpes
- Tener mucho miedo de que otras personas las juzguen
- Evitar los lugares donde hay otras personas

¿Qué causa el trastorno de ansiedad social?

A veces el trastorno de ansiedad social es hereditario, pero nadie sabe con seguridad por qué algunos miembros de la familia lo tienen y otros no. Los investigadores han descubierto que el temor y la ansiedad involucran varias partes del cerebro. Algunos investigadores piensan que una mala interpretación de la conducta ajena puede jugar un papel en generar o empeorar la ansiedad social. Por ejemplo, usted puede pensar que le están mirando o le están frunciendo el ceño cuando realmente no lo están. No tener las habilidades sociales bien desarrolladas es otro contribuyente posible a la ansiedad social. Por ejemplo, si no tiene buenas habilidades sociales, puede sentirse desanimado después de hablar con otras personas y puede preocuparse de tener que volver a hacerlo. Al aprender más sobre el temor y la ansiedad en el cerebro, es posible que los científicos puedan desarrollar mejores tratamientos. Los investigadores también están explorando si el estrés y los factores ambientales pueden desempeñar un papel.

¿Cómo se trata el trastorno de ansiedad social?

Primero, hable con su médico acerca de sus síntomas. Es importante que su médico le haga un examen y le tome su historia clínica para asegurarse de que sus síntomas no sean causados por algún problema físico no relacionado. Es posible que su médico le refiera a un especialista en salud mental, como un psiquiatra, psicólogo, trabajador social clínico o consejero. El primer paso para lograr un tratamiento eficaz es establecer un diagnóstico, y eso usualmente lo hará un especialista en salud mental.

Por lo general, el trastorno de ansiedad social se trata con psicoterapia (a veces llamada terapia de "diálogo"), medicamentos o una combinación de ambos. Pregúntele a su médico u otro proveedor de atención médica cuál es el mejor tratamiento para usted.

Psicoterapia

Una clase de psicoterapia llamada terapia cognitivo-conductual es especialmente útil para tratar el trastorno de ansiedad social. Enseña otras formas de pensar, comportarse y reaccionar ante distintas situaciones para sentir menos ansiedad o temor. Además, también sirve para aprender y practicar a desenvolverse socialmente. Puede ser especialmente útil realizar la terapia cognitivo-conductual en grupo..

Grupos de apoyo

Muchas personas con ansiedad social también encuentran beneficiosos los grupos de apoyo. En el contexto de un grupo en que todas las personas tienen el trastorno de ansiedad social, puede recibir información imparcial y honesta sobre cómo los demás en el grupo lo ven. De esta manera, van dándose cuenta que sus pensamientos acerca de cómo otros lo juzgan y lo rechazan no son reales o están distorsionados. También puede aprender cómo otras personas con el trastorno de ansiedad social abordan y vencen el miedo a las situaciones sociales.

Medicamentos

Hay tres tipos de medicamentos que se usan para tratar el trastorno de ansiedad:

* Ansiolíticos (medicamentos para combatir la ansiedad)
* Antidepresivos
* Beta bloqueadores o betabloqueantes

Los ansiolíticos son poderosos y comienzan a surtir efecto de inmediato para reducir los sentimientos de ansiedad. Sin embargo, estos medicamentos por lo general no se toman por períodos largos de tiempo. Las personas pueden desarrollar tolerancia si se toman durante un período largo de tiempo y es posible que necesiten dosis cada vez más altas para lograr el mismo efecto. Algunas personas hasta pueden llegar a depender de ellos. Para evitar estos problemas, los médicos suelen recetar los ansiolíticos por períodos cortos, una práctica que es especialmente propicia en el caso de las personas mayores

Aunque los antidepresivos se usan principalmente para tratar la depresión, también sirven para tratar los síntomas del trastorno de ansiedad social. En contraste con los ansiolíticos, los antidepresivos pueden tomar varias semanas para comenzar a hacer efecto. Además, pueden causar efectos secundarios, como dolores de cabeza, náuseas o dificultad para dormir. Estos efectos secundarios no suelen ser graves para la mayoría de las personas, especialmente si se comienza con una dosis baja y se la incrementa poco a poco. Hable con su médico acerca de cualquier efecto secundario que tenga.

Los betabloqueadores son medicamentos que pueden ayudar a bloquear algunos de los síntomas físicos de la ansiedad, como latido rápido del corazón, sudor excesivo o temblores. Por lo general, los betabloqueadores son los medicamentos predilectos para tratar el tipo de ansiedad social relacionada al rendimiento.

Su médico trabajará con usted para encontrar el medicamento, la dosis y la duración del tratamiento que sean más adecuados para usted. Muchas personas con el trastorno de ansiedad social logran los mejores resultados usando una combinación de medicamentos y terapia cognitivo-conductual u otro tipo de psicoterapia.

No abandone el tratamiento demasiado rápido. Tanto la psicoterapia como la medicación pueden tomar algún tiempo hasta lograr resultados. Un estilo de vida saludable también puede ayudar a combatir la ansiedad. Asegúrese de dormir lo suficiente y hacer ejercicio, comer una dieta saludable, y recurrir a la familia y los amigos de confianza para apoyo..

OBSESIÓN: Ideas, imágenes, impulsos recurrentes y persistentes que por lo menos al principio se experimentan como intrusivas, las cuales producen ansiedad severa.

COMPULSIÓN: Conductas repetitivas o actos mentales que la persona realiza en respuesta a una obsesión.

Historia natural del TOC

* Inicio en edades tempranas: 15 a 25 años.
* Los hombres inician 10 años antes que las mujeres.
* Curso crónico con remisiones y recaídas.
* Los síntomas se exaservan con el estrés.

TIPOS DE OBSESIONES

1. Obsesiones puras: Ideas que aparecen " de la nada", son intrusivas y repetitivas y molestan al paciente (imágenes de relaciones homosexuales en un heterosexual).
2. Contaminación. Hay un temor al contacto con otras personas, con los fluidos de otras personas. Temor a contagiarse de SIDA. Temor al color rojo, defensa de evitación.
3. Pensamiento mágico. Asociación con cadena de eventos con resultados catastróficos. "Si uso la mano izquierda para tomar algún objeto, habrá una desgracia en mi familia.
4. Agresividad. Temor a dañar a otros, a no ser capaz de contenerse. Los pensamientos horrorizan a los pacientes.
5. Responsabilizar. Un sentimiento exagerado de responsabilidad.

6. Perfeccionismo. Hacer las cosas repetidas hasta que estén bien hechas.

7. Sexuales.
8. Almacenamiento. Imposibilidad para tirar cosas (Acumuladores).
9. Escrupulosidad.
10. Revisar o checar.
11. Limpiar: limpieza compulsiva, siempre en un orden.
12. Repetición.
13. Contar
14. Asociación con trastornos de ansiedad y depresión mayor alta.

Espectro TOC (Grupo de trastornos que tienen ciertas similitudes al TOC)

1. Trastorno dismórfico corporal

2. Tricotilomanía /arrancarse cabello en ciertas zonas del cuerpo puede ser todo el cuerpo)

3. Hipocondriasis (desarrollar sintomas de enfermedades o parecidos)

4. Síndrome de Tourette (Ticks y coprolalia vinculado a estreptococia)

5. Bulimia (Patrones de atracones de alimentos)

6. Anorexia nervosa (control sobre la ingsta de alimento)

7. Cleptomanía (robar cosas que no se necesitan)

8. Jugador compulsivo

9. Comprador compulsivo

TRATAMIENTOS

1. Medicamentos: Antidepresivos, neurolépticos
2. Terapia cognitivo conductual

¿QUÉ SE SIENTE TENER EL TRASTORNO OBSESIVO-COMPULSIVO?

"No podía hacer nada sin mis rituales. Invadían todos los aspectos de mi vida. El conteo constante me impedía hacer otras cosas. Me lavaba el pelo tres veces porque, para mí, tres era un número de la buena suerte. Me tomaba más tiempo leer porque tenía que contar cuántas líneas había en cada párrafo. Por las noches, cuando ponía el despertador, tenía que ponerla a una hora que no sumaría lo que yo consideraba un número "malo".

"Vestirme por la mañana era difícil porque tenía que seguir mi rutina o sino me ponía muy nervioso y comenzaba a vestirme de nuevo. Siempre me preocupaba que, si no seguía yo cierta rutina, mis padres morirían. Estos pensamientos desencadenaban más ansiedad y más rituales. Debido al tiempo que pasaba en estos rituales, no podía hacer muchas cosas que eran importantes para mí. No logré superar esto sino hasta que recibí tratamiento".

¿Qué es el trastorno obsesivo-compulsivo?

El trastorno obsesivo-compulsivo es un trastorno crónico (duradero) común en el que la persona tiene pensamientos recurrentes (obsesiones) y, en respuesta a estas obsesiones, tienen comportamientos (compulsiones) que siente la necesidad de repetir una y otra vez.

Si bien hay momentos en que todos sentimos la necesidad de revisar las cosas, las personas con trastorno obsesivo-compulsivo tienen pensamientos incontrolables que les causan ansiedad, haciéndoles comprobar las cosas repetidamente o realizar rutinas y rituales por lo menos por una hora diaria. Llevar a cabo estas rutinas y rituales puede traer un alivio breve a la ansiedad, pero es temporal. Si no se trata este trastorno, estos pensamientos y rituales le ocasionan gran angustia a la persona e interfieren con el trabajo, la escuela y las relaciones personales.

¿Cuáles son las señales y los síntomas del trastorno obsesivo-compulsivo?

Las personas con trastorno obsesivo-compulsivo pueden tener obsesiones, compulsiones o ambas cosas. Algunas personas con este trastorno también tienen un trastorno de tics. Los tics motores son movimientos repentinos, breves y repetitivos, como parpadear excesivamente, hacer muecas faciales, encoger los hombros o sacudir la cabeza o los hombros. Entre los tics vocales más comunes están carraspear la garganta, olfatear fuertemente o hacer ruidos como gruñidos.

Las obsesiones pueden incluir:

- Tener miedo a los gérmenes o a contaminarse

- Tener ansiedad de perder o extraviar algo

- Preocuparse de que alguna cosa mala le ocurre a sí mismo u a otros

- Tener pensamientos no deseados y tabúes sobre el sexo, la religión u otras cosas

- Mantener las cosas simétricas o en orden perfecto

Las compulsiones pueden incluir:

- Limpiar o lavar excesivamente una parte del cuerpo

- Mantener o almacenar objetos innecesarios

- Ordenar o arreglar las cosas de una manera particular y precisa

- Comprobar repetidamente las cosas, como asegurarse de que la puerta esté cerrada o que el horno esté apagado

- Contar repetidamente las cosas

- Querer ser tranquilizado constantemente

¿Qué causa el trastorno obsesivo-compulsivo?

El trastorno obsesivo-compulsivo puede tener un componente genético. Aunque hay ocasiones en que varios miembros de la familia lo tienen, nadie sabe a ciencia cierta por qué algunos en la familia lo tienen y otros no. El trastorno obsesivo-compulsivo suele comenzar en la adolescencia o a principios de la edad adulta. Tiende a aparecer a una edad más temprana en los niños que en las niñas. Los investigadores han encontrado que varias partes del cerebro, así como ciertos procesos biológicos, desempeñan un papel clave en los pensamientos obsesivos y el comportamiento compulsivo, así como en el miedo y la ansiedad relacionados. Los investigadores también saben que las personas que han sufrido traumas físicos o sexuales tienen mayor riesgo de presentar el trastorno obsesivo-compulsivo.

Después de una infección por estreptococos, a algunos niños se les pueden presentar los síntomas del trastorno obsesivo-compulsivo de manera repentina o los síntomas pueden empeorar. Este síndrome post-infeccioso autoinmune se denomina trastorno pediátrico neuropsiquiátrico autoinmune asociado con infecciones estreptocócicas (PANDAS, por sus siglas en inglés).

¿Cómo se trata el trastorno obsesivo-compulsivo?

Primero, hable con su médico o proveedor de atención médica acerca de sus síntomas. Es importante que su médico le haga un examen y le tome su historia clínica para asegurarse de que sus síntomas no sean causados por problema físico. Es posible que su médico le refiere a un especialista en salud mental, como un psiquiatra, psicólogo, trabajador social o consejero para una evaluación adicional o tratamiento.

Por lo general, el trastorno obsesivo-compulsivo se trata con terapia cognitivo-conductual, medicamentos o una combinación de ambos. Pregúntele a su profesional de salud mental cuál es el mejor tratamiento para usted.

Terapia cognitivo-conductual

En general, la terapia cognitivo-conductual enseña diferentes formas de pensar, comportarse y reaccionar ante las obsesiones y compulsiones.

La terapia de exposición y prevención de la respuesta es una forma específica de terapia cognitivo-conductual que ha demostrado que ayuda a muchos pacientes a recuperarse del trastorno obsesivo-compulsivo. La exposición y prevención de la respuesta implica exponerle gradualmente a la persona a sus temores u obsesiones y enseñarle maneras saludables de lidiar con la ansiedad que le ocasionan.

Otras terapias, como la capacitación para la inversión del hábito, también pueden ayudar a superar las compulsiones. En el caso de los niños, los profesionales de la salud mental también pueden identificar estrategias para controlar el estrés y aumentar el apoyo para evitar agravar los síntomas del trastorno obsesivo-compulsivo en la escuela y el hogar.

Medicamentos

Los médicos también pueden recetar diferentes tipos de medicamentos que ayudan a tratar el trastorno obsesivo-compulsivo, incluyendo los inhibidores selectivos de recaptación de serotonina (ISRS) y un tipo de inhibidor de la recaptación de serotonina (IRS) llamado clomipramina.

Los médicos comúnmente usan los ISRS y los IRS para tratar la depresión, pero también son útiles para los síntomas del trastorno obsesivo-compulsivo. Los ISRS y los IRS pueden tomar de 10 a 12 semanas para comenzar a trabajar, es decir, toman más tiempo para obrar que para el tratamiento de la depresión. Estos medicamentos también pueden tener efectos secundarios, como dolores de cabeza, náuseas o dificultad para dormir.

Las personas que toman clomipramina, que es una clase de medicamentos diferente a los ISRS, a veces experimentan sequedad bucal, estreñimiento, latido rápido del corazón, y mareo al pararse. Estos efectos secundarios no suelen ser graves para la mayoría de las personas y mejoran a medida que el tratamiento continúa, especialmente si se comienza con una dosis baja y se la incrementa poco a poco. Hable con su médico acerca de cualquier efecto secundario que tenga. No deje de tomar su medicamento sin antes hablar con su médico. Su médico trabajará con usted para encontrar la medicación y dosis más adecuada para usted.

No abandone el tratamiento demasiado rápido. Tanto la psicoterapia como los medicamentos pueden tomar algún tiempo para lograr resultados. Aunque no hay cura para el trastorno obsesivo-compulsivo, los tratamientos actuales les permiten a las personas con este trastorno controlar sus síntomas y llevar una vida plena y productiva. Un estilo de vida saludable, que incluya saber relajarse y controlar el estrés, también puede ayudar a combatir este trastorno. Asegúrese de dormir lo suficiente y hacer ejercicio, comer una dieta saludable, y recurrir a la familia y los amigos de confianza para apoyo.

TRASTORNO PEDIATRICO NEUROPSIQUIATRICO AUTOINMUNE POR ESTRETOCOCO - PANDAS

¿Qué significa PANDAS?

PANDAS es el acrónimo en inglés para un grupo de trastornos pediátricos neuropsiquiátricos autoinmunitarios asociados con infecciones estreptocócicas. Se puede diagnosticar a un niño con PANDAS si después de una infección por estreptococos (como la faringitis estreptocócica o la fiebre escarlatina):

* Repentinamente presenta con el trastorno obsesivo-compulsivo o algún trastorno de tics.
* Repentinamente empeoran los síntomas del trastorno obsesivo-compulsivo o de tics.

Los síntomas suelen ser dramáticos, ocurren "de la noche a la mañana" y pueden incluir tics motores o vocales, obsesiones o compulsiones. Además de estos síntomas, los niños también pueden tornarse malhumorados o irritables, experimentar ataques de ansiedad o mostrarse preocupados por separarse de los padres o seres queridos.

¿Qué causa los PANDAS?

Las bacterias estreptocócicas son organismos muy antiguos que sobreviven en el huésped humano ocultándose en el sistema inmunitario tanto tiempo como sea posible. Se esconden colocando moléculas en su pared celular que se ven casi idénticas a las moléculas que se encuentran en el corazón, las articulaciones, la piel y los tejidos cerebrales del niño. Esto se llama "mimetismo molecular" y le permite a la bacteria estreptocócica evadir ser detectada por mucho tiempo.

Eventualmente, el sistema inmunitario del niño reconoce a las moléculas de las bacterias estreptocócicas como extrañas al cuerpo y reacciona ante ellas mediante la producción de anticuerpos. Sin embargo, debido al mimetismo molecular de las bacterias, el sistema inmunitario no sólo reacciona a las moléculas de los estreptococos, sino que también a las moléculas del huésped humano que fueron imitadas. Es decir, el sistema "ataca" las moléculas que las bacterias imitaron, pero que pertenece a los propios tejidos del niño.

Hay estudios realizados en el NIMH y en otros lugares que han demostrado que algunos anticuerpos "anti-cerebro", que presentan reacción cruzada, atacan al cerebro, causando el trastorno obsesivo-compulsivo, los tics y otros síntomas neuropsiquiátricos de los PANDAS.

¿Puede un adulto tener PANDAS?

Los PANDAS se consideran trastornos pediátricos y típicamente aparecen primero en la niñez a partir de los tres años de edad hasta la pubertad. Las reacciones a las infecciones por estreptococos son muy poco frecuentes después de los 12 años, pero los investigadores reconocen que los PANDAS podrían ocurrir, aunque rara vez, en la adolescencia. Es poco probable que alguien tenga síntomas neuropsiquiátricos después de una infección por estreptococos por primera vez como un adulto, pero esto no se ha estudiado a profundidad.

Es posible que los adolescentes y los adultos puedan tener el trastorno obsesivo-compulsivo inmunomediado, pero no se conocen casos. Las investigaciones realizadas por el NIMH sobre el trastorno obsesivo-compulsivo inmunomediado están limitadas a los niños.

Señales y síntomas

¿Cómo se diagnostica los PANDAS?

El diagnóstico de PANDAS es un diagnóstico clínico. Es decir, no hay pruebas de laboratorio que puedan diagnosticar estos trastornos. En su lugar, los proveedores de atención médica usan criterios diagnósticos para establecer que se trata de un PANDAS (vea más abajo). En la actualidad, las características clínicas de estos trastornos son el único medio de determinar si un niño tiene PANDAS.

Los criterios diagnósticos son:

- Presencia del trastorno obsesivo-compulsivo o un trastorno de tics
- Comienzo de los síntomas en la niñez (3 años de edad hasta la pubertad)
- Curso episódico de altibajos en la gravedad de los síntomas (vea la información a continuación)
- Asociación con una infección por estreptococo beta hemolítico del grupo A (un cultivo de garganta positivo para estreptococos o antecedentes de fiebre escarlatina)
- Asociación con anomalías neurológicas (hiperactividad física o movimientos inusuales y espasmódicos que no están bajo el control del niño)
- Comienzo sumamente abrupto o empeoramiento de los síntomas

Si los síntomas han estado presentes por más de una semana, se pueden hacer análisis de sangre para documentar una infección estreptocócica anterior.

¿Hay otros síntomas asociados con los episodios de PANDAS??

Sí. Los niños con PANDAS a menudo tienen uno o más de los siguientes síntomas en conjunto con el trastorno obsesivo-compulsivo o los tics:

- Síntomas del trastorno de déficit de atención con hiperactividad (hiperactividad, falta de atención, inquietud)
- Ansiedad por separación (el niño se aferra demasiado a los padres o cuidadores y tiene dificultad para separarse de ellos, por ejemplo, en la casa es posible que el niño no quiera estar en una habitación diferente que en la que están sus padres)
- Cambios del estado de ánimo, como irritabilidad, tristeza, labilidad emocional (tendencia a reír o gritar

inesperadamente en lo que podría ser un momento no apropiado)
- Dificultad para dormir, orinarse en la cama por la noche, orinar frecuentemente durante el día o ambos
- Cambios en las habilidades motrices (por ejemplo, cambios en la escritura)
- Dolores en las articulaciones

¿Qué es un curso episódico de los síntomas?

Los niños con PANDAS parecen tener altibajos dramáticos en la gravedad del trastorno obsesivo-compulsivo o de los tics. Cuando el trastorno obsesivo-compulsivo o los tics están presentes casi siempre en un nivel relativamente consistente, no representan un curso episódico. Muchos niños con trastorno obsesivo-compulsivo o tics tienen días buenos y días malos o, incluso, semanas buenas y semanas malas. Mientras tanto, los niños con PANDAS tienen un inicio o empeoramiento muy repentino de sus síntomas, seguido de una mejora lenta y gradual. Si a los niños con PANDAS les da otra infección por estreptococos, sus síntomas nuevamente empeorarán repentinamente. El aumento en la gravedad de los síntomas suele persistir durante por lo menos varias semanas, pero puede durar varios meses o más.

Mi hijo ha tenido faringitis estreptocócica anteriormente y tiene tics, trastorno obsesivo-compulsivo o ambos. ¿Eso significa que tiene PANDAS?

No. Muchos niños tienen trastorno compulsivo-obsesivo o tics y, en algún momento, a casi todos los niños en edad escolar les da faringitis estreptocócica (infección de garganta por estreptococos). De hecho, el estudiante promedio de la escuela primaria tendrá dos o tres infecciones de faringitis estreptocócica cada año.

Un diagnóstico de PANDAS se considera cuando existe una relación muy estrecha entre el inicio abrupto o el empeoramiento del trastorno obsesivo-compulsivo o los tics y una infección por estreptococos. Si el estreptococo se encuentra relacionado con dos o tres episodios de trastorno obsesivo-compulsivo, tics o ambos, entonces puede ser que el niño tenga PANDAS.

¿Qué significa título elevado de anticuerpos anti-estreptocócicos? ¿Es malo para mi hijo?

El título (también conocido como valoración o valor) de anticuerpos anti-estreptocócicos es una prueba que determina si el niño ha tenido una infección anterior por estreptococos. Mide la cantidad de moléculas en la sangre que indican que hubo una infección previa.

Un título o valor elevado de anticuerpos anti-estreptocócicos significa que el niño ha tenido una infección por estreptococos en algún momento en los últimos meses y su cuerpo produjo anticuerpos para combatir las bacterias estreptocócicas.

Algunos niños producen muchos anticuerpos y tienen títulos muy altos (hasta de 2,000), mientras que otros tienen valores más modestos. No importa hasta que nivel se elevaron los anticuerpos en la prueba. Los títulos elevados no necesariamente son malos para su hijo. Están midiendo una respuesta normal y saludable, es decir, la producción de anticuerpos para combatir una infección. Los anticuerpos permanecen en el cuerpo durante algún tiempo después de que la infección ha desaparecido, pero la cantidad de tiempo que los anticuerpos persisten varía mucho entre una persona y otra. Algunos niños tienen títulos de anticuerpos "positivos" durante muchos meses después de una sola infección.

¿Cuándo se considera que un título de anticuerpos anti-estreptocócicos es anormal o "elevado"?

El laboratorio de los Institutos Nacionales de la Salud (NIH, por sus siglas en inglés) considera que los títulos de anticuerpos anti-estreptocócicos son normales si están entre 0-400. Otros laboratorios fijan el límite superior en 150 o 200. Puesto que cada laboratorio fija los rangos para los títulos de diferentes maneras, es importante conocer el rango utilizado por el laboratorio donde se realizó la prueba de su hijo. Llame y pregunte qué consideran el límite entre las valoraciones negativas y las positivas.

¿Qué pasa si el médico de mi hijo no entiende lo que son los PANDAS o no quiere considerar un diagnóstico de PANDAS?

NOTA: Por favor tenga en cuenta que el NIMH no evalúa las calificaciones profesionales y la competencia de los proveedores de atención médica que aparecen en estos sitios web. Ofrecemos estos recursos únicamente con fines informativos generales. La intención del NIMH no es la de ofrecer asesoramiento médico específico en su sitio web, sino más bien de ayudar a los visitantes a comprender mejor la salud mental y los trastornos relacionados. El NIMH no proporcionará consejos médicos específicos y le insta a que consulte con un proveedor calificado de salud mental o atención médica para un diagnóstico y para que le responda a sus preguntas personales.

Tratamiento

¿Cuáles son las opciones de tratamiento para los niños con PANDAS?

Tratamiento con antibióticos

El mejor tratamiento para los episodios agudos de PANDAS es tratar la infección estreptocócica que causa los síntomas (si todavía está presente) con antibióticos.

- Se debe mandar a hacer un cultivo de garganta para documentar la presencia de las bacterias estreptocócicas.
- Si el cultivo de la garganta es positivo, un solo curso de antibióticos suele curar la infección por estreptococos y permite que los síntomas de PANDAS desaparezcan.

Si un cultivo de garganta correctamente obtenido es negativo, el médico debe asegurarse de que el niño no tenga una infección oculta de estreptococos, como una infección de los senos paranasales (frecuentemente causada por bacterias estreptocócicas), o que no haya bacterias estreptocócicas infectando el ano, la vagina o la abertura uretral del pene. Aunque estas últimas infecciones son raras, se ha reportado que desencadenan síntomas de PANDAS en algunos pacientes y pueden ser particularmente problemáticas porque se prolongan por períodos más largos de tiempo y continúan provocando la producción de anticuerpos que presentan reacción cruzada.

Las bacterias estreptocócicas pueden ser más difíciles de erradicar en los senos paranasales y otros sitios, por lo que el curso del tratamiento con antibióticos puede ser más largo que el que se usa para la faringitis estreptocócica.

Consejos para padres o cuidadores

Esterilice o reemplace los cepillos de dientes durante y después del tratamiento con antibióticos, para asegurarse de que el niño no se vuelva a infectar con los estreptococos.

También podría ser útil pedirle a un proveedor de atención médica que realice cultivos de garganta a los miembros de la familia del niño para asegurarse de que ninguno de ellos sea "portador de los estreptococos", pudiendo servir como fuente de las bacterias estreptocócicas.

¿Cómo se manejan los síntomas neuropsiquiátricos de los PANDAS?

Los niños con síntomas obsesivo-compulsivos relacionados con los PANDAS se beneficiarán de los medicamentos o las terapias conductuales estándares, como la terapia cognitivo-conductual. Los síntomas del trastorno obsesivo-compulsivo se tratan mejor con una combinación de la terapia cognitivo-conductual y un tipo de medicamento llamado inhibidor selectivo de la recaptación de serotonina (ISRS). Los tics, mientras tanto, responden a una variedad de medicamentos.

Los niños con PANDAS parecen ser inusualmente sensibles a los efectos secundarios de los ISRS y otros medicamentos, por lo que al usar estos medicamentos es importante "¡INICIAR CON DOSIS BAJAS Y AUMENTARLAS GRADUALMENTE!". En otras palabras, los médicos deben prescribir una dosis inicial muy pequeña de la medicación y aumentarla lo suficientemente despacio como para que el niño experimente la menor cantidad de efectos secundarios posibles. Si los síntomas del PANDAS empeoran, la dosis del ISRS debe disminuirse rápidamente. Sin embargo, los ISRS y otros medicamentos no deben detenerse abruptamente, ya que esto también podría causar problemas.

.

¿Se pueden tratar los PANDAS con un intercambio plasmático o inmunoglobulina intravenosa?

Se puede considerar el intercambio de plasma o la inmunoglobulina intravenosa para los niños afectados con casos agudos y graves de PANDAS. Las investigaciones sugieren que ambos tratamientos activos pueden mejorar el funcionamiento global, la depresión, los altibajos emocionales y los síntomas obsesivo-compulsivos. Sin embargo, hay una serie de efectos secundarios asociados con estos tratamientos, incluyendo náuseas, vómitos, dolores de cabeza y mareos.

¿Debe tratarse un título o valor elevado de estreptococos con antibióticos?

No. Los títulos elevados indican que el paciente ha tenido una exposición anterior a estreptococos, pero no indican exactamente cuándo ocurrió la infección por estreptococo. Los niños pueden tener títulos "positivos" por muchos meses después de una infección. Dado que estos títulos elevados son simplemente un marcador de una infección previa y no señalan una infección en curso, no es apropiado administrar antibióticos para casos de títulos elevados. Se recomienda el uso de antibióticos solamente cuando el niño tiene una prueba rápida de estreptococo positiva o un cultivo de garganta positivo para estreptococos.

La penicilina no trata específicamente los síntomas de los PANDAS. La penicilina y otros antibióticos tratan el dolor de garganta causado por los estreptococos al combatir estas bacterias. Las investigaciones sugieren que en el caso de los PANDAS son los anticuerpos que el cuerpo produce en respuesta a la infección estreptocócica los que causan los síntomas y no la bacteria en sí.

Los científicos del NIMH han estado investigando el uso de antibióticos como una forma de profilaxis o para prevenir problemas futuros. En este momento, sin embargo, no hay suficiente evidencia para recomendar el uso de antibióticos a largo plazo.

Mi hijo tiene PANDAS. ¿Deberían sacarle las amígdalas?

Las investigaciones actuales no sugieren que las amigdalectomías para niños con PANDAS sean útiles. Si se recomienda sacarle las amígdalas a su hijo debido a episodios frecuentes de amigdalitis, sería útil discutir los pros y los contras del procedimiento con el proveedor de atención médica de su hijo debido al papel que desempeñan las amígdalas en la lucha contra las infecciones por estreptococos.

SÍNDROME DE ESTRÉS POSTRAUMÁTICO (SEPT)

- El paciente se vio confrontado a un evento, ya sea en su persona o como testigo, en donde existió una amenaza de ser herido, o muerto. La respuesta involucra: miedo intenso, temor, horror.

- Durante el evento la persona presentó: sensación de aturdimiento; respuesta emocional inapropiada; una reducción en el darse cuenta de lo que le rodea; desrealización y amnesia disociativa.

CRITERIOS DIAGNOSTICOS DE SEPT

1. Recolección recurrente e intrusiva de los eventos que se presentaron durante la situación estresante.

2. Actuar o sentir, como si el evento se estuviera repitiendo

3. Respuesta intensa física y psicológica, a situaciones o eventos que semejan el evento.

4. Conducta de evitación a estas situaciones

CRITERIOS DIAGNOSTICOS.

- Síntomas de aumento de la reacción de alerta

- Dificultad para iniciar su sueño y ensoñaciones angustiantes (pesadillas). PUEDE LLEGAR A EVITAR DORMIR

- Irritabilidad con crisis de ira.

- Respuesta de sobresalto exagerada.

- Hipervigilante

- Comorbilidad: Depresión mayor y ansiedad generalizada.

TRATAMIENTOS

1. Medicamentos: Antidepresivos, neurolépticos, prazocina, beta-bloqueadores (propranolol).
2. Terapia cognitivo conductual

¿Qué es el trastorno por estrés postraumático?

El trastorno por estrés postraumático (también conocido como TEPT) es un trastorno que algunas personas presentan después de haber vivido o presenciado un acontecimiento impactante, terrorífico o peligroso.

Es natural sentir temor durante una situación traumática o después de ésta. Este temor provoca muchos cambios en el cuerpo en fracciones de segundo para responder a un peligro y para ayudar a evitar un peligro en el futuro. Esta respuesta de "lucha o huida" es una reacción típica que sirve para proteger a la persona de cualquier peligro. Casi todo el mundo tendrá una serie de reacciones después de una experiencia traumática. Sin embargo, la mayoría de las personas se recuperará de los síntomas de forma natural. Es posible que a las personas que continúen teniendo problemas se les diagnostique con trastorno por estrés postraumático. Las personas con este trastorno pueden sentirse estresadas o asustadas, incluso cuando ya no están en peligro.

¿A quiénes les da el trastorno por estrés postraumático?

A cualquier persona le puede dar el trastorno por estrés postraumático a cualquier edad. Esto incluye a los veteranos de guerra, los sobrevivientes de agresiones físicas y sexuales, maltratos, accidentes de tráfico, catástrofes, atentados terroristas, u otros acontecimientos graves. No todas las personas con trastorno por estrés postraumático han pasado por una situación peligrosa. Algunos acontecimientos, como la muerte repentina o inesperada de un ser querido, también pueden causar el trastorno por estrés postraumático.

Según el Centro Nacional para el Trastorno por Estrés Postraumático, alrededor de 7 u 8 de cada 100 personas presentarán este trastorno en algún momento de sus vidas. Las mujeres son más propensas que los hombres a presentarlo. Algunas experiencias traumáticas pueden aumentar el riesgo y algunos factores biológicos, como los genes, pueden hacer que algunas personas sean más propensas que otras a presentar este trastorno.

¿Cuáles son los síntomas del trastorno por estrés postraumático?

Los síntomas suelen comenzar en los tres primeros meses después del incidente traumático, pero a veces empiezan más tarde. Para que se considere que se trata del trastorno por estrés postraumático, los síntomas deben durar más de un mes y ser lo suficientemente graves como para interferir con las relaciones o el trabajo. El curso de la enfermedad varía de una persona a otra. Algunas personas se recuperan en seis meses, mientras que otras tienen síntomas que duran mucho más tiempo. En algunas personas, el problema se vuelve crónico (persistente).

Un médico con experiencia en ayudar a las personas con enfermedades mentales, como un psiquiatra o un psicólogo, puede diagnosticar el trastorno por estrés postraumático.

Para recibir un diagnóstico de trastorno por estrés postraumático, un adulto debe tener todos los siguientes síntomas durante al menos un mes:

- Al menos un *síntoma de reviviscencia*
- Al menos un *síntoma de evasión*
- Al menos dos *síntomas de hipervigilancia y reactividad*
- Al menos dos *síntomas cognitivos y del estado de ánimo*

Síntomas de reviviscencia

- Volver a vivir mentalmente el acontecimiento traumático ("flashbacks") una y otra vez, incluso con síntomas físicos como palpitaciones o sudoración
- Pesadillas
- Pensamientos aterradores

Los síntomas de reviviscencia pueden causar problemas en la rutina diaria de quien los presenta. Estos síntomas se pueden generar de los pensamientos y los sentimientos de la propia persona. Las palabras, los objetos o las situaciones que hacen recordar el episodio también pueden desencadenar síntomas de reviviscencia.

Síntomas de evasión

- Mantenerse alejado de los lugares, los acontecimientos o los objetos que traen recuerdos de la experiencia traumática
- Evitar los pensamientos o los sentimientos relacionados con el acontecimiento traumático

Aquellas cosas o situaciones que hacen recordar la experiencia traumática pueden desencadenar síntomas de evasión. Estos síntomas pueden hacer que la persona cambie su rutina personal. Por ejemplo, después de un accidente grave de automóvil, alguien que generalmente conduce puede evitar conducir o montarse en un automóvil.

Síntomas de hipervigilancia y reactividad

- Sobresaltarse fácilmente
- Sentirse tenso o "con los nervios de punta"
- Tener dificultad para dormir o arrebatos de ira

Los síntomas de hipervigilancia suelen ser constantes, en lugar de ser ocasionados por algo que trae recuerdos de la experiencia traumática. Estos síntomas pueden hacer que la persona se sienta estresada y enojada. También pueden dificultar las tareas diarias, como dormir, comer o concentrarse.

Síntomas cognitivos y del estado de ánimo

- Problemas para recordar detalles importantes de la experiencia traumática
- Pensamientos negativos sobre uno mismo o el mundo
- Sentimientos distorsionados de culpa o remordimiento
- Pérdida de interés en las actividades placenteras

Los síntomas cognitivos y del estado de ánimo pueden comenzar o empeorar después de la experiencia traumática. Estos síntomas pueden hacer que la persona se sienta aislada o distanciada de sus amigos o familiares.

Después de un acontecimiento peligroso, es natural tener algunos de los síntomas que se mencionaron anteriormente. A veces estos síntomas pueden ser muy graves, pero desaparecen después de unas semanas. Esto se conoce como trastorno por estrés agudo. Si los síntomas duran más de un mes, afectan gravemente la capacidad de una persona para funcionar y no se deben al consumo de sustancias, alguna enfermedad física, o ninguna otra cosa que no sea la situación traumática en sí, es posible que la persona tenga el trastorno por estrés postraumático. Algunas personas con este trastorno no muestran ningún síntoma por semanas o meses. A menudo, el trastorno por estrés postraumático viene acompañado de depresión, drogadicción, y uno o más trastornos de ansiedad.

¿Los niños reaccionan de manera diferente que los adultos?

Los niños y los adolescentes pueden tener reacciones extremas a una experiencia traumática, pero es posible que sus síntomas no sean iguales a los de los adultos. En los niños muy pequeños (menores de 6 años), estos síntomas pueden incluir:

- Orinarse en la cama después de haber aprendido a ir al baño
- Olvidarse de cómo hablar o no poder hacerlo
- Representar la experiencia traumática en el juego
- Aferrarse de manera inusual a sus padres o a otro adulto

Los niños más grandes y los adolescentes suelen mostrar síntomas más parecidos a los observados en los adultos. También pueden presentar conductas disruptivas, irrespetuosas o destructivas. Los niños más grandes y los adolescentes pueden sentirse culpables por no haber evitado lesiones o muertes. También pueden tener pensamientos de venganza.

¿Por qué algunas personas experimentan el trastorno por estrés postraumático y otras no?

Es importante recordar que no todo el que pasa por una situación peligrosa tendrá el trastorno por estrés postraumático. De hecho, muchos se recuperarán rápidamente sin necesidad de una intervención.

Hay muchos factores que desempeñan una función en si una persona tendrá el trastorno por estrés postraumático. Algunos de estos son *factores de riesgo* que hacen que una persona sea más propensa a presentar este trastorno. Otros factores, llamados *factores de resiliencia*, pueden ayudar a reducir el riesgo de presentar el trastorno. Algunos de estos factores de riesgo y de resiliencia están presentes antes del acontecimiento traumático, y otros cobran importancia durante la experiencia traumática o después de ésta.

Los factores de riesgo del trastorno por estrés postraumático incluyen:

- Haber pasado por circunstancias peligrosas o traumáticas
- Haber salido lastimado
- Ver a personas heridas o muertas
- Haber tenido una experiencia traumática en la niñez
- Tener sentimientos de terror, impotencia o miedo extremo
- Tener poco o ningún apoyo social después del acontecimiento traumático
- Lidiar con un exceso de estrés después del hecho traumático, como la pérdida de un ser querido, lesiones y dolor, o la pérdida del trabajo o la vivienda
- Tener antecedentes de alguna enfermedad mental o consumo de drogas

Los factores de resiliencia que pueden reducir el riesgo de trastorno por estrés postraumático incluyen:

- Buscar apoyo de otras personas, como amigos y familiares
- Encontrar un grupo de apoyo después de la experiencia traumática
- Aprender a sentirse bien por las decisiones que tomó al enfrentar el peligro
- Tener una estrategia para afrontar o de alguna manera superar el hecho traumático y aprender de éste
- Ser capaz de actuar y responder de manera eficaz a pesar de sentir miedo

Los investigadores están estudiando la importancia de los diversos factores de riesgo y de resiliencia, entre ellos, los aspectos genéticos y neurobiológicos. Con más investigaciones, algún día puede ser posible pronosticar quién es propenso a presentar el trastorno por estrés postraumático y evitarlo.

¿Cómo se trata el trastorno por estrés postraumático?

Es importante que un profesional de la salud mental experto en el trastorno por estrés postraumático trate a una persona con este trastorno. Los principales tratamientos son la psicoterapia (terapia de "diálogo"), los medicamentos o una combinación de ambos. Cada persona es diferente y el trastorno por estrés postraumático afecta a las personas de diferentes maneras, por lo que es posible que un tratamiento que funciona para una persona no funcione para otra. Las personas con trastorno por estrés postraumático deben trabajar con un profesional de la salud mental para encontrar la mejor manera de tratar sus síntomas.

Si alguien con trastorno por estrés postraumático está pasando por alguna situación traumática continua, como, por ejemplo, una relación abusiva, es necesario abordar ambos problemas. Otros problemas que se pueden estar teniendo al mismo tiempo incluyen trastornos de pánico, depresión, drogadicción y pensamientos suicidas. La investigación muestra que el apoyo de la familia y los amigos pueden ser una parte importante de la recuperación.

Psicoterapia

La psicoterapia es la terapia de "diálogo". Hay muchos tipos de psicoterapia, pero todos implican hablar con un profesional de la salud mental para tratar una enfermedad mental. La psicoterapia puede darse individualmente o en grupo y, por lo general, tiene una duración de 6 a 12 semanas, pero puede tomar más tiempo.

Hay muchos tipos de psicoterapia que pueden ayudar a las personas con trastorno por estrés postraumático. Algunos tipos se dirigen a los síntomas del trastorno, mientras que otros se enfocan en los problemas sociales, familiares o laborales. El médico o terapeuta puede combinar diferentes tratamientos en función de las necesidades de cada persona.

Los tipos de psicoterapia eficaces tienden a enfatizar algunos componentes clave, entre ellos, conocer los síntomas, aprender habilidades para ayudar a identificar los factores desencadenantes de los síntomas y habilidades para controlarlos. Hay un tipo de psicoterapia que se llama terapia cognitivo-conductual e incluye lo siguiente:

Terapia de exposición. Esta terapia ayuda a las personas a enfrentar y controlar su temor. Poco a poco se las expone a la situación traumática que sufrieron, pero de una manera segura. Se utilizan imágenes mentales, escritura o visitas al lugar donde ocurrió el hecho. El terapeuta utiliza estas técnicas para ayudar a las personas con trastorno por estrés postraumático a enfrentar sus sentimientos.

Reestructuración cognitiva. Esta terapia ayuda a las personas a darle sentido a los malos recuerdos. A veces las personas recuerdan el acontecimiento de manera diferente de cómo sucedió. Pueden sentir culpa o vergüenza por algo que no es su culpa. El terapeuta ayuda a las personas con trastorno por estrés postraumático a mirar lo que ocurrió de una manera realista.

Por medio de otros tipos de psicoterapia, se les enseña a las personas formas útiles de reaccionar ante acontecimientos aterradores que desencadenan los síntomas del trastorno por estrés postraumático. Sobre la base de este objetivo general, los diferentes tipos de terapia pueden:

- Enseñar sobre el trauma y sus efectos
- Usar habilidades para aprender a relajarse y controlar la ira
- Ofrecer consejos para mejorar los hábitos de sueño, alimentación y ejercicio
- Ayudar a las personas a identificar y enfrentar la culpa, la vergüenza y otros sentimientos relacionados con la experiencia traumática
- Centrarse en cambiar la forma en que las personas reaccionan a los síntomas del trastorno por estrés postraumático

Medicamentos

Los medicamentos más estudiados para el tratamiento del trastorno por estrés postraumático incluyen los antidepresivos, que pueden ayudar a controlar los síntomas como la tristeza, la preocupación, la ira y la sensación de vacío interno. Los antidepresivos y otros medicamentos se pueden recetar junto con la psicoterapia. Otros medicamentos pueden ser útiles para síntomas específicos de este trastorno. Por ejemplo, aunque actualmente no está aprobada por la Administración de Alimentos y Medicamentos (FDA, por sus siglas en inglés), la investigación ha demostrado que la prazosina puede ser útil con los problemas del sueño, en particular, las pesadillas, frecuentes en las personas con trastorno por estrés postraumático.

> ¿Cómo puedo ayudar a un amigo o un familiar que tiene el trastorno por estrés postraumático?

Si conoce a alguien que pueda tener el trastorno por estrés postraumático, lo primero y lo más importante que puede hacer es ayudarle a que reciba el diagnóstico correcto y el tratamiento adecuado. Es posible que tenga que ayudarle a pedir la cita y después acompañarle a la consulta médica. Anime a la persona a que permanezca en tratamiento o a que obtenga un tratamiento diferente si los síntomas no mejoran después de 6 a 8 semanas.

Para ayudar a un amigo o un familiar, usted puede:

- Ofrecer apoyo emocional, comprensión, paciencia y ánimo
- Aprender sobre el trastorno por estrés postraumático para poder entender lo que su amigo o familiar está sintiendo
- Escuchar atentamente. Prestar atención a los sentimientos de su familiar y a las situaciones que pueden desencadenar los síntomas de trastorno por estrés postraumático
- Compartir distracciones positivas, como paseos, excursiones y otras actividades.
- Recordarle a su amigo o familiar que, con el tiempo y el tratamiento, puede mejorar.

Hay otros tipos de tratamiento que también pueden ayudar. Las personas con trastorno por estrés postraumático deben hablar sobre todas las opciones de tratamiento con su profesional de la salud mental. El tratamiento debe dotar a las personas con habilidades para manejar sus síntomas y ayudarles a participar en las actividades que disfrutaban antes de tener el trastorno por estrés postraumático.

¿Qué puedo hacer para ayudarme a mí mismo?

Puede ser muy difícil dar el primer paso para ayudarse a sí mismo. Es importante darse cuenta de que puede mejorar con el tratamiento, a pesar de que tome algún tiempo.

Para ayudarse a sí mismo:

- Hable con su médico acerca de las opciones de tratamiento.
- Practique actividades ísicas leves o haga ejercicio para ayudar a reducir el estrés.
- Fíjese objetivos realistas.
- Divida las tareas grandes en tareas pequeñas, establezca prioridades y haga lo que pueda cuando pueda.
- Trate de pasar tiempo con otras personas y de hablar con un amigo o familiar de confianza.
- Infórmeles a los demás acerca de las cosas que pueden desencadenarle síntomas.
- Sepa que sus síntomas mejorarán gradualmente, no de inmediato.
- Identifique y busque situaciones, lugares y personas que le traigan consuelo.

¿Dónde puedo conseguir ayuda?

- Especialistas en salud mental, como psiquiatras, psicólogos, trabajadores sociales o consejeros en salud mental
- Organizaciones para el cuidado de la salud
- Centros comunitarios de salud mental
- Departamentos de psiquiatría de los hospitales y consultorios externos
- Programas de salud mental en las universidades o las facultades de medicina
- Consultas externas en hospitales estatales
- Servicios para la familia, agencias sociales o autoridades religiosas
- Grupos de apoyo

- Clínicas y establecimientos privados
- Programas de asistencia a los empleados
- Organizaciones médicas o psiquiátricas locales

¿Qué hago si yo o alguien que conozco está en crisis?

Si usted o alguien que conoce está pensando hacerse daño, obtenga ayuda de inmediato:

- Durante una crisis, un médico de una sala de emergencias puede darle ayuda temporal y aconsejarle dónde y cómo conseguir ayuda adicional
- Llame al 911, vaya a la sala de emergencias de un hospital, o pídale a un familiar o a un amigo que le ayude a hacerlo
- Llame a la línea directa gratuita de la Red Nacional de Prevención del Suicidio, las 24 horas, al 1–888–628–9454; o al teléfono para personas con problemas auditivos 1–800–799–4889 (1–800–799–4TTY) para hablar con un consejero capacitado.
- Llame a su médico
- No deje sola a la persona que esté pensando en suicidarse

Futura dirección de las investigaciones sobre el trastorno por estrés postraumático

En la última década, los investigadores se han concentrado en entender las bases mentales y biológicas del trastorno por estrés postraumático. También han estado observando por qué las personas presentan una serie de reacciones a las situaciones traumáticas. Los investigadores financiados por el NIMH están trabajando:

- Con los datos de los pacientes que han pasado por experiencias traumáticas y que han estado en centros de servicios de urgencias, para comprender mejor los cambios que se producen en las personas que no se recuperan de estas experiencias en comparación con aquellas cuyos síntomas mejoran de forma natural
- Para entender cómo los recuerdos aterradores se ven afectados por el aprendizaje, los cambios corporales o, incluso, el sueño

- En la prevención de la aparición del trastorno por estrés postraumático poco después de la exposición a la situación traumática
- Para identificar los factores que determinan si una persona con trastorno por estrés postraumático responde bien a un tipo de intervención u otro, con el objetivo de diseñar tratamientos más personalizados, eficaces y eficientes

En la medida que las investigaciones genéticas y las tecnologías de imágenes cerebrales continúen mejorando, es más probable que los científicos puedan determinar cuándo y en qué parte del cerebro comienza el trastorno por estrés postraumático. Este conocimiento puede conducir a tratamientos mejor orientados a satisfacer las necesidades propias de cada persona o, incluso, a prevenir la enfermedad antes de que haga daño.

Respuestas frecuentes de los niños a las experiencias traumáticas

Los niños de 5 años de edad o menos pueden reaccionar de las siguientes maneras:

- Mostrando señales de miedo
- Aferrándose a sus padres o las personas que los cuidan
- Llorando o gritando
- Lloriqueando y temblando
- Moviéndose sin rumbo
- Quedándose inmóviles
- Volviendo a comportamientos comunes de cuando eran más pequeños
- Chupándose el dedo
- Orinándose en la cama
- Teniendo miedo a la oscuridad

Los niños de 6 a 11 años pueden reaccionar:

- Aislándose
- Volviéndose reservados cuando están entre amigos, familiares y profesores
- Teniendo pesadillas u otros problemas para dormir

- Negándose a acostarse a dormir
- Volviéndose irritables o revoltosos
- Teniendo ataques de ira
- Iniciando peleas
- Teniendo dificultad para concentrarse
- Negándose a ir a la escuela
- Quejándose de problemas físicos
- Teniendo miedo sin razón
- Deprimiéndose
- Sintiéndose culpables de lo que pasó
- Volviéndose emocionalmente insensibles
- Desempeñándose mal en la escuela y en las tareas
- Perdiendo el interés en las actividades divertidas

Los adolescentes de 12 a 17 años de edad pueden reaccionar:

- Volviendo a revivir mentalmente el acontecimiento traumático ("flashbacks")
- Teniendo pesadillas u otros problemas para dormir
- Evitando recordar la experiencia traumática
- Consumiendo drogas, alcohol o tabaco
- Siendo revoltosos, faltando el respeto o actuando de manera destructiva
- Quejándose de dolores físicos
- Sintiéndose aislados o confundidos
- Deprimiéndose
- Enojándose
- Perdiendo el interés en las actividades divertidas
- Teniendo pensamientos suicidas

Los adolescentes pueden sentirse culpables, posiblemente por no haber podido evitar las lesiones o las muertes. También pueden tener pensamientos de venganza.

¿Qué pueden hacer los socorristas para ayudar?

Después de una experiencia traumática o violenta o una catástrofe, los socorristas pueden proteger a los niños de:

- Daño adicional

- Escenas y ruidos traumáticos
- Espectadores curiosos y medios de comunicación

Los socorristas también deben ser amables, pero firmes, al guiar a los niños lejos del sitio donde ocurrió el acontecimiento traumático y de los sobrevivientes heridos. Deben tratar de mantener a los niños junto con sus familiares y amigos.

Los socorristas pueden ayudar a identificar a los niños que estén sumamente angustiados y quedarse con ellos hasta que se tranquilicen.

Las señales de angustia aguda incluyen:

- Temblar
- Hablar sin coherencia o de manera confusa
- Quedarse mudo
- Mostrar un comportamiento extraño como llorar fuerte, rabiar, o sentarse completamente inmóvil o como congelado

Los socorristas deben ser tolerantes con los comportamientos difíciles y las emociones fuertes. Algunas acciones de apoyo que ayudan a los niños a sentirse seguros incluyen darles un abrazo o decirles algo que los tranquilice.

¿Cómo pueden los adultos ayudar a los niños y adolescentes que han pasado por una experiencia traumática?

La ayuda para los niños puede comenzar de inmediato, incluso en el mismo lugar de la experiencia traumática. La mayoría de los niños se recuperan en pocas semanas, pero otros pueden necesitar ayuda durante más tiempo. Les puede tomar meses recuperarse de la inmensa pena que sienten como respuesta emocional ante una gran pérdida como la de un familiar, un maestro, un amigo o una mascota. Puede ser que al escuchar noticias sobre el acontecimiento o al cumplir un aniversario del mismo, los niños vuelvan a sentir esa tristeza o dolor inmenso.

Es posible que algunos niños necesiten ayuda de un profesional en salud mental. Otras personas pueden buscar otro tipo de ayuda, tal vez de los líderes de la comunidad. Identifiquen a los niños que necesitan apoyo y ayúdenles a conseguirlo.

Algunos ejemplos de conductas problemáticas incluyen:

- No querer ir a los lugares que les recuerdan la experiencia traumática
- Parecer emocionalmente insensibles
- Comportarse de manera peligrosa
- Sentir ira o rabia inexplicables
- Tener problemas del sueño, incluyendo pesadillas

Cosas que los ayudantes adultos deben hacer

Prestar atención a los niños:

- Escuchándolos
- Aceptando sus sentimientos sin discutir
- Ayudándolos a superar su experiencia

Reducir los efectos de otros factores estresantes como:

- Mudanzas o cambios frecuentes de ciudad
- Períodos largos lejos de la familia y los amigos
- Presión para rendir bien en la escuela
- Problemas de transporte
- Peleas en la familia
- Sensación de hambre

Supervisar su recuperación:

- Recordando que es un proceso que toma tiempo
- No ignorando reacciones graves
- Prestando atención a cambios repentinos de comportamiento, palabras o lenguaje que usan, o emociones fuertes

Recordar a los niños que los adultos:

- Los aman
- Los apoyan
- Estarán con ellos cuando sea posible

> Ayuda para todas las personas en los primeros días y semanas

Hay medidas que los adultos pueden tomar después de una experiencia traumática que pueden ayudarles a enfrentar mejor lo ocurrido. De esta manera, también les será más fácil cuidar mejor de los niños. Estas medidas incluyen crear un ambiente seguro, mantener la calma, actuar amablemente y establecer relaciones saludables con los demás. También es importante ser sensibles a las personas que están pasando por mucho estrés y respetar sus decisiones.

Cuando sea posible, se debe ayudar a las personas a:

- Obtener comida
- Encontrar un lugar seguro para vivir
- Recibir ayuda de un médico o enfermero si hay heridos
- Comunicarse con los seres queridos o amigos
- Mantener a los niños junto a sus padres o familiares
- Comprender lo que pasó
- Entender lo que se está haciendo al respecto
- Saber dónde buscar ayuda

No se debe:

- Forzar a las personas a que cuenten sus historias
- Pedir detalles personales
- Decir cosas como "Todo va a estar bien" o "Al menos sobreviviste"
- Expresar lo que se piensa sobre cómo otras personas sedeberían sentir o cómo deberían haber actuado
- Decir que las personas sufrieron porque se lo merecían
- Criticar la ayuda disponible
- Hacer promesas que no se puedan cumplir, como decir "Volverán a casa pronto"

Algunos niños tendrán problemas prolongados de salud mental después de una experiencia traumática. Estos pueden ser tristeza o dolor profundo, depresión, ansiedad o pueden desarrollar el trastorno por estrés postraumático. Algunos sobrevivientes de acontecimientos traumáticos mejoran con algún tipo de apoyo. Otros pueden necesitar un tratamiento prolongado con un profesional de la salud mental. Si después de estar en un ambiente seguro por un mes, un niño aún no puede realizar sus rutinas normales o presenta nuevos problemas emocionales o de conducta, comuníquese con un profesional de la salud.

Algunos factores que influyen en la forma en que alguien puede responder a una experiencia traumática son:

- Haber estado directamente involucrado en el acontecimiento traumático, especialmente si ha sido una de las víctimas
- Exposición intensa o prolongada al acontecimiento traumático
- Antecedentes personales de experiencias traumáticas anteriores
- Antecedentes personales o familiares de enfermedades mentales y problemas graves de comportamiento
- Falta de apoyo social o de amigos y familiares comprensivos
- Factores adicionales que causan estrés en la vida como mudarsede casa o cambiarse de escuela, un divorcio, cambio de trabajo o problemas financieros

Algunos síntomas pueden requerir atención inmediata. Comuníquese con un profesional de la salud mental si se presentan los siguientes síntomas:

- Revivir mentalmente el acontecimiento traumático una y otra vez ("flashbacks")
- Latidos rápidos del corazón y sudoración
- Tendencia a asustarse con facilidad
- Insensibilidad emocional
- Sentimiento de mucha tristeza o depresión

- Pensamientos suicidas o acciones para quitarse la vida

ESTRATEGIAS DEL EQUIPO DE PRIMER NIVEL CON TRASTORNOS DE ANSIEDAD

PACIENTE: Descripción de los síntomas. Tratar de que sea del presente hacia el pasado, pidiendo ejemplos de sus síntomas: "¿A que se refiere con sensación de falta de aire?" Que sea expresado con las palabras de ella. Luego tratar de conectar las emociones, a la descripción de los síntomas, y si se debió a situaciones que ocurrían en ese momento.

MEDICO DE PRIMER NIVEL: Diagnósticos previos, si alguien en la familia tiene este tipo de problema. Medicamentos utilizados y que resultados se han obtenido. Historia clínica centrada en diagnostico diferencia de problemas médicos que puedan cursar con ansiedad.

1. Uso de sustancias estimulantes
2. Supresión de sedantes.
3. Problemas cardiopulmonares
4. Crisis hipertensivas (Feocromocitomas)
5. Uso de medicamentos para asma o control de peso.
6. Evaluación de perfil tiroideo
7. Anemia
8. Inmunológicas: esclerosis múltiples, lupus eritematoso

Establecer los tratamientos de inicio de acuerdo con el psiquiatra.

PSICOLOGA CLINICA: Implementa las psicoterapias, o hacer las exposiciones graduales con los pacientes individualizando los casos, según los diagnósticos. Evaluar la adherencia terapéutica del paciente, la información que maneja él o ella y la familia.

PSIQUIATRA: Revisar los casos clínicos con el grupo, las dosis y grados de avance. Asesorar las terapias e involucrarse con casos difíciles o con problemas diagnósticos. Revisa las comorbilidades psiquiatras y/o médicas.

Estas técnicas se deben de practicar bajo las siguientes condiciones:

1. Selecciona un momento para practicarlas, en el que no seas molestado.

2. Practicar en un lugar cómodo y en una superficie confortable (cama, sofá, alfombra).

3. No debes de tomar bebidas alcohólicas o fumar dos a tres horas antes de efectuar estas prácticas.

4. Son 11 ejercicios de relajación muscular isométrica, en donde vas a apretar suavemente cada grupo muscular. Mientras aprietas suavemente alguno de los grupos musculares, mantén relajado el resto de tus músculos. Sostener la tensión por 15 segundos y luego relajar 30 segundos.

Preparación.

Una vez que tienes una posición cómoda, cierra tus ojos, y comienza con ejercicios de respiración. Deja que tu respiración sea regular y completa, concéntrate en el ritmo de tu respiración. Mete aire (inhalando), contando del 1 al 4, sostén el aire cuatro segundos y expulsa el aire lentamente, al mismo tiempo que mentalmente te dices la palabra "CALMA". Repite esto durantes 10 veces, y al finalizar estas ya listo(a) pera realizar tus ejercicios de relajación.

Apretar las manos.

Enfoca tu atención a tu mano derecha. Mientras mantienes el resto de tu cuerpo relajado, Aprieta suavemente la mano derecha, haciendo un puño, sostén el puño 15 segundos. Relaja la mano derecha, hasta que sientas como se abre esta lentamente. Repite esta operación una vez mas con la misma mano derecha. Luego pasa a la mano izquierda y realiza la operación dos veces.

Apretar brazos.

Ahora enfoca tu atención hacia tu brazo derecho, siente que esta flojo y que casi flota. Dobla el brazo derecho en la dirección del hombro del mismo lado, aprieta el brazo contra el antebrazo, haciendo cierta tensión. Esto debe de durar 15 segundos. Luego suéltalo. Deja que tu brazo se desdoble cayendo lentamente y nota como se siente ligero, como si flotara. Repite la operación una vez mas y luego con el brazo izquierdo realiza el ejercicio dos veces mas. Ahora aprieta ambos brazos contra tus lados, como si tu cuerpo fuera una esponja, por 15 segundos sostén la contracción. Luego relájate gradualmente por 30 segundos. Repite esta operación una vez mas.

Apretar la espalda.

Aprieta los músculos de la espalda de la manera que quieras, una puede ser arqueando la espalda y sacando el abdomen. Otra forma puede ser haciendo un arco, o doblarte hacia un lado u otro. También es posible que te apoyes de manera firma contra el respaldo de la silla. Todo lo anterior por un tiempo de 15 segundos, después relájate gradualmente por un tiempo de 30 segundos. Repite este ejercicio dos veces.

Apretar la parte trasera del cuello.

Dirige la tensión hacia tu cuello, hecha la cabeza hacia atrás, deja que la tensión crezca. Aprieta muy suave pero no de manera completa. Esto debe de durar 15 segundos después relaja tu cuello y hombros por 30 segundos. Repite el evento una vez mas

Apretar los músculos de la cara

Has una mueca al apretar los músculos de la cara en un conjunto, piensa que aprietas la boca, los ojos y la frente, mantén esta contracción suave por 15 segundo y luego suelta lentamente por 30 segundos, repítelo una vez mas.

Apretar piernas una contra otra

Aprieta las piernas, primero una contra la otra, en su parte media, como si quisieras cerrarlas fuertemente, sostén la contracción por 15 segundos, y luego relaja gradualmente por 30 segundos, repítelo una vez mas. Luego coloca una pierna enzima de la otra, y trata de levantar la que esta abajo y que la que esta arriba no lo permita, trata de hacer esto por 15 segundos, luego relájate por 30 segundo y repítelo una vez mas.

Ahora que todo tu cuerpo esta relajado, tienes que mantenerlo así por el tiempo que consideres necesario. Es importante que te mantengas haciendo ejercicios de respiración rítmica como se muestran en la figura inferior. Siente como si tu cuerpo flotara en el aire o que está muy liviano.

Puede utilizar este tipo de ejercicio cada que realice algún tipo de tarea de imaginación, en donde tenga que enfrentarse a situaciones que le desarrollan sentimientos negativos. Practique los ejercicios de relación por lo menos tres veces al día

TÉCNICA DE RESPIRACIÓN

- Detenga el aire después de una inspiración profunda por 10 segundos (no tome una inhalación muy profunda)

- Al terminar de contar 10, exhalé lentamente al mismo tiempo que dice la palabra: "Calma"

- Repita el ciclo con este patrón: cuatro segundos de inhalar, cuatro segundos de retener el aire, cuatro segundos de exhalar, y cuatro segundos de intervalo entre el siguiente ciclo. A esto se le llama hacer cuadrados de cuatro segundos.

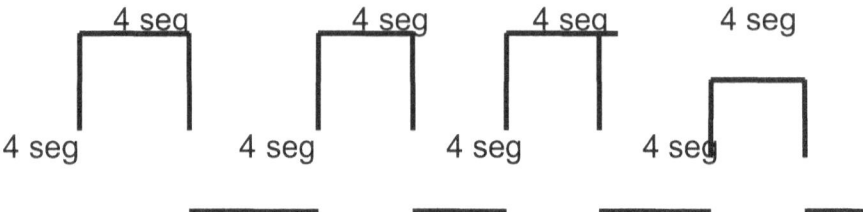

4 seg   4 seg   4 seg

4 seg

CICLO DE CUADRADOS DE RESPIRACIÓN, EN CADA EXHALACIÓN SE

TIENE QUE REPETIR "CALMA"

ALTERACIONES PSICOTICAS GRUPO PRIMER CONTACTO

CONCEPTOS BÁSICOS

- Es un estado mental caracterizado por un pobre juicio de la realidad.

- Las pruebas de realidad no se cumplen dentro del marco de creencias imperantes.

- Hipócrates hizo una descripción de las psicosis en general.

Es mas frecuente que estos aparezcan en los servicios de urgencias, sobre todo aquellos que no han recibido tratamiento, y son llevados por sus familiares por conductas disruptivas. Esto implica dos aspecto novedosos para el clínico de primer nivel:

1. El enfermo manifiesta ausencia de síntomas – Anosognosia neurológica de primera persona
2. Los familiares van a exagerar la manifestaciones que reporten de su enfermo, entre otras razones, porque ya llegaron al límite de sus capacidades para lidiar con el enfermo. La conducta que se presenta en ellos es acusatoria. "¡Mi paciente no se toma sus medicinas!"; "¡Sigue drogándose o ingiriendo alcohol a pesar de que le hace daño!"

En este caso en particular el esquema tradicional de PACIENTES – GRUPO DE PRIMER CONTACTO SE MODIFICA.

Se trata al paciente pero juntamente con la familia. Los pacientes rechazan asistir con os médicos, y menos a los establecimientos psiquiátricos. Todo esto lleva a un estado de simbiosis con la familia, en donde mientras este controlado el enfermo en enfermedades psicóticas crónicas como la esquizofrénica, lo van a tolerar, y solo acuden a urgencias cuando se agudiza el cuadro clínico.

Estos pacientes pueden tener un promedio de 15 a 25 años para desarrollar formas indiferenciadas de psicosis y/o mortalidad por problemas cardiovasculares enfermedades pulmonares obstructivas crónicas (adicción a la nicotina), infecciones crónicas, accidentes o suicidios.

+ No se diagnostican problemas médicos por que hay un estigma de los profesionales y de los pacientes hacia ellos.

+ Hay una alta prevalencia de adición a la nicotina, alcohol y otras sustancias ilegales.

+ Los efectos secundarios de los neurolépticos contribuyen a la falta de la adherencia terapéutica.

+ Hay comorbilidad con obesidad, diabetes, dislipidemias, y disquinesias tardías.

Síntomas Esquizofrenia

A.

1. Delirios

2. Alucinaciones

3. Discurso desorganizado.

4. Comportamiento desorganizado o catatónico.

5. Síntomas negativos (emotividad disminuida, abulia)

- B- Durante una parte significativa del tiempo desde el inicio del tratamiento, el nivel de funcionamiento en uno o más ámbitos principales, como el trabajo, las relaciones interpersonales, el cuidado personal, están muy por debajo del nivel alcanzado antes del inicio de la enfermedad.

C. Los signos continuos del trastorno persisten por lo menos durante seis meses.

D. Se han descartado los trastornos esquizoafectivos y trastorno depresivo y bipolar. No se ha producido episodios maniacos o depresivos mayores en forma concurrente

E. El trastorno no se debe a uso de sustancia

EVALUACION DE LA SINTOMATOLOGIA PSICOTICA EN EL PRIMER NIVEL

Alucinaciones

Son percepciones sin objeto de cualquiera de los sentidos, las mas frecuentes son auditivas y visuales.

- ¿Escucha voces que otras personas no oye? ¿Así como ahora escucha mi voz? ¿Esa voz esta dentro o afuera de su cabeza? ¿Esa voz o voces le dicen algo?

- Alucinación: percepción sin objeto, pero con una connotación delirante: escucho voces que me dicen que soy el Mesías.

- Alucinosis: veo elefantes voladores de color rosa. Esto se debe a que me tome unas "tachas"- Hay crítica del fenómeno.

- Ilusión: Distorsión senso-perceptiva: si hay un objeto, pero se distorsiona : una mancha en la pared es una cara.

Delirios

Creencias firmes sin evidencias lógicas que las sustenten y que son irreductibles a las premisas lógicas convencionales, dentro de los contextos culturales y religiosos. Las ideas delirantes comunes son, persecutorias, somáticas, hipocondriaticas,

- Creencias sin marco real que las sostenga (irreductibles a las leyes de la lógica y física).

- Paranoia: el paciente cree que lo persiguen, que le quieren hacer daño, que hablan mal de ella. Hay un plan o complot.

- Hostilidad a las personas que el paciente supone parte del complot.

Pensamientos desorganizados

El paciente tiene dificultades en su forma de hablar, no llega a metas narrativas, brinca de un tema al otro. Pensamiento tangencias. "Cantinflear"

Conducta desorganizada.

Movimientos bizarros, sin propósito, sin poder tener un propósito en si

Síntomas negativos.

Asilamiento, no se involucra con personas, aislamiento.

Dificultades cognitivas.

Problemas de memoria, distracción, falta de atención.

Síntomas físicos frecuentes:

+ Insomnio

+ Pobre ingesta de líquidos y comida, les saben mal o temen ser envenenados.

+ Explicaciones bizarras de lo que les sucede: "Tengo implantado un micro chip"

+ Afecto inapropiado

+ Catatonia o inmovilización

PSICOSIS DEPRESIVA

- Retardo psicomotriz

- Apatía

- Autocastigo

- Expresión facial de tristeza

- Culpa exagerada y delirante

- Ideas y actos suicidas

Los pacientes con psicosis tendrán problemas a nivel de las siguientes áreas

Educación/laboral : Dependiendo de la edad en la que se registre el primer brote psicótico, ya no avanzan mucho,

Relaciones de pareja: cuesta trabajo tener pareja, estas son inestables, y hay poco interés por compromisos afectivos

Actividades cotidianas. Hay descuido en la higiene personal, en la del sitio en donde viven, son personas que no pueden cuidarse por si mismos en las fases de psicosis activa

EVALUACIÓN DEL RIESGO SUICIDA

Este grupo de pacientes se percatan de la pobre calidad de sus vidas y son una de las poblaciones de mayor prevalencia en suicidios, además viven solos o apartados de la familia. Hay un total de 25 % de esquizofrenia anualmente y 5 % son exitosos.

Es un área que no se pregunta

+ La ideación suicida es elevada al inicio de la enfermedad, explorar siempre

+ Evaluar intentos previos, si hay comando de voces que impulsan a hacerlo o insultan al paciente. Abuso de sustancias, en supresión de las mismas o en intoxicación aumenta el riesgo. Número de hospitalizaciones psiquiátricas. Aumenta el número.

+ Que viva solo, hombre, previos intentos, es necesario su hospitalización.

EVALUACION DE VIOLENCIA

La psicosis de cualquier tipo puede estar acompañada de violencia. Esto puede ser por las siguientes condiciones:

+ Mandato por alucinaciones

+ Parte de las ideas delirantes

+ Delirios paranoides

+ Antecedentes de violencia

Si está en niveles elevados lleva a hospitalización y cuidadores de 24 hrs.

CONDICIONES MEDICAS QUE PRESENTAN PSICOSIS

Neurológicas: delirio, demencia, crisis convulsivas, migraña, traumatismos cráneo encefálicos, infecciones del sistema nerviosos, accidentes cerebrales, enfermedad de Huntington enfermedad de Parkinson. Sordera

Endócrinas: Hipo o hipertiroidismo, disfunción adrenal

Inmunológicas,: neurosifilis, VIH, LEG

Metabólicas: hiperglicemia, hipoxia, hipercapnea, enfermedad de Willson.

Relacionada con uso y abuso de sustancias.

Supresión de alcohol y benzodiacepinas

Intoxicación por ingesta aguda de estimulantes, alucinógenos inhalantes, cocaína, marihuana.

Medicamentos prescritos: esteroides, anticolinérgicos, agonistas de dopamina, anticolinérgicos.

Toxinas: inibidores de la anticolinesterasa, insecticidas órgano fosfatados, monóxido de carbón.

ESTUDIOS DE GABINETE Y LABORATORIO

+ Biometría hemática

+ Química sanguínea 24 elementos

+ Perfil tiroideo

+ Análisis de orina

+ Imágenes cerebrales si hay síntomas neurológicos

ESTUDIO DE LA CRONICIDAD

1. ¿Es el problema reciente o crónico?
2. ¿Los síntomas han cambiado o se mantienen estables a lo largo del tiempo?
3. ¿Los síntomas afectivos son prominentes?
4. ¿Hay en la familia antecedente de alteraciones similares?

ANTIPSICÓTICOS TÍPICOS
• Cloropromazina
• Flupentixol
• Flufenazina
• Haloperidol (Haldol)
• Perfenazina (Trilafón)
• Pimozide (Orap)
• Pipotiazina (Piportil)
• Sulpiride
• Tioridazina (Melleril)
• Trifluoperazina (Stelazine)

ANTIPSICOTICOS ATIPICOS
. Clozapina
. Olanzapina
. RIsperidona
. Quetiapina
. Aripiprazol
. Paliperidona

. Ziprasidona

. Iloperidona

. Lurasidona

. Cariprazina

SEÑALES DE ALERTA TEMPRANAS DE LA PSICOSIS

Por lo general, las personas comienzan a mostrar cambios de comportamiento antes de que se presente la psicosis. La lista a continuación incluye varias señales de alerta de la psicosis.

- Disminución preocupante en las calificaciones o el rendimiento en el trabajo
- Dificultad reciente para pensar con claridad o concentrarse
- Desconfianza, ideas paranoicas o inquietud alrededor de los demás
- Aislamiento social, pasar mucho más tiempo a solas de lo habitual
- Ideas inusuales y excesivamente intensas, sentimientos extraños o ausencia de todo tipo de sentimiento
- Descuido en los cuidados personales o la higiene personal
- Dificultad para distinguir la realidad de la fantasía
- Habla confusa o problemas de comunicación

Es posible que cualquiera de estas señales por sí sola no sea significativa, pero si alguien muestra varias de las señales indicadas en esta lista, debe consultar con un profesional de la salud mental. Un psicólogo calificado, un psiquiatra o un trabajador social especializado podrá hacer un diagnóstico y ayudar a diseñar un plan de tratamiento.

Es importante buscar ayuda si nota que se presentan estos cambios de comportamiento y que comienzan a intensificarse o no desaparecen.

El tratamiento temprano de la psicosis aumenta la probabilidad de una recuperación exitosa.

DATOS Y HECHOS REALES SOBRE LA PSICOSIS

- La palabra psicosis se utiliza para describir los trastornos mentales en los que se ha presentado alguna pérdida de contacto con la realidad.

- La psicosis a menudo comienza entre el final de la adolescencia y alrededor de los 25 años.

- La psicosis puede ser un síntoma de una enfermedad mental o un problema físico.

- Algunos medicamentos, el alcoholismo o la drogadicción pueden causar psicosis.

- De cada 100 personas, 3 tendrán un episodio de psicosis en algún momento de su vida.

- Cada año, alrededor de 100,000 adolescentes y adultos jóvenes en los Estados Unidos tienen un primer episodio de psicosis.

- La psicosis puede incluir alucinaciones (ver, oír, oler, saborear o sentir algo que no es real).

- La psicosis puede incluir paranoia o delirios (creer en algo que no es real, incluso cuando a la persona se le presentan los hechos).

- La psicosis puede incluir habla o pensamientos desordenados.

- La psicosis afecta a las personas de toda condición.

MITO: Una persona con síntomas de psicosis es peligrosa.

REALIDAD: Las personas con psicosis pueden comportarse de forma extraña y escuchar voces o ver cosas que no existen. Pueden estar asustadas, confundidas o retraídas. Sin embargo, es más probable que estas personas se hagan daño a sí mismas que a otros. Es importante ayudar a una persona con síntomas de psicosis para que reciba tratamiento lo más rápido posible.

Tratamiento

- LA PSICOSIS SE PUEDE TRATAR y el tratamiento temprano aumenta la probabilidad de una recuperación exitosa.

- Hay estudios que han demostrado que es frecuente que una persona tenga síntomas de psicosis durante más de un año antes de recibir tratamiento. Es importante disminuir *el tiempo que pasa sin que se trate la psicosis,* porque el tratamiento temprano a menudo significa una mejor recuperación.

- La investigación apoya una variedad de tratamientos para el primer episodio de psicosis, particularmente la atención especializada coordinada la cual tiene los siguientes componentes:

  o *La psicoterapia individual o de grupo,* que normalmente se basa en los principios de la terapia cognitiva conductual y ayuda a las personas a resolver sus problemas actuales. El terapeuta especializado en terapia cognitiva conductual ayuda a que el paciente aprenda a identificar los patrones de pensamientos distorsionados e improductivos, a reconocer y modificar las creencias equivocadas, a relacionarse con los demás de manera más positiva y a cambiar los comportamientos problemáticos.

- ○ *La capacitación y el apoyo familiar,* que enseña a los miembros de la familia sobre la psicosis y cómo afrontarla, así como habilidades para la comunicación y la solución de problemas. Los familiares que están informados y que participan activamente en el cuidado de su ser querido también están más preparados para ayudarlos en el proceso de   recuperación.

- ○ *Los medicamentos ("farmacoterapia"),* que ayudan a reducir los síntomas de psicosis. Al igual que todos los medicamentos, los medicamentos antipsicóticos tienen riesgos y beneficios. Los clientes deben hablar con sus proveedores de atención médica sobre los efectos secundarios, los costos de los medicamentos y su preferencia de administración (pastilla diaria o inyección mensual).

- ○ *Los servicios de apoyo para el empleo o la educación,* que ayudan a los clientes a regresar al trabajo o a la escuela y lograr sus objetivos personales. Hacen hincapié en la ubicación rápida en un ambiente de trabajo o estudio en conjunto con orientación y apoyo para asegurar el éxito.

- ○ *El manejo de casos,* que ayuda a los clientes a solucionar problemas. El administrador de casos puede ofrecer soluciones para resolver problemas prácticos, y coordinar los servicios sociales en los diferentes campos de necesidad.

- • Es importante que las personas con psicosis participen en la planificación de su tratamiento. Los programas de tratamiento individuales deben basarse en sus necesidades y objetivos, lo que les ayudará a mantenerse involucrados durante todo el proceso de recuperación.

¿QUÉ ES LA ESQUIZOFRENIA?

La esquizofrenia es un trastorno crónico y grave que afecta la forma de pensar, sentir y actuar de las personas. Aunque la esquizofrenia es menos común que otros trastornos mentales, puede ser sumamente incapacitante. Alrededor de 7 u 8 personas de cada 1,000 desarrollarán esquizofrenia en su vida.

Muchas veces, las personas con este trastorno escuchan o ven cosas que no están allí o piensan que los demás pueden leer su mente, controlar sus pensamientos o conspirar para hacerles daño. Esto puede aterrorizarlos y convertirlos en personas retraídas o extremadamente agitadas. También puede ser espantoso y molesto para las personas que los rodean.

Las personas con esquizofrenia a veces hablan de cosas extrañas o inusuales, lo que puede hacer difícil mantener una conversación con ellas. También pueden durar horas sentados sin hablar ni moverse. A veces las personas con esquizofrenia parecen estar perfectamente bien hasta que hablan de lo que realmente están pensando.

Las familias y la sociedad también se ven afectadas por la esquizofrenia. Muchas personas con este trastorno tienen dificultad para mantener un trabajo o cuidarse, lo que puede hacer que dependan de otros. El estigma en torno a la esquizofrenia es común, por lo que las personas con este trastorno a menudo prefieren no hablar sobre él, ni obtener el tratamiento adecuado.

Aunque las personas con esquizofrenia pueden tener síntomas durante toda su vida, el tratamiento ayuda a que muchas se recuperen y puedan perseguir sus metas en la vida. Usando nuevas técnicas de investigación para entender las causas de la esquizofrenia, los investigadores están desarrollando tratamientos más eficaces. En el futuro, estas investigaciones pueden ayudar a prevenir y tratar mejor la enfermedad.

¿Cuáles son los síntomas de la esquizofrenia?

Los síntomas de la esquizofrenia se dividen en tres categorías amplias: síntomas positivos, negativos y cognitivos.

Los síntomas positivos son comportamientos psicóticos que generalmente no se ven en personas sanas. Las personas con síntomas positivos pueden "perder el contacto" con la realidad. En ciertas personas, estos síntomas van y vienen, mientras que en otras, se mantienen constantes. A veces son graves, mientras que otras veces apenas se notan. La gravedad de los síntomas positivos puede depender de si la persona está recibiendo tratamiento o no. Los síntomas positivos incluyen las alucinaciones, los delirios, los trastornos del pensamiento y los trastornos del movimiento.

Las alucinaciones son experiencias sensoriales producidas en la ausencia de un estímulo. Pueden ocurrir con cualquiera de los cinco sentidos (vista, oído, olfato, gusto o tacto). Las "voces", o alucinaciones auditivas, son el tipo más común de alucinaciones en la esquizofrenia. Muchas personas con este trastorno oyen voces. Las voces pueden ser internas, es decir, que parecen venir de dentro de la mente de la persona, o pueden ser externas y parecer tan reales como si otra persona estuviera hablando. Estas voces pueden hablar con la persona sobre su comportamiento, ordenarle que haga cosas, o advertirle acerca de algún peligro. A veces las voces se hablan entre ellas y otras veces las personas con esquizofrenia hablan con las voces que escuchan. Las personas con esquizofrenia pueden haber estado escuchando estas voces por mucho tiempo antes de que sus familiares y amigos se den cuenta de que tienen este problema.

Otros tipos de alucinaciones incluyen ver personas u objetos que no están allí, oler cosas que nadie más huele o sentir cosas tales como dedos invisibles que les tocan cuando no hay nadie cerca.

Los delirios son creencias falsas que se mantienen firmemente a pesar de que no son consistentes con la cultura de la persona. Los delirios continúan incluso cuando hay evidencia de que no son verdaderos o lógicos. Las personas con esquizofrenia pueden tener delirios que parecen extraños, como creer que los vecinos pueden controlar su comportamiento con ondas magnéticas. También pueden creer que las personas que salen en la televisión les están dirigiendo mensajes especiales o que las estaciones de radio están transmitiendo sus pensamientos en voz alta a los demás.

Éstos son los llamados "delirios de referencia". A veces creen que son otra persona, como un personaje histórico famoso. También pueden tener delirios paranoicos y creer que otras personas están tratando de hacerles daño, sea por engaño, acoso, envenenamiento, espionaje o que están conspirando contra ellos o contra las personas que quieren. Estas creencias se llaman "delirios de persecución".

Los trastornos del pensamiento son maneras inusuales o disfuncionales de pensar. Una de esas formas se llama "pensamiento desorganizado". Esto ocurre cuando una persona tiene dificultad para organizar sus pensamientos o para conectarlos lógicamente, y puede hablar de una manera confusa y difícil de entender (lo que a menudo se conoce como "ensalada de palabras"). Otra forma se llama "bloqueo de pensamiento" o simplemente "bloqueos". Esto ocurre cuando una persona deja de hablar repentinamente en la mitad de lo que estaba diciendo. Cuando se le pregunta por qué dejó de hablar, puede decir que sentía como si la idea se había ido de su cabeza. Por último, una persona con un trastorno del pensamiento puede inventar palabras sin sentido o "neologismos".

Los trastornos del movimiento pueden aparecer como movimientos agitados del cuerpo, algunos de los cuales se repiten una y otra vez. En el otro extremo, una persona con trastorno del movimiento puede llegar a ser catatónica. La catatonia es un estado en el cual una persona no se mueve y no responde a los demás. Hoy en día, la catatonia es rara, pero era más común cuando no existían tratamientos para la esquizofrenia.

SÍNTOMAS NEGATIVOS

Los síntomas negativos están asociados con la interrupción de las emociones y los comportamientos normales. Estos síntomas son más difíciles de reconocer como parte de la enfermedad y pueden confundirse con la depresión u otros problemas. Entre los síntomas negativos se encuentran:

- "Afecto plano" (disminución en la expresión de emociones a través del rostro o tono de voz)
- Falta de satisfacción en la vida diaria
- Dificultad para comenzar y mantener actividades
- Reducción del habla

Las personas con síntomas negativos pueden necesitar ayuda con sus tareas diarias. Pueden descuidar la higiene personal básica. Esto puede hacer que parezcan perezosos o que no quieren ayudarse a sí mismos, pero esos comportamientos son síntomas de la esquizofrenia.

SÍNTOMAS COGNITIVOS

Los síntomas cognitivos de la esquizofrenia son sutiles para algunas personas y más graves para otras. A veces los propios pacientes pueden notar cambios en su memoria u otros aspectos del pensamiento. Al igual que con los síntomas negativos, puede ser difícil reconocer que los síntomas cognitivos forman parte de este trastorno. Con frecuencia, solo se detectan cuando se realizan pruebas específicas. Los síntomas cognitivos incluyen:

- Deficiencia en el "funcionamiento ejecutivo" (capacidad para comprender información y usarla para tomar decisiones)
- Problemas para concentrarse o prestar atención
- Problemas con la "memoria operativa", también conocida como "memoria de trabajo" (capacidad para usar información inmediatamente después de haberla aprendido)

Una cognición disminuida se relaciona con peores resultados laborales y sociales, lo que puede causar angustia a las personas con esquizofrenia.

¿Cuándo comienza la esquizofrenia y a quién le da?

La esquizofrenia afecta ligeramente a más hombres que mujeres. Ocurre en todos los grupos étnicos del mundo. Síntomas como las alucinaciones y los delirios suelen comenzar entre los 16 y 30 años de edad. Los hombres tienden a tener síntomas un poco antes que las mujeres. Por lo general, la esquizofrenia se presenta al final de la adolescencia y en la adultez temprana. Es poco común ser diagnosticado con esquizofrenia después de los 45 años. La esquizofrenia rara vez se da en los niños, pero cada vez se conoce más sobre casos de esquizofrenia que comienzan en la niñez.

A menudo es difícil diagnosticar la esquizofrenia en adolescentes. Esto se debe a que los primeros síntomas pueden incluir un cambio de amigos, bajas calificaciones, dificultad para dormir e irritabilidad; es decir, comportamientos que son comunes entre los adolescentes. Hay una combinación de factores que puede predecir la esquizofrenia en hasta un 80 por ciento de los jóvenes que tienen un alto riesgo de desarrollar la enfermedad. Estos factores incluyen el aislamiento y alejamiento de las personas, aumento en los pensamientos inusuales y en las sospechas o desconfianza, y un historial familiar de psicosis. Esta etapa pre-psicótica de la enfermedad se llama período "prodrómico."

¿Las personas con esquizofrenia son violentas?

La mayoría de las personas con esquizofrenia no son violentas. De hecho, los crímenes más violentos no los realizan personas con esquizofrenia. Las personas con esquizofrenia tienen más probabilidad de hacerse daño a sí mismas que a otros. El abuso de drogas y otras sustancias puede aumentar la posibilidad de que la persona actúe violentamente. El riesgo de violencia aumenta cuando la psicosis no se trata y disminuye considerablemente cuando la persona está en tratamiento.

La esquizofrenia y el suicidio

Los pensamientos y comportamientos suicidas son muy comunes en las personas con esquizofrenia. Las personas con esquizofrenia mueren antes que las personas que no tienen una enfermedad mental, en parte por el mayor riesgo de suicidio.

Es difícil predecir qué personas con esquizofrenia son más propensas a suicidarse, pero tratar de manera activa cualquier síntoma de depresión o abuso de sustancias que ocurran al mismo tiempo puede reducir el riesgo de suicidio. Las personas que toman sus medicamentos antipsicóticos siguiendo las indicaciones son menos propensas a intentar suicidarse en comparación con las que no lo hacen. Si alguien está hablando sobre el suicidio o ha intentado suicidarse, ayúdelo a encontrar ayuda profesional de inmediato o, en los Estados Unidos, llame al 911.

La esquizofrenia y los trastornos por consumo de sustancias

Los trastornos por consumo de sustancias suceden cuando el consumo frecuente de alcohol o drogas interfiere con la salud, familia, trabajo, escuela y vida social de la persona. El consumo de sustancias es el trastorno concurrente más común en las personas con esquizofrenia. Las relaciones complejas entre los trastornos por consumo de sustancias y la esquizofrenia han sido ampliamente estudiadas. Los trastornos por consumo de sustancias pueden hacer que el tratamiento para la esquizofrenia sea menos eficaz, y las personas también son menos propensas a participar en tratamientos para su enfermedad mental si están abusando de drogas y otras sustancias. Es una creencia común que las personas con esquizofrenia que también abusan de sustancias están tratando de "automedicar" sus síntomas, pero hay poca evidencia de que comiencen a abusar de sustancias en respuesta a los síntomas o de que el abuso de sustancias reduzca los síntomas.

La nicotina es la droga más consumida por las personas con esquizofrenia. Son mucho más propensas a fumar que las personas sin una enfermedad mental, y los investigadores están explorando si existe una razón biológica para esto. Hay algunas pruebas de que la nicotina puede aliviar temporalmente algunos déficits cognitivos observados frecuentemente en la esquizofrenia, pero los efectos perjudiciales del hábito de fumar sobre otros aspectos de la cognición y la salud en general no compensan estos beneficios. Se ha encontrado que el bupropión es eficaz para que las personas con esquizofrenia dejen de fumar. La mayoría de los estudios encuentran que dejar de fumar o fumar menos no empeora los síntomas de la esquizofrenia.

Las personas con esquizofrenia con frecuencia también consumen cannabis (marihuana). Esto puede empeorar el estado de salud. El consumo intensivo de cannabis se asocia con la aparición más temprana y una mayor gravedad de los síntomas de esquizofrenia, pero las investigaciones aún no han determinado definitivamente si el cannabis provoca directamente la esquizofrenia.

El abuso de drogas puede aumentar la tasa de otras enfermedades médicas (tales como la hepatitis, las enfermedades cardíacas y las enfermedades infecciosas) así como el suicidio, el trauma y la falta de vivienda en las personas con esquizofrenia.

Se entiende que, por lo general, tanto la esquizofrenia como los trastornos por consumo de sustancias tienen fuertes factores de riesgo genéticos. Mientras que los trastornos por consumo de sustancias y una historia familiar de psicosis han sido individualmente identificados como factores de riesgo para la esquizofrenia, aun no se comprende bien si estos factores se relacionan entre ellos ni cómo se relacionan.

La mejor oportunidad de recuperación para las personas que tienen esquizofrenia y un trastorno por consumo de sustancias es un programa de tratamiento que integre el tratamiento de abuso de sustancias y el tratamiento de la esquizofrenia.

¿Qué causa la esquizofrenia?

A través de la investigación, se han identificado varios factores que contribuyen al riesgo de desarrollar esquizofrenia.

LOS GENES Y EL MEDIO AMBIENTE

Los científicos han sabido por mucho tiempo que la esquizofrenia puede ser hereditaria. La enfermedad ocurre en menos del 1 por ciento de la población general, pero ocurre en el 10 por ciento de las personas que tienen un parentesco de primer grado con alguien que tiene el trastorno, como un padre, hermano o hermana. Las personas que tienen un parentesco de segundo grado con alguien que tiene la enfermedad (abuelos, tíos o primos) también desarrollan esquizofrenia con más frecuencia que la población general. El riesgo es mayor para un gemelo idéntico de una persona con esquizofrenia. En este caso, existe entre un 40 a un 65 por ciento de posibilidad de desarrollar el trastorno. Aunque estas relaciones genéticas son fuertes, hay muchas personas con esquizofrenia que no tienen familiares con la enfermedad. Por otra parte, hay muchas personas con uno o más miembros de la familia con el trastorno, que no lo desarrollan.

Los científicos creen que no hay un solo gen en particular que cause la esquizofrenia, sino que hay muchos genes que contribuyen a un mayor riesgo de tener este trastorno. De hecho, las investigaciones recientes han descubierto que las personas con esquizofrenia suelen tener índices más altos de mutaciones genéticas raras. Estas diferencias genéticas implican cientos de genes diferentes y es probable que interrumpan el desarrollo del cerebro de manera diversa y sutil.

Se están realizando investigaciones sobre los diversos genes que están relacionados con la esquizofrenia, pero aún no es posible usar la información genética para predecir quién tendrá la enfermedad. A pesar de esto, es posible hacerse pruebas genéticas sin receta médica ni asesoramiento de un profesional de la salud. Los anuncios para estas pruebas sugieren que con una muestra de saliva, la compañía puede determinar si una persona corre riesgo de desarrollar determinadas enfermedades, incluyendo la esquizofrenia. Sin embargo, los científicos aún no saben todas las variaciones genéticas que contribuyen a la esquizofrenia y las variaciones que se conocen solamente aumentan el riesgo en un porcentaje muy pequeño. Por lo tanto, es poco probable que estos "análisis del genoma" ofrezcan un panorama completo del riesgo que una persona puede tener de desarrollar un trastorno mental como la esquizofrenia.

Además, ciertamente no son solo los genes los que causan el trastorno. Los científicos creen que debe haber una interacción entre los genes y ciertos aspectos del medio ambiente para que una persona desarrolle la esquizofrenia. Pueden estar implicados muchos factores ambientales, como la exposición a un virus o desnutrición en la etapa prenatal, complicaciones durante el parto y otros factores psicosociales aún no conocidos.

DIFERENCIAS EN LA QUÍMICA Y ESTRUCTURA CEREBRAL

En el cerebro ocurren reacciones químicas complejas e interrelacionadas. Los científicos creen que un desequilibrio en las reacciones químicas relacionadas con la dopamina y el glutamato, y posiblemente otros neurotransmisores, juega un papel en la esquizofrenia. Los neurotransmisores son sustancias que permiten que las células del cerebro se comuniquen entre sí. Los científicos siguen estudiando la química cerebral y su relación con la esquizofrenia.

Además, las estructuras cerebrales de algunas personas con esquizofrenia son ligeramente diferentes a las de las personas sanas. Por ejemplo, las cavidades llenas de líquido en el centro del cerebro, llamadas ventrículos, son más grandes en algunas personas con este trastorno. Los cerebros de las personas con esquizofrenia también suelen tener menos materia gris, y algunas áreas del cerebro pueden tener un menor o mayor grado de actividad. Estas diferencias se pueden observar cuando se comparan las imágenes cerebrales de un grupo de personas con esquizofrenia con los de un grupo de personas sin esquizofrenia. Sin embargo, las diferencias no son suficientemente grandes como para identificar a las personas que tienen este trastorno, por lo que actualmente no se usan para diagnosticar la esquizofrenia.

Los estudios de tejidos cerebrales en las personas fallecidas también han revelado diferencias en los cerebros de las personas con esquizofrenia. Los científicos han descubierto pequeños cambios en la ubicación o la estructura de las células cerebrales que se forman antes del nacimiento. Algunos expertos piensan que los problemas durante el desarrollo cerebral antes del nacimiento pueden llevar a conexiones defectuosas. Es posible que el problema no se manifieste sino hasta la pubertad, cuando el cerebro experimenta cambios que podrían desencadenar síntomas psicóticos en personas que son vulnerables ya sea por su genética o las diferencias cerebrales. Los científicos han aprendido mucho sobre la esquizofrenia, pero se debe continuar realizando más investigaciones para descubrir cómo se desarrolla.

¿Cómo se trata la esquizofrenia?

Ya que aún no se conocen las causas de la esquizofrenia, los tratamientos se enfocan en tratar de eliminar los síntomas de la enfermedad. Los tratamientos incluyen medicamentos antipsicóticos y varios tratamientos psicosociales. Las investigaciones sobre la "atención especializada coordinada" han mostrado que este tipo de atención ofrece resultados prometedores para la recuperación. La atención especializada coordinada es cuando un administrador de casos, el paciente, y un equipo de profesionales en tratamientos farmacológicos y psicosociales trabajan juntos.

MEDICAMENTOS ANTIPSICÓTICOS

Los medicamentos antipsicóticos han estado disponibles desde mediados de la década de los cincuenta. Los más antiguos se llaman antipsicóticos convencionales o típicos.

En los años noventa, se desarrollaron nuevos medicamentos antipsicóticos. A estos nuevos medicamentos se les llama de segunda generación o antipsicóticos atípicos.

¿CUÁLES SON LOS EFECTOS SECUNDARIOS?

Algunas personas tienen efectos secundarios cuando comienzan a tomar medicamentos. La mayoría de los efectos secundarios desaparecen después de unos días. Otros son persistentes, pero a menudo se pueden controlar con éxito. Las personas que toman medicamentos antipsicóticos no deben manejar un vehículo hasta que se adapten a su nuevo medicamento. Los efectos secundarios de muchos antipsicóticos incluyen:

- Somnolencia
- Mareo al cambiar de posición
- Visión borrosa
- Latidos rápidos del corazón
- Sensibilidad al sol
- Erupciones en la piel
- Problemas menstruales en las mujeres

Los antipsicóticos atípicos pueden hacer que una persona suba bastante de peso y cambiar su metabolismo, lo que podría aumentar el riesgo de desarrollar diabetes y colesterol alto. El médico debe vigilar regularmente el peso, los niveles de glucosa y los niveles de lípidos de una persona que toma medicamentos antipsicóticos atípicos.

Los antipsicóticos atípicos también pueden tener efectos secundarios relacionados con el movimiento físico, como:

- Rigidez
- Espasmos musculares persistentes
- Temblores
- Agitación

El uso a largo plazo de antipsicóticos típicos puede resultar en un trastorno llamado disquinesia tardía. La disquinesia tardía provoca movimientos musculares que no se pueden controlar, generalmente alrededor de la boca. Este trastorno puede variar de leve a grave. En algunas personas no se puede curar el problema, otras se recuperan parcial o totalmente después de dejar de tomar el medicamento.

La disquinesia tardía es menos común en las personas que toman antipsicóticos atípicos, pero también la pueden desarrollar. Las personas que piensan que podrían tener disquinesia tardía deben consultar con su médico antes de dejar de tomar su medicamento.

¿Cómo se toman los medicamentos antipsicóticos? ¿Cómo responden las personas a ellos?

Generalmente, los medicamentos antipsicóticos se toman a diario en forma de pastilla o líquido. Algunos antipsicóticos vienen en forma de inyecciones que se ponen una o dos veces al mes.

Los síntomas de la esquizofrenia, como la agitación y las alucinaciones, generalmente mejoran a los pocos días de haber comenzado el tratamiento antipsicótico. Otros síntomas como los delirios suelen mejorar a las pocas semanas. Después de unas 6 semanas, muchas personas sienten una mejoría en sus síntomas. Otras personas continuarán teniendo algunos síntomas pero, por lo general, el medicamento ayuda a que estos síntomas no sean muy intensos.

Ya que las personas responden de manera diferente a los medicamentos antipsicóticos, nadie puede decir de antemano cómo una persona en particular responderá. A veces es necesario probar varios medicamentos antes de encontrar el correcto. Los médicos y los pacientes deben trabajar juntos para encontrar el mejor medicamento o la mejor combinación de medicamentos, así como la dosis correcta.

La mayoría de las personas tienen una o más recaídas, es decir, sus síntomas reaparecen o empeoran. Por lo general, las recaídas suceden cuando las personas dejan de tomar su medicamento o cuando lo toman con menos frecuencia de lo que el médico indicó.

Algunas personas dejan de tomar los medicamentos porque se sienten mejor o quizás piensen que ya no los necesitan. Pero no se puede dejar de tomar un medicamento antipsicótico sin antes consultar con el médico. El medicamento jamás se debe dejar de tomar de una sola vez, sino que se debe ir dejando poco a poco.

¿CÓMO INTERACTÚAN LOS ANTIPSICÓTICOS CON OTROS MEDICAMENTOS?

Los antipsicóticos pueden producir efectos secundarios desagradables o peligrosos cuando se toman con ciertos medicamentos. Por esto, todos los médicos que tratan a un paciente deben estar al tanto de todos los medicamentos que esa persona está tomando. Los médicos necesitan saber sobre todos los medicamentos de receta y de venta libre, las vitaminas, minerales y suplementos de hierbas. Los pacientes también deben informarles a sus médicos si consumen alcohol o drogas.

TRATAMIENTOS PSICOSOCIALES

Los tratamientos psicosociales pueden ayudar a las personas con esquizofrenia que están estables. Los tratamientos psicosociales les ayudan a enfrentar los retos diarios que vienen con su enfermedad, como problemas para comunicarse, en el trabajo, y para establecer y mantener relaciones sociales. El aprendizaje y el uso de habilidades para enfrentar estos problemas ayudan a las personas con esquizofrenia a perseguir sus metas en la vida, tales como ir a la escuela o al trabajo. Las personas que participan en un régimen de tratamiento psicosocial regular son menos propensas a tener recaídas o ser hospitalizadas.

HABILIDADES PARA EL MANEJO DE LA ENFERMEDAD

Las personas con esquizofrenia pueden participar en el control de su propia enfermedad. Una vez que aprenden lo básico sobre la esquizofrenia y su tratamiento, pueden tomar decisiones informadas sobre su cuidado. Si saben cómo estar atentos a las señales tempranas que les alertan de una recaída y tener un plan de acción, los pacientes pueden aprender a evitar las recaídas. Los pacientes también pueden usar estas habilidades para enfrentar los síntomas persistentes.

REHABILITACIÓN

La rehabilitación enfatiza la capacitación social y vocacional que ayudan a las personas con esquizofrenia a participar plenamente en sus comunidades. Ya que la esquizofrenia generalmente se desarrolla durante los años críticos de la carrera profesional (de los 18 a 35 años), las carreras profesionales y trayectorias de vida para las personas con esquizofrenia suelen quedar interrumpidas. Por esto, las personas necesitan aprender nuevas habilidades para poder volver a encaminar su vida laboral. Los programas de rehabilitación pueden incluir agencias de empleo, consejería para el manejo de dinero y capacitación en las habilidades necesarias para mantener relaciones positivas.

EDUCACIÓN Y APOYO FAMILIAR

La educación y el apoyo familiar enseña a los familiares y otras personas interesadas sobre la esquizofrenia y su tratamiento, y fortalece su capacidad para ayudar en la recuperación de su ser querido.

TERAPIA COGNITIVA-CONDUCTUAL

La terapia cognitiva-conductual es un tipo de psicoterapia que se basa en cambiar patrones de pensamiento y comportamiento que le hacen daño al paciente. El terapeuta enseña a las personas con esquizofrenia cómo comprobar la realidad de sus pensamientos y percepciones, cómo "dejar de escuchar" sus voces, y cómo manejar sus síntomas en general. La terapia cognitiva-conductual puede ayudar a reducir la gravedad de los síntomas y el riesgo de una recaída. La terapia cognitiva-conductual se puede realizar de manera individual o en grupo.

GRUPOS DE AUTO-AYUDA

En los grupos de auto-ayuda para las personas con esquizofrenia, los miembros se apoyan y se animan los unos a los otros al mismo tiempo que comparten información sobre las estrategias que usan para enfrentar sus problemas o sobre algún servicio que les es útil. Generalmente no hay terapeutas profesionales involucrados. Las personas en los grupos de auto-ayuda saben que los miembros del grupo también enfrentan los mismos problemas que ellos, lo que puede ayudarles a sentirse menos aislados y más conectados.

¿Cómo puede ayudar a una persona con esquizofrenia?

Los familiares y amigos de una persona con esquizofrenia pueden ayudarle dándole apoyo para que participe en el tratamiento y logre sus objetivos de recuperación. Establecer una comunicación positiva es de gran ayuda. Puede ser difícil saber cómo responder a alguien con esquizofrenia que dice cosas extrañas o claramente falsas. Recuerde que estas creencias o alucinaciones parecen muy reales para esa persona. No sirve de nada decir que estas creencias están equivocadas o son imaginarias. Tampoco ayuda estar de acuerdo con los delirios. En cambio, puede decir con calma que usted ve las cosas de manera diferente. Dígale que reconoce que toda persona tiene derecho a ver las cosas de su propia manera. Además, es importante entender que la esquizofrenia es una enfermedad biológica. La mejor manera de acercarse a alguien con este trastorno es siendo respetuoso, amable y ofreciendo apoyo, sin aceptar un comportamiento peligroso o inadecuado.

¿Cuál es el pronóstico para el futuro?

El pronóstico para las personas con esquizofrenia es cada vez mejor. Existen tratamientos que funcionan bien y otros nuevos que se están desarrollando. Muchas personas con esquizofrenia se recuperan y llevan una vida independiente y satisfactoria.

SEÑALES DE ALERTA TEMPRANAS DE LA PSICOSIS

Por lo general, las personas comienzan a mostrar cambios de comportamiento antes de que se presente la psicosis. La lista a continuación incluye varias señales de alerta de la psicosis.

- Disminución preocupante en las calificaciones o el rendimiento en el trabajo
- Dificultad reciente para pensar con claridad o concentrarse
- Desconfianza, ideas paranoicas o inquietud alrededor de los demás
- Aislamiento social, pasar mucho más tiempo a solas de lo habitual
- Ideas inusuales y excesivamente intensas, sentimientos extraños o ausencia de todo tipo de sentimiento
- Descuido en los cuidados o la higiene personales
- Dificultad para distinguir la realidad de la fantasía
- Habla confusa o problemas de comunicación

Es posible que cualquiera de estas señales por sí sola no sea significativa, pero si alguien muestra varias de las señales indicadas en esta lista, debe consultar con un profesional de la salud mental. Un psicólogo calificado, un psiquiatra o un trabajador social especializado podrá hacer un diagnóstico y ayudar a diseñar un plan de tratamiento.

Es importante buscar ayuda si nota que se presentan estos cambios de comportamiento y que comienzan a intensificarse o no desaparecen.

El tratamiento temprano de la psicosis aumenta la probabilidad de una recuperación exitosa.

ESTRATEGIAS DE PREVENCIÓN DEL SUICIDIO EN EL ADOLESCENTE

¿Qué es el suicidio?

El suicidio es cuando una persona se hace daño con la intención de quitarse la vida y muere como resultado de sus acciones. Al referirse a una muerte por suicidio, lo mejor es evitar el uso de términos como "cometer suicidio" o "suicidio exitoso", ya que estos términos a menudo tienen connotaciones negativas.

Un intento de suicidio es cuando alguien se hace daño con la intención de quitarse la vida, pero no mueren debido a sus acciones.

¿Quién corre riesgo de suicidarse?

El suicidio no discrimina. Las personas de todas las edades y grupos étnicos pueden correr riesgo.

Los principales factores de riesgo para el suicidio son:

- Intento previo de suicidio
- Depresión y otros trastornos de la salud mental
- Problemas de abuso de drogas y otras sustancias
- Antecedentes familiares de trastornos mentales o de abuso de sustancias
- Antecedentes familiares de suicidio
- Violencia familiar, incluido el abuso físico o sexual
- Presencia de pistolas u otras armas de fuego en el hogar
- Reclusión o encarcelación (estar preso o en la cárcel)
- Exposición al comportamiento suicida de otros, como de un miembro de la familia, un compañero o una figura de los medios de comunicación
- Enfermedades médicas
- Edad de 15 a 24 años o mayor de 60 años

Sin embargo, aún entre las personas que tienen factores de riesgo de suicidio, la mayoría no intenta suicidarse. Sigue siendo difícil predecir quién actuará sobre sus pensamientos suicidas.

¿Por qué algunas personas tienen tendencias suicidas, mientras que otras con factores de riesgo similares no las tienen?

La mayoría de las personas que tienen los factores de riesgo de suicidio no se quitan la vida. Sin embargo, el riesgo de suicidio es complejo. Las investigaciones sugieren que las personas que intentan suicidarse pueden pensar, tomar decisiones y reaccionar a acontecimientos de una manera diferente de aquellas que no intentan suicidarse. Estas diferencias ocurren más a menudo si una persona también tiene un trastorno como la depresión, el abuso de sustancias, la ansiedad, el trastorno límite de la personalidad o la psicosis. Es importante tener en cuenta los factores de riesgo. Sin embargo, si alguien tiene señales de aviso de que puede estar contemplando suicidarse, puede correr mayor peligro y requerir atención inmediata.

¿Cuáles son las señales de aviso del suicidio?

Los comportamientos que se enumeran a continuación pueden ser señales de aviso de que alguien está contemplando suicidarse:

- Hablar de querer morir o querer quitarse la vida
- Hablar de sentirse vacío, desesperado o no tener una razón para vivir
- Planear o buscar una forma de suicidarse, como investigar en línea, acumular píldoras o haber recientemente adquirido cosas potencialmente letales (por ejemplo, armas de fuego, cuerdas)
- Hablar de tener un sentimiento grande de culpa o vergüenza
- Hablar de sentirse atrapado o de que no hay una solución a su problema
- Sentir un dolor insoportable sea físico o emocional
- Hablar de ser una carga para los demás

- Consumir alcohol o drogas con más frecuencia
- Actuar ansioso o agitado
- Apartarse de los familiares y amigos
- Cambiar los hábitos de alimentación o de sueño
- Mostrar rabia o hablar de buscar venganza
- Tomar riesgos que podrían conducir a la muerte, como conducir imprudentemente
- Hablar o pensar sobre la muerte a menudo
- Mostrar cambios de humor extremos y repentinos de muy triste a muy tranquilo o feliz
- Regalar sus posesiones importantes
- Despedirse de los amigos y los familiares
- Poner los asuntos en orden o hacer un testamento

> ¿Las personas amenazan con quitarse la vida para llamar la atención?

Los pensamientos o acciones suicidas son una señal de extrema angustia y un aviso de que se necesita ayuda. No ignore ninguna señal de aviso o síntoma de que la persona pueda estar pensando en suicidarse. Toda mención de suicidio debe tomarse en serio y requiere atención. Amenazar con quitarse la vida no es una respuesta normal al estrés y no debe tomarse a la ligera.

> Si usted le pregunta a alguien si está pensando suicidarse, ¿le estará dando la idea de hacerlo?

Preguntarle a alguien sobre el suicidio no es perjudicial. Existe un mito frecuente de que preguntarle a alguien si está pensando en quitarse la vida puede ponerle la idea en la cabeza. Esto no es verdad. Existen varios estudios que han examinado esta preocupación y se ha demostrado que preguntar a las personas sobre sus pensamientos y conductas suicidas no induce al suicidio ni aumenta dichos pensamientos y conductas. De hecho, preguntarle a alguien directamente, "¿Estás pensando en suicidarte?", puede ser la mejor manera de comprobar si la persona corre riesgo de quitarse la vida.

> ¿Qué debo hacer si estoy en crisis o si conozco a alguien que está considerando quitarse la vida?

Si usted o alguien que conoce tiene señales de aviso o síntomas de querer suicidarse, especialmente si hay un cambio en el comportamiento o un nuevo comportamiento, consiga ayuda lo más pronto posible.

Con frecuencia, los familiares y los amigos son los primeros en reconocer las señales de aviso de que alguien está contemplando suicidarse y pueden ser los primeros en tomar medidas para ayudar a la persona en riesgo a buscar tratamiento con alguien que se especialice en diagnosticar y tratar problemas de salud mental. Si alguien le dice que se quiere suicidar, ¡no lo deje solo! Nunca prometa a nadie que usted mantendrá sus pensamientos suicidas en secreto. Asegúrese de contarle a un amigo o familiar de confianza, o si usted es un estudiante, a un adulto con quien se sienta cómodo. También puede comunicarse con alguno de los recursos de ayuda que se detallan a continuación.

> ¿Qué pasa si alguien está publicando mensajes suicidas en las redes sociales?

Saber cómo obtener ayuda para un amigo que publica mensajes sobre el suicidio en las redes sociales puede salvarle la vida. Muchas de las redes sociales tienen un proceso para reportar contenido suicida y obtener ayuda para la persona que ha publicado el mensaje. Además, muchos de los sitios de redes sociales usan sus capacidades analíticas para identificar y ayudar a reportar los mensajes suicidas. Cada uno ofrece diferentes opciones sobre cómo responder si usted ve algún mensaje preocupante sobre el suicidio. Por ejemplo:

- El sitio web de Facebook para la Prevención del Suicidio se encuentra
  en www.facebook.com/help/594991777257121/ [use los términos de busca "suicide" o "suicide prevention"].
- Instagram usa herramientas automatizadas en su aplicación para ofrecer recursos de ayuda. También se las pueden

encontrar en línea en https://help.instagram.com [use los términos de búsqueda "suicidio", "auto agresión", "prevención de suicidio", "suicide", "self-injury," o "suicide prevention"].

- La sección de ayuda de Snapchat brinda orientación en https://support.snapchat.com[use los términos de búsqueda "suicidio" o "prevención de suicidio" o "suicide" o "suicide prevention"] y escoja un país.
- La página web de Tumblr de recursos de consejería y prevención se encuentra en https://tumblr.zendesk.com [use los términos de búsqueda "counseling" o "prevention" y después haga clic en "Counseling and prevention resources"].
- Las mejores prácticas de Twitter para enfrentar el hacerse daño o quitarse la vida están en https://support.twitter.com [use los términos de búsqueda "suicidio", "autolesión" o "prevención del suicidio"].
- La página web del Centro de Seguridad de YouTube se encuentra en https://support.google.com/youtube [use el término de búsqueda "suicide and self injury"].

Si ve mensajes o transmisiones en vivo de conductas suicidas en las redes sociales, llame al 9–1–1 o comuníquese con la línea gratuita de la Red Nacional de Prevención del Suicidio al 1–888–628–9454 o envíe un mensaje de texto que diga HOME al 741741, la línea de crisis para mensajes de texto. La Red está disponible las 24 horas al día, los 7 días de la semana. Las personas que tienen problemas de audición y que tienen TTY pueden comunicarse con la Red al 1–800–799–4889. Todas las llamadas son confidenciales. Este servicio está disponible para todos. Muchas personas, incluso personas extrañas, han salvado vidas al estar atentos.

¿Qué opciones de tratamiento o terapias están disponibles?

Las prácticas eficaces de intervención de suicidio se basan en los resultados de la investigación y se prueban para ver cómo varios programas benefician a varios grupos específicos de personas. Por ejemplo, las investigaciones han demostrado que el trastorno límite de la personalidad es un factor de riesgo para el comportamiento suicida y existen programas que son eficaces para reducir los intentos de suicidio.

ALTERACIÓN POR USO DE SUSTANCIAS: ALCOHOL, ESTIMULANTES Y MARIGUNA

Esta es una de las causas de atención primaria, sobre todo en adolescentes a partir de los 12 años y adelante, Las sustancias de abuso mas frecuentes son alcohol, estimulantes, mariguana, inhalantes y opioides. Aún cuando tienen sus propias aproximaciones a cada una de ellas en particular, comparten una serie de aspectos comunes

+ El usuario ocasional que puede tener una intoxicación no es necesariamente un adicto, sin embargo puede tener una reacción exagerada, lo que se conoce como "mal viaje".

+ El usuario crónico pasa a la categoría de enfermo o dependiente de una sustancia, de la cual no puede detener su ingesta una vez que inicia el consumo de la misma.

+ Las drogas de abuso no se eligen al azar. Hay una vulnerabilidad genética y muchos de los adictos las inician tratando de auto medicar algún problema en apariencia trivial, como insomnio o timidez con alcohol; falta de concentración con estimulantes o nicotina, etc.

+ Hay una comorbilidad elevada entre los adictos a sustancias de accidentes, violencia, infecciones (VIH, hepatitis C, enfermedades hepáticas).

+ Hay con frecuencia enfermedades psiquiátricas subyacentes. Por ejemplo Depresión mayor o alteraciones por ansiedad. No aciden al médico psiquiatra por el estigma y se auto medican.

+ Algunos medicamentos de prescripción pueden ser abusados, este es el caso de las benzodiacepinas, opioides y estimulantes.

+ Cerca del 20 % de los pacientes que abusan analgésicos del tipo opioides, los obtienen fingiendo, o por razones no médicas.

+ La prescripción de estimulantes para déficit de la atención en niños y adolescentes y en su forma residual en adultos, ha escalado en los últimos años, sin que se tengan cifras confiables. En las universidades se calcula que uno de cada seis estudiantes consume algún tipo de drogas.

INDICADORES GENERALES DE ABUSO DE SUSTANCIAS

+ Se emplean en cantidades mayores y sobre periodos de tiempos mas prolongados a las intentadas originalmente.

+ Hay un deseo persistente de abandonarlas sin poder lograrlo.

+ Hay un periodo de tiempo invertido en obtener los medios mara hacerse de la sustancia, que desplaza el resto de las otras actividades.

+ Hay una falla en el cumplimiento de los deberes cotidianos: escolares, laborales, de pareja, parentales.

+ Se persiste en el uso de esas sustancias a pesar de ya haber experimentado problemas por eso.

+ Reducción de actividades habituales, inclusive las recreativas por el conseguir y consumir esas sustancias.

+ Exponerse a situaciones de riesgo con tal de conseguir las sustancias. Robar, sexo sin protección, compartir jeringas, etc.

TRABAJO DEL EQUIPO DE PRIMER NIVEL DE SALUD MENTAL

PACIENTE: Describe el papel que las drogas tienen en su vida. La historia natural de un adicto, su iniciación y como paso de ser un usuario para depender de esa sustancia con los síndromes de supresión. El paciente entiende en ese momento que ya no puede controlar su consumo, ya no depende de él. Es como si un parásito o un alíen hubiera tomado el control de su sistema nervioso, y no hay estrategia que sirva, mas que la abstinencia total. Se tiene que hacer hincapié en que la enfermedad es:

A. NO PODER DETENERSE EN EL CONSUMO DE LA SUSTANCIA ADICTIVA
B. PRESENTAR SINDROME DE ABSTINENCIA.

La mayoría de los adictos añoran los primero efectos de las drogas, sobre todo de los estimulantes, y se drogan para buscar el primer "subidón", sin embargo, No habrá nunca ese efecto, y ahora tratan de no llegar a la fase de síndrome de supresión. TODA LA CONDUCTA DE BUSQUEDA DE LA DROGA ES PARA EVITAR EL SINDROME DE SUPRESIÓN.

MEDICO DE PRIMER CONTACTO: Asume el papel de identificar las sustancias que consume el paciente, generalmente en el rubro de la poli adicción. La ayuda de familiares y de exámenes de sangre y orina serán de utilidad. Evaluar uso y adicción de sustancias con escalas pertinentes (ver anexos). Exámenes de laboratorio y gabinete para determinar el daño.

PSICOLOGA: Evalúa trastornos psiquiátricos y de comorbilidad, aplicación escalas de tamizaje (Mini mental y de SCID II de personalidad). Evalúa la inserción en terapias grupales de autoayuda para adictos

PSIQUIATRA: Revisión de cada caso, la inter correncia entre adicciones y problemas psiquiátricos mayores: Depresión Mayor, Alteraciones por Ansiedad, Trastorno Limitrofe de Personalidad, Alteraciones de atención deficiente, tratar de dar tratamientos para los problemas de fondo y psicoterapia orientada a estos diagnósticos.

Descripción breve

Las personas beben alcohol para socializar, celebrar y relajarse. El alcohol suele tener un fuerte efecto en las personas (y a lo largo de la historia, las personas han tenido dificultad para entender y manejar el poder del alcohol). ¿Por qué el alcohol hace que las personas actúen y se sientan diferentes? ¿Cuánto es demasiado? ¿Por qué algunas personas se vuelven adictas y otras no? El Instituto Nacional sobre el Abuso del Alcohol y el Alcoholismo está investigando las respuestas a estas y muchas otras preguntas sobre el alcohol. Esto es lo que sabemos:

Los efectos del alcohol varían de persona a persona, según una multiplicidad de factores, incluso los siguientes:

- la cantidad que se bebe
- la frecuencia con que se bebe
- la edad
- el estado de salud
- los antecedentes familiares

VISITA DE URGENCIAS POR USO DE DROGAS

Los cálculos a nivel nacional sobre las visitas a las salas de emergencias relacionadas con el consumo de drogas se obtienen de la Red de Alerta sobre el Abuso de Drogas (DAWN, por sus siglas en inglés).[1,2] La DAWN es un sistema de vigilancia de salud pública administrado por la Administración de Servicios sobre el Abuso de Sustancias y Salud Mental (SAMHSA, por sus siglas en inglés), una dependencia del Departamento de Salud y Servicios Humanos de los Estados Unidos (HHS, por sus siglas en inglés). Los datos de la DAWN* se obtienen de una muestra nacional de hospitales generales, no federales, que operan salas de emergencias que atienden a pacientes las 24 horas del día. Se recolecta información sobre todo tipo de drogas, entre ellas, las drogas ilegales, los inhalantes y el alcohol. También se recolectan datos sobre el abuso de medicamentos de prescripción y de medicamentos sin necesidad de prescripción,** además de los suplementos dietéticos.

Datos notables de la DAWN del 2009

En el 2009, en los Estados Unidos hubo casi 4.6 millones de visitas a las salas de emergencias por consumo de drogas. Los datos recolectados de estas visitas indican que se debieron al uso indebido de drogas, a reacciones adversas a las drogas y otras consecuencias relacionadas con el abuso de drogas. Casi el 50 por ciento de los casos fueron atribuidos a reacciones adversas a fármacos tomados según las indicaciones médicas, mientras que el 45 por ciento de las visitas eran relacionadas con el abuso de drogas. La DAWN calcula que de las 2.1 millones de visitas por consumo de drogas:

- El 27.1 por ciento estaban relacionadas con el uso no médico de fármacos (por ejemplo, de medicamentos de prescripción, de medicamentos sin necesidad de prescripción y de suplementos dietéticos).

- El 21.2 por ciento estaban relacionadas con el consumo de drogas ilícitas.

- El 14.3 por ciento de las visitas fueron con relación al alcohol, en combinación con otras drogas.

Las visitas a las salas de emergencias relacionadas con el uso no médico de fármacos (sea por sí solos o en combinación con alguna otra droga) aumentó en un 98.4 por ciento del 2004 al 2009, subiendo de 627,291 visitas a 1,244,679 visitas, respectivamente. Las visitas a las salas de emergencias relacionadas con reacciones adversas a fármacos aumentaron en un 82.9 por ciento del 2005 al 2009, yendo de 1,250,377 a 2,287,273 visitas, respectivamente.

La mayoría de los pacientes que visitaron las salas de emergencias por consumo de drogas eran personas de 21 años o mayores (el 80.9 por ciento, es decir, 3,717,030 visitas). Un poco menos de la mitad de estas visitas fueron por abuso de drogas. Los pacientes de 20 años de edad o menores constituyeron el 19.1 por ciento (877,802 visitas) de todas las visitas relacionadas con el consumo de drogas en el 2009, de las cuales alrededor de la mitad fueron por abuso de drogas.

Drogas ilícitas

En el 2009, casi un millón de visitas a las salas de emergencias estuvieron relacionadas a una droga ilícita, sea por sí sola o en combinación con otros tipos de drogas. La DAWN calcula que:

- La cocaína estuvo involucrada en unas 422,896 visitas a las salas de emergencia.

- La marihuana estuvo involucrada en unas 376,467 visitas a las salas de emergencia.

- La heroína estuvo involucrada en unas 213,118 visitas a las salas de emergencia.

- Los estimulantes, que incluyen las anfetaminas y la metanfetamina, estuvieron involucrados en unas 93,562 visitas a las salas de emergencia.

- Otras drogas ilícitas como la PCP, el éxtasis (MDMA) y el GHB, estuvieron involucradas con mucho menos frecuencia que cualquiera de los otros tipos de drogas mencionadas anteriormente.

Los hombres tuvieron tasas más altas de visitas a las salas de emergencias por consumo de cocaína, marihuana y heroína en comparación con las mujeres. Las tasas más altas para la cocaína se vieron en personas de 35 a 44 años de edad; para la heroína, en el grupo de personas de 21 a 24 años; para los estimulantes, en el grupo de 25 a 29 años de edad; y para la marihuana, en el grupo de 18 a 20 años de edad.

El alcohol y otras drogas

Alrededor del 32 por ciento (658,263) de todas las visitas a las salas de emergencias por consumo de drogas en el 2009 fueron por el consumo de alcohol, ya sea por sí solo o en combinación con otra droga. La DAWN reporta los datos relacionados con el alcohol cuando se consume por sí solo por personas menores de 21 años, y cuando se consume en combinación con otras drogas para todos los grupos, sin importar la edad. Ya que la DAWN no toma en cuenta las visitas a las salas de emergencias por consumo sólo de alcohol en el caso de los adultos, se cree que el número real de visitas a las salas de emergencias por consumo de alcohol entre la población en general es significativamente más alta de lo que la DAWN reporta.

La DAWN calcula que en el 2009 hubo unas 519,650 visitas a las salas de emergencias relacionadas con el consumo de alcohol en combinación con otras drogas. El alcohol se combina más a menudo con:

- Agentes del sistema nervioso central, por ejemplo, analgésicos, estimulantes, sedantes (229,230 visitas)

- Cocaína (152,631 visitas)

- Marihuana (125,438 visitas)

- Agentes psicoterapéuticos, por ejemplo, antidepresivos y antipsicóticos (44,217 visitas)

- Heroína (43,110 visitas).

Si bien el consumo de alcohol es ilegal para las personas menores de 21 años, la DAWN calcula que en el 2009 hubo 199,429 visitas a las salas de emergencias relacionadas con el consumo de alcohol por personas menores de 21 años; 76,918 de estas visitas las hicieron jóvenes de 12 a 17 años y 120,853 fueron por jóvenes de 18 a 20 años.

Uso no médico de fármacos

En el 2009, 1.2 millones de visitas a las salas de emergencias fueron por el uso no médico de fármacos o suplementos dietéticos. Los fármacos que se reportaron con más frecuencia con relación a las visitas a las salas de emergencias debido a su uso no médico fueron los analgésicos opiáceos/opioides, que representaron el 50 por ciento de las visitas a las salas de emergencias por uso no médico de un fármaco. Estos fueron seguidos por los agentes psicoterapéuticos (utilizados comúnmente para tratar los trastornos del sueño y la ansiedad), que estuvieron presentes en más de un tercio de las visitas a las salas de emergencias por el uso no médico de un fármaco. Entre los opioides que se reportaron con más frecuencia estaban las formulaciones de un solo ingrediente (por ejemplo, la oxicodona) y las formulaciones compuestas (por ejemplo, la hidrocodona con acetaminofeno). La metadona, sea en formulación de un solo ingrediente o en combinación con oxicodona e hidrocodona, también estaba entre los opioides reportados con más frecuencia:

- Hidrocodona (sola o en combinación) en 104,490 visitas a las salas de emergencia

- Oxicodona (sola o en combinación) en 175,949 visitas a las salas de emergencia

- Metadona en 70,637 visitas a las salas de emergencia.

Aumentos a través de los años en el número de visitas a las salas de emergencias por consumo de drogas

El número total de visitas a las salas de emergencias por consumo de drogas aumentó en un 81 por ciento del 2004 (2.5 millones) al 2009 (4.6 millones). Las visitas a las salas de emergencias por uso no médico de fármacos aumentó en un 98.4 por ciento durante el mismo periodo, yendo de 627,291 visitas a 1,244,679.

Los aumentos más grandes en las visitas a las salas de emergencias por consumo de fármacos se vieron en los productos de oxicodona (un aumento del 242.2 por ciento), alprazolam (un aumento del 148.3 por ciento), y los productos de hidrocodona (un aumento del 124.5 por ciento). Mientras tanto, de las visitas a las salas de emergencias por consumo de drogas ilícitas, sólo aquellas relacionadas con el éxtasis aumentaron más del 100 por ciento del 2004 al 2009 (un aumento del 123.2 por ciento).

Para los pacientes de 20 años de edad o menores, las visitas a las salas de emergencias por uso no médico de fármacos aumentó en un 45.4 por ciento del 2004 al 2009 (de 116,644 a 169,589 visitas, respectivamente). Entre los pacientes de 21 años y mayores, hubo un aumento del 111.0 por ciento.

Las visitas a las salas de emergencias por reacciones adversas a fármacos aumentaron en un 82.9 por ciento entre el 2005 y el 2009, de 1,250,377 visitas a 2,287,273. La mayoría de las visitas por reacciones adversas fueron de pacientes de 21 años y mayores, especialmente por los pacientes mayores de 65 años, grupo cuya tasa de visitas aumentó en un 89.2 por ciento del 2005 al 2009.

Fuentes de información

* La DAWN se basa en los datos longitudinales recolectados en hospitales seleccionados de los Estados Unidos. A partir del 2004, la DAWN ajustó sus metodologías de muestreo y ponderación con el fin de mejorar la calidad, confiabilidad y generalización de sus cálculos. Por lo tanto, no se pueden comparar las tendencias que fueron reportadas antes del

2004 con los cálculos más actuales debido a los cambios en el sistema de la DAWN para reportar los datos recolectados.

** El abuso de fármacos (tanto de prescripción como sin necesidad de prescripción) también se conoce como "uso no médico".

Referencias

1. Substance Abuse and Mental Health Services Administration, Center for Behavioral Health Statistics and Quality (formerly the Office of Applied Studies). The DAWN Report: Highlights of the 2009 Drug Abuse Warning Network (DAWN) Findings on Drug-Related Emergency Department Visits. Rockville, MD, 28 de diciembre del 2010.

2. Substance Abuse and Mental Health Services Administration, Center for Behavioral Health Statistics and Quality. Drug Abuse Warning Network: Detailed Tables: National Estimates, Drug-Related Emergency Department Visits for 2004–2009. Rockville, MD, 28 de diciembre del 2010.

CARTA A LOS PADRES

Si bien la encuesta anual del NIDA "Observando el futuro" (Monitoring the Future) indica que el consumo diario de marihuana por parte de los adolescentes se mantiene mayormente parejo, también muestra que el consumo de cigarrillos ha disminuido, lo que hace que ahora, en general, el consumo diario de marihuana sea más común que el consumo diario de cigarrillos entre los adolescentes. Para cuando terminan la escuela secundaria, alrededor del 45 %

ha probado la marihuana al menos una vez, índice que ha permanecido relativamente estable durante las dos últimas décadas. La encuesta también indica que, comparados con sus contrapartes en estados donde la marihuana no está legislada, es más probable que los estudiantes del último año de la escuela secundaria en los estados donde existen leyes sobre la marihuana medicinal hayan vapeado marihuana y consumido comestibles de marihuana.

Además, la cantidad de adolescentes que piensa que el consumo de marihuana es perjudicial está disminuyendo. Esto es preocupante porque cada vez hay más pruebas científicas de que el consumo intenso y regular de marihuana que comienza durante la adolescencia puede interferir con ciertos aspectos del funcionamiento y el bienestar de una persona.

Los resultados de la encuesta nos dicen que todavía nos queda un largo camino por recorrer en los esfuerzos para prevenir el consumo de marihuana en los adolescentes y evitar el daño que causa en los jóvenes. El NIDA reconoce que los padres desempeñan un papel importante en esta tarea y pueden ejercer una poderosa influencia sobre las actitudes y las conductas de sus hijos. Sin embargo, el tema del consumo de marihuana se ha vuelto cada vez más difícil de tratar, en parte por los mensajes contradictorios de la aprobación de leyes sobre la marihuana medicinal y la legalización de la marihuana en algunos estados. Además, muchos padres pueden haber consumido marihuana cuando eran más jóvenes, lo que podría hacer más incómodo mantener una conversación franca o establecer reglas sobre su consumo.

Hablar con nuestros hijos sobre el consumo de drogas no siempre es fácil, pero es crucial. Nos complace ofrecer esta breve guía para que los padres la lean junto a sus hijos. También tenemos un folleto similar llamado Información para adolescentes sobre la marihuana, que igualmente pueden compartir. A veces, iniciar la conversación es la parte más difícil. Espero que estos folletos les sean de ayuda.

¿CÓMO SE USAN LA METANFETAMINA?

La metanfetamina se puede usar:

por inhalación/fumando

por ingestión (píldora)

por aspiración

inyectando el polvo previamente disuelto en agua o alcohol

Dado que el colocón o "high" de la droga empieza y termina rápidamente, las personas a menudo toman dosis repetidas en una modalidad de "exceso y derrumbe". En algunos casos, el consumo se hace en la modalidad de exceso conocida como "corrida", donde se renuncia a la comida y al sueño mientras se continúa consumiendo la droga cada poca hora durante varios días.

¿Qué efecto tiene la metanfetamina en el cerebro?

La metanfetamina aumenta la cantidad de dopamina, una sustancia química natural, en el cerebro. La dopamina participa en el movimiento corporal, la motivación, el placer y la satisfacción (el placer causado por comportamientos naturales, como comer). La capacidad de la droga de liberar altos niveles de dopamina rápidamente en las áreas de satisfacción del cerebro produce la euforia (el "rush" o "flash") que experimentan muchas personas.

Efectos a corto plazo

El consumo de aun pequeñas cantidades de metanfetamina puede tener los mismos efectos sobre la salud que los que tienen otros estimulantes, como la cocaína o las anfetaminas. Entre ellos se cuentan:

aumento de la vigilia y la actividad física

disminución del apetito

respiración acelerada

ritmo cardíaco rápido o irregular

aumento de la presión arterial y la temperatura corporal

¿Cómo se fabrica la metanfetamina?

Los fabricantes producen la mayor parte de la metanfetamina que se encuentra en Estados Unidos en "super laboratorios" aquí o, más a menudo, en México. Pero algunos también fabrican la droga en pequeños laboratorios secretos con ingredientes de venta libre y bajo costo como la pseudoefedrina, un ingrediente común en las medicinas para el resfrío. Para dificultar la producción, las leyes exigen que las farmacias y otras tiendas minoristas mantengan un registro de las compras de productos que contienen pseudoefedrina. Una persona solo puede comprar una cantidad limitada de esos productos por día.

La producción de metanfetamina también requiere el uso de otros productos químicos muy peligrosos. Los efectos tóxicos de estos productos pueden quedar en el ambiente próximo al laboratorio mucho tiempo después de que se cierra el laboratorio y causar una gran variedad de problemas de salud a las personas que viven en el área. Estas sustancias químicas también pueden causar incendios en la vivienda o explosiones mortales en los laboratorios.

¿Qué otros efectos tienen la metanfetamina sobre la salud?

Efectos a largo plazo

Las personas que se inyectan metanfetamina tienen un riesgo mayor de contraer enfermedades infecciosas como el VIH y la hepatitis B y C. Estas enfermedades se transmiten por el contacto con la sangre o con otros líquidos corporales. El uso de la metanfetamina también puede alterar el juicio y la toma de decisiones, lo que genera conductas arriesgadas como la actividad sexual sin protección, lo cual aumenta también el riesgo de infección.

El uso de la metanfetamina también puede agravar la evolución del VIH y el sida y sus consecuencias. Hay estudios que indican que el VIH causa más daño a las células nerviosas y más problemas cognitivos en las personas que están infectadas con el virus y consumen metanfetamina que en aquellas que están infectadas con el VIH pero no consumen la droga.1 Los problemas cognitivos incluyen problemas de pensamiento, comprensión, aprendizaje y memoria.

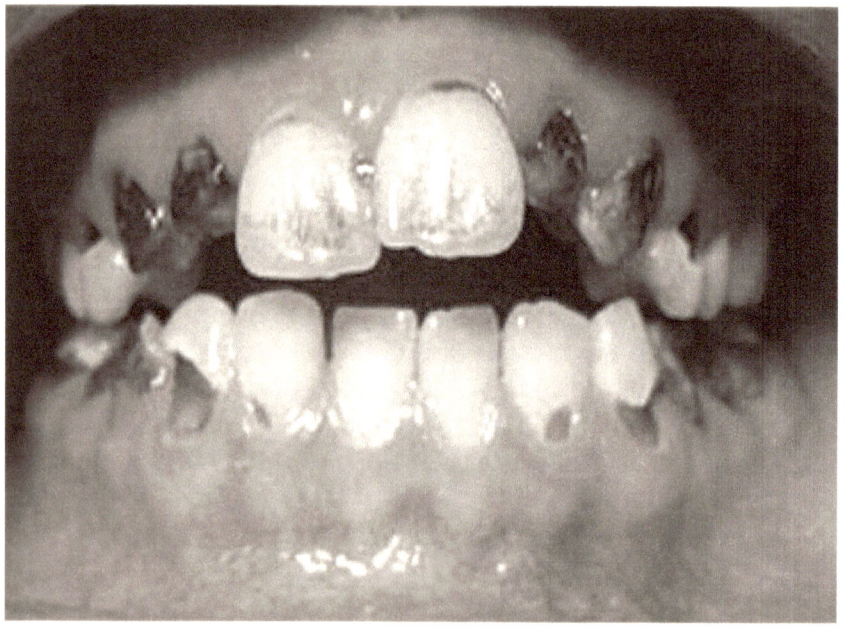

Foto: Dozenist/CC BY-SA

Boca de metanfetamina

El consumo a largo plazo de la metanfetamina tiene muchas otras consecuencias negativas, entre ellas:

pérdida excesiva de peso

problemas dentales graves ("boca de metanfetamina")

comezón intensa que lleva a lesiones en la piel producidas al rascarse

ansiedad

confusión

problemas para dormir

comportamiento violento

paranoia: desconfianza extrema e injustificada de los demás

alucinaciones: sensaciones e imágenes que parecen reales pero no lo son

Además, el consumo continuo de metanfetamina causa cambios en el sistema de dopamina del cerebro que están asociados con una menor coordinación y con la disminución del aprendizaje verbal. En estudios de personas que consumieron metanfetamina durante mucho tiempo se observó que los cambios profundos también afectaron las áreas del cerebro que están relacionadas con la emoción y la memoria.[2] Esto puede explicar muchos de los problemas emocionales y cognitivos que se observan en quienes consumen metanfetamina.

Si bien puede suceder que algunos de estos cambios cerebrales se reviertan después de dejar la droga durante más de un año, es posible que otros cambios no puedan revertirse aun después de un largo período de abstinencia.[3] Un estudio reciente incluso sugiere que las personas que han consumido metanfetamina tienen un mayor riesgo de desarrollar la enfermedad de Parkinson, un trastorno nervioso que afecta el movimiento.[4]

¿La exposición al humo de segunda mano de la metanfetamina tiene efectos sobre la salud?

Los investigadores aún no saben si las personas que respiran el humo secundario o de segunda mano de la metanfetamina pueden doparse (experimentar un colocón o "high") o sufrir otros efectos en la salud. Lo que sí saben es que una prueba de metanfetamina puede arrojar un resultado positivo después de que una persona ha estado expuesta al humo de segunda mano.[5,6] Es necesario realizar más investigaciones en esta área.

¿Es posible sufrir una sobredosis de metanfetamina?

Sí, una persona puede sufrir una sobredosis de metanfetamina. La sobredosis ocurre cuando la persona consume demasiada cantidad de una droga y sufre una reacción tóxica que causa síntomas nocivos graves o la muerte.

Una sobredosis de metanfetamina puede llevar a una embolia cerebral, un ataque al corazón o problemas con algún órgano (como, por ejemplo, insuficiencia renal) debido al aumento de la temperatura corporal. Estas situaciones pueden causar la muerte.

¿Cómo se trata una sobredosis de metanfetamina?

Puesto que una sobredosis de anfetamina a menudo desencadena una embolia cerebral, un infarto cardíaco o problemas con otros órganos, el personal de auxilio inicial y los médicos de las salas de emergencias tratan la sobredosis con un tratamiento para esos trastornos, con la intención de:

- restablecer la circulación sanguínea a la parte afectada del cerebro (embolia cerebral)

- restablecer la circulación sanguínea al corazón (infarto cardíaco)

- tratar los órganos afectados

¿La metanfetamina es adictiva?

Sí, la metanfetamina es sumamente adictiva. Cuando una

persona deja de consumirla, los síntomas de abstinencia pueden incluir:

ansiedad

fatiga

depresión profunda

psicosis

fuertes deseos de consumir la droga

¿Cómo se trata la adicción a la metanfetamina?

Los tratamientos más efectivos para la adicción a la metanfetamina hasta el momento son terapias conductuales, tales como:

* terapia cognitiva conductual, que ayuda a los pacientes a reconocer, evitar y afrontar las situaciones en las que es más probable que consuman drogas

* incentivos motivacionales que usan cupones o recompensas pequeñas de dinero en efectivo para alentar a los pacientes a no consumir la droga

Si bien se están realizando investigaciones, actualmente no hay medicamentos aprobados por el gobierno para el tratamiento de la adicción a la metanfetamina.

Puntos para recordar

▪ Por lo general la metanfetamina se presenta en forma de polvo blanco y amargo o en píldoras. La metanfetamina de cristal tiene el aspecto de fragmentos de vidrio o piedras blancoazuladas brillantes.

▪ La metanfetamina es una droga estimulante químicamente similar a la anfetamina (una droga utilizada para el tratamiento del trastorno de déficit de atención e hiperactividad [ADHD] y la narcoplesia).

- La metanfetamina se puede inhalar o fumar, ingerir, aspirar o inyectar.

- La metanfetamina aumenta la cantidad de dopamina en el cerebro. La dopamina participa en las funciones de movimiento corporal, motivación, placer y satisfacción.

- Los efectos a corto plazo sobre la salud incluyen el aumento de la vigilia y la actividad física, la disminución del apetito y el aumento de la presión arterial y la temperatura corporal.

- Los efectos a largo plazo incluyen el riesgo de contraer VIH y hepatitis, problemas dentales graves (boca de metanfetamina o "meth mouth"), comezón intensa que lleva a lesiones en la piel causadas al rascarse y paranoia.

- Los investigadores aún no saben si las personas que respiran el humo de segunda mano de la metanfetamina pueden llegar a doparse (colocón) o sufrir otros efectos en la salud.

- Es posible sufrir una sobredosis de metanfetamina. Puesto que una sobredosis de metanfetamina a menudo desencadena una embolia cerebral, un infarto cardíaco o problemas con otros órganos, los profesionales de auxilio inicial y los médicos de las salas de emergencias tratan la sobredosis con un tratamiento para esos trastornos.

- La metanfetamina es sumamente adictiva. Cuando una persona deja de consumir anfetaminas, los síntomas de abstinencia pueden incluir ansiedad, fatiga, depresión profunda, psicosis y fuertes deseos de consumir la droga.

- Los tratamientos más efectivos para la adicción a la metanfetamina hasta el momento son las terapias conductuales. Actualmente no hay medicamentos aprobados por el gobierno para el tratamiento de la adicción a la metanfetamina.

•

Referencias

1 Chang L, Ernst T, Speck O, Grob CS. Additive effects of HIV and chronic methamphetamine use on brain metabolite abnormalities. Am J Psychiatry. 2005;162(2):361-369. doi:10.1176/appi.ajp.162.2.361.

2 Volkow ND, Chang L, Wang GJ, et al. Association of dopamine transporter reduction with psychomotor impairment in methamphetamine abusers. Am J Psychiatry. 2001;158(3):377-382. doi:10.1176/appi.ajp.158.3.377.

3 Wang G-J, Volkow ND, Chang L, et al. Partial recovery of brain metabolism in methamphetamine abusers after protracted abstinence. Am J Psychiatry. 2004;161(2):242-248. doi:10.1176/appi.ajp.161.2.242.

4 Curtin K, Fleckenstein AE, Robison RJ, Crookston MJ, Smith KR, Hanson GR. Methamphetamine/amphetamine abuse and risk of Parkinson's disease in Utah: a population-based assessment. Drug Alcohol Depend. 2015;146:30-38. doi:10.1016/j.drugalcdep.2014.10.027.

5 Bassindale T. Quantitative analysis of methamphetamine in hair of children removed from clandestine laboratories--evidence of passive exposure? Forensic Sci Int. 2012;219(1-3):179-182. doi:10.1016/j.forsciint.2012.01.003.

6 Farst K, Reading Meyer JA, Mac Bird T, James L, Robbins JM. Hair drug testing of children suspected of exposure to the manufacture of methamphetamine. J Forensic Leg Med. 2011;18(3):110-114. doi:10.1016/j.jflm.2011.01.013.

¿QUE SON LOS INHALANTES?

Si bien se puede abusar de muchas drogas por medio de la inhalación, el término inhalantes se refiere a las varias sustancias que las personas usualmente consumen solo por inhalación. Estas sustancias incluyen:

+ solventes (líquidos que se convierten en gas a temperatura ambiente)

+ aerosoles gases nitritos (medicamentos de venta con receta para el dolor de pecho)

Varios productos que pueden comprarse fácilmente y que se encuentran normalmente en el hogar y en el lugar de trabajo son inhalantes: pinturas en aerosol, marcadores, pegamentos y líquidos de limpieza. Estos productos contienen sustancias peligrosas que, cuando se inhalan, tienen propiedades psicoactivas, es decir, alteran la mente. Generalmente, las personas no ven estos productos como drogas porque no están destinados a generar un estado de euforia o colocón o "high", pero hay gente que los usa con ese fin. Cuando estas sustancias se emplean para lograr un estado de euforia, se las llama "inhalantes". La mayor parte de los consumidores de inhalantes son niños y adolescentes, y los inhalantes son la única clase de droga que tiene más uso entre los adolescentes más jóvenes que entre los más grandes.

¿Cómo se usan los inhalantes?

Las personas que usan inhalantes los aspiran por la boca (huffing) o la nariz de varias maneras:

inhalando o aspirando el vapor desde un envase o dispensador (como una botella de pegamento o un lapicero marcador) rociando aerosoles (como los limpiadores de polvo para computadoras) directamente en la nariz o en la boca aspirando por la boca sobre un paño empapado en la sustancia, aspirando o inhalando el vapor de sustancias vaporizadas en el aire o dentro de una bolsa de papel o plástico, inhalando el contenido de globos inflados con óxido nitroso, también llamado "gas hilarante"

Si bien el colocón que producen los inhalantes normalmente dura unos pocos minutos, las personas a menudo tratan de hacerlo durar inhalando una y otra vez durante varias horas.

Productos que se usan como inhalantes

Solventes

productos de uso industrial o doméstico, como:

removedores o diluyentes de pintura

líquidos para limpieza a seco

gasolina

fluido para encendedores

productos de arte / para la oficina, como:

líquidos correctores

fluido de marcadores de felpa

limpiadores de contactos electrónicos

pegamento

Aerosoles

productos en aerosol de uso doméstico, como:

pintura en aerosol

fijador para el cabello o desodorante en aerosol

productos de limpieza de computadoras en aerosol

aceite vegetal en aerosol

Gases

forman parte de productos comerciales o de uso en el hogar, como:

encendedores de butano

tanques de propano

dispensadores o aerosoles de crema batida (whippets)

productos que se usan como anestésicos (para que los pacientes pierdan la sensibilidad durante operaciones o procedimientos médicos), como éter, cloroformo, óxido nitroso

Nitritos

• a menudo se venden en frascos pequeños con etiquetas de:

limpiador de cabezal de vídeos

aromatizador de ambientes

limpiador de cueros

aroma líquido

¿Qué efecto tienen los inhalantes en el cerebro?

La mayoría de los inhalantes afectan el sistema nervioso central y enlentecen la actividad cerebral. Los efectos a corto plazo son similares a los del alcohol e incluyen:

▪ pronunciación balbuceante o distorsionada

▪ falta de coordinación (control del movimiento corporal)

▪ euforia (colocón o "high")

▪ mareos

La persona también puede sentir vahídos o tener alucinaciones (imágenes o sensaciones que parecen reales pero no lo son) o delirios (creencias falsas). Con la inhalación repetida, muchas personas se sienten más desinhibidas y con menos control. Algunas pueden vomitar, sentir mareos por varias horas o tener dolor de cabeza por un rato.

A diferencia de otros inhalantes, los nitritos, que a menudo son recetados para el tratamiento del dolor de pecho, se emplean en forma inapropiada para aumentar el placer sexual al expandir y relajar los vasos sanguíneos.

¿Qué otros efectos tienen los inhalantes sobre la salud?

Los efectos a largo plazo de los inhalantes pueden incluir:

• daños en el hígado o los riñones

• pérdida de la audición

• daños en la médula ósea

• pérdida de coordinación y espasmos de las extremidades (debido al daño neurológico)

• retraso en el desarrollo conductual (causado por problemas cerebrales)

• daño cerebral (causado por la constricción del flujo de oxígeno al cerebro)

Además, como los nitritos se usan en forma inapropiada para mejorar el desempeño y el placer sexual, pueden llevar a prácticas sexuales poco seguras o a otras conductas de riesgo. Esto aumenta la probabilidad de contraer o propagar enfermedades infecciosas como el VIH, el sida o la hepatitis.

Encontrará más información sobre el consumo de drogas, el VIH y el sida en El consumo de drogas y las infecciones virales (VIH, hepatitis). También puede leer más sobre el consumo de drogas y la hepatitis en nuestra página sobre la hepatitis viral (en inglés).

¿Es posible sufrir una sobredosis de inhalantes?

Sí, una persona puede sufrir una sobredosis de inhalantes. La sobredosis ocurre cuando una persona consume demasiada cantidad de una droga y sufre una reacción tóxica que causa síntomas nocivos graves o la muerte.

Estos síntomas pueden causar convulsiones y llevar a un coma. Pueden llegar a ser mortales. Muchos solventes y aerosoles son sumamente concentrados, es decir, contienen una gran cantidad de sustancias químicas con muchos ingredientes activos. Inhalar estos productos puede hacer que el corazón se detenga en pocos minutos. Este efecto, conocido como muerte súbita por inhalación, puede presentarse en una persona joven y saludable la primera vez que usa un inhalante. El uso de inhalantes con una bolsa de papel o de plástico o en un área cerrada puede causar la muerte por asfixia (incapacidad de respirar).

¿Cómo se trata una sobredosis de inhalantes?

Puesto que una sobredosis de inhalantes puede causar convulsiones o detener el corazón, los profesionales de auxilio inicial y los médicos de las salas de emergencias buscan tratar la sobredosis con un tratamiento para esos problemas. Intentarán detener las convulsiones o reanimar el corazón.

¿Pueden los inhalantes generar adicción, una forma del trastorno por consumo de sustancias?

Si bien no es muy común, el consumo repetido de inhalantes puede llevar a la adicción, una forma del trastorno por consumo de sustancias (TCS). Un TCS se genera cuando el uso continuado de la droga causa trastornos, como problemas de salud o el incumplimiento de las responsabilidades laborales, escolares o del hogar. La intensidad del trastorno puede variar de leve a grave; la adicción es la forma más grave del trastorno por consumo de sustancias.

Quienes intentan dejar los inhalantes pueden experimentar síntomas de abstinencia, los cuales incluyen:

. náuseas

• pérdida del apetito

• sudor

• problemas para dormir

• cambios en el estado de ánimo

¿Cómo se trata la adicción a los inhalantes?

Algunas personas que buscan tratamiento para el consumo de inhalantes han encontrado ayuda en la terapia conductual:

• La terapia cognitiva conductual ayuda a los pacientes a reconocer, evitar y afrontar las situaciones en las que es más probable que consuman drogas.

- Los incentivos motivacionales utilizan cupones o recompensas pequeñas de dinero en efectivo para premiar una conducta positiva, como, por ejemplo, no consumir drogas.

Es necesario realizar más investigaciones para identificar las opciones terapéuticas más efectivas para la adicción a los inhalantes.

Puntos para recordar

- Si bien se puede abusar de muchas sustancias por medio de la inhalación, el término inhalantes se refiere a las sustancias que las personas usualmente consumen solo por inhalación.

- Varios productos que pueden comprarse fácilmente y que se encuentran normalmente en el hogar y en el lugar de trabajo son inhalantes: pinturas en aerosol, marcadores, pegamentos y líquidos de limpieza. Contienen sustancias peligrosas que, cuando se inhalan, tienen propiedades psicoactivas, es decir, alteran la mente.

- Las personas que usan inhalantes los aspiran por la boca (huffing) o por la nariz.

- La mayoría de los inhalantes afectan el sistema nervioso central y enlentecen la actividad cerebral.

- Los efectos a corto plazo incluyen pronunciación balbuceante o distorsionada, falta de coordinación, euforia (colocón o "high"), mareos y alucinaciones.

- Los efectos a largo plazo pueden incluir daños en el hígado o los riñones, falta de coordinación y espasmos de las extremidades, retraso en el desarrollo conductual y daño cerebral.

- Es posible sufrir una sobredosis de inhalantes. Dado que una sobredosis puede causar convulsiones o detener el corazón, los profesionales de auxilio inicial y los médicos de las salas de emergencias intentarán detener las convulsiones o reanimar el corazón.

- Si bien no es muy común, el consumo repetido de inhalantes puede llevar a la adicción, una forma del trastorno por consumo de sustancias. Los síntomas de abstinencia incluyen náuseas, sudor, problemas para dormir y cambios en el estado de ánimo.

- Algunas personas que buscan tratamiento para el consumo de inhalantes han encontrado ayuda en la terapia conductual.

¿QUÉ SON LAS CATINONAS SINTÉTICAS?

Las catinonas sintéticas, más comúnmente llamadas "sales de baño", son estimulantes artificiales (creados por el hombre) cuya estructura química es similar a la de la catinona, una sustancia que se encuentra en la planta de khat. El khat es un arbusto que crece en la zona este de África y en el sur de Arabia, donde algunas personas mascan las hojas porque tienen leves efectos estimulantes. Las versiones de la catinona creadas por el hombre pueden ser mucho más potentes que el producto natural y, en algunos casos, muy peligrosas.[1]

Sólo el nombre

Las catinonas sintéticas etiquetadas como "sales de baño" no deben confundirse con productos como las sales Epsom que se usan para el baño. Estos productos no contienen ninguna sustancia que altere la mente. Por lo general las catinonas sintéticas son un polvo cristalino blanco o marrón y se venden en pequeños paquetes de plástico o papel de aluminio con una etiqueta que dice "Not for human consumption" (No apto para el consumo humano). Pueden estar etiquetadas como "bath salts" (sales de baño), "plant food" (alimento para plantas), "jewelry cleaner" (limpiador de joyas) o "phone screen cleaner" (limpiador de pantalla de teléfono).

Las catinonas sintéticas son parte de un grupo de drogas llamadas nuevas sustancias psicoactivas (new psychoactive substances, NPS) que preocupan a las autoridades a cargo de la salud. Estas sustancias son psicoactivas—es decir, alteran la mente—y no están reguladas. No tienen ninguna finalidad medicinal legítima y se fabrican para imitar los efectos de otras sustancias controladas. Se introducen y reintroducen en el mercado en rápida sucesión para eludir o burlar los esfuerzos de las autoridades para regular su fabricación y venta.

Las catinonas sintéticas se promocionan como sustitutos baratos de otros estimulantes, como las anfetaminas y la cocaína. Algunos productos que se venden como Molly a menudo contienen catinonas sintéticas en vez de MDMA (ver "Las catinonas sintéticas y Molly (éxtasis)").

Las catinonas sintéticas se pueden comprar por internet y en tiendas de parafernalia de drogas. Hay varias marcas, entre ellas:

Bliss

Cloud Nine

Lunar Wave

Vanilla Sky

White Lightning

¿Cómo se consumen las catinonas sintéticas?

Usualmente, las catinonas sintéticas se ingieren, aspiran, fuman o inyectan.

¿Qué efectos tienen las catinonas sintéticas en el cerebro?

Hay mucho que todavía se desconoce sobre la manera en que las catinonas sintéticas afectan el cerebro humano. Lo que sí saben los investigadores es que las catinonas sintéticas son químicamente similares a drogas como las anfetaminas, la cocaína y la MDMA.

Un estudio reveló que la 3,4-metilendioxipirovalerona (MDPV), una catinona sintética común, afecta el cerebro en forma similar a la cocaína pero es al menos diez veces más potente. La MDPV es la catinona sintética más común que se encuentra en la sangre y la orina de los pacientes que ingresan a las salas de emergencias después de haber consumido "sales de baño".

Los efectos que pueden producir las catinonas sintéticas incluyen:

> paranoia: desconfianza extrema e injustificada de los demás

> alucinaciones: experimentar sensaciones o ver imágenes que parecen reales pero no lo son

> mayor afabilidad

> mayor deseo sexual

> ataques de pánico

> delirio excitado: agitación extrema y comportamiento violento

LAS CATINONAS SINTÉTICAS Y MOLLY (ÉXTASIS)

Molly, el término callejero para la palabra "molecular", se refiere a drogas que supuestamente serían MDMA en forma de polvo de cristal puro.

Generalmente se compra en cápsulas y se ha vuelto más popular en los últimos años. Algunas personas consumen Molly para evitar aditivos como la cafeína, la metanfetamina y otras drogas perjudiciales que se encuentran por lo común en las pastillas de MDMA que se venden como "éxtasis". Pero quienes consumen lo que creen es Molly "pura" se pueden estar exponiendo a los mismos riesgos.

Las autoridades han informado que las cápsulas de Molly contienen sustancias perjudiciales, entre las que se incluyen las catinonas sintéticas. Por ejemplo, cientos de cápsulas de Molly analizadas en dos laboratorios forenses en el sur de la Florida en el 2012 contenían metilona, una catinona sintética peligrosa.

¿Qué otros efectos adversos tienen las catinonas sintéticas sobre la salud?

Algunos efectos adicionales de las catinonas sintéticas son el aumento de la presión arterial y la frecuencia cardíaca, y dolor en el pecho. Las personas que experimentan delirio a menudo sufren deshidratación, destrucción del tejido muscular esquelético e insuficiencia renal.

Los efectos más graves están asociados con inhalar la droga o inyectarla con una aguja. La intoxicación con catinonas sintéticas ha sido causa de muerte.

¿Las catinonas sintéticas son adictivas?

Sí, las catinonas sintéticas pueden ser adictivas. Estudios realizados con animales han demostrado que las ratas se autoadministran catinonas sintéticas en forma compulsiva. Las personas que consumen catinonas sintéticas han reportado que las drogas producen una necesidad intensa e incontrolable de volver a consumirlas. El consumo de catinonas sintéticas puede causar fuertes síntomas de abstinencia, entre los que se cuentan:

depresión

ansiedad

temblores

problemas para dormir

paranoia

¿Cómo se trata la adicción a las catinonas sintéticas?

Para el tratamiento de la adicción a las catinonas sintéticas se puede aplicar la terapia conductual. Algunos ejemplos incluyen:

terapia cognitivo conductual

control de contingencias o incentivos motivacionales (recompensar al paciente por no consumir la droga)

terapia de estimulación motivacional

tratamientos conductuales orientados a los adolescentes

Como con todas las adicciones, los proveedores de atención médica deben evaluar a los pacientes para ver si sufren algún trastorno de salud mental concurrente. Si bien no hay medicamentos aprobados por la FDA para tratar la adicción a las catinonas sintéticas, hay medicamentos disponibles para el tratamiento de ciertas afecciones comunes que se presentan al mismo tiempo.

Puntos para recordar

Las catinonas sintéticas, comúnmente llamadas "sales de baño", son drogas que contienen uno o más compuestos químicos creados por el hombre relacionados con la catinona, un estimulante que se encuentra en la planta de khat.

Las catinonas sintéticas se comercializan como sustitutos baratos de otros estimulantes, como la anfetamina y la cocaína. Los productos que se venden como Molly (MDMA) pueden contener catinonas sintéticas en vez de Molly.

Usualmente, las catinonas sintéticas se ingieren, aspiran, fuman o inyectan.

Hay mucho que todavía se desconoce sobre la manera en que las catinonas sintéticas afectan el cerebro humano.

Las catinonas sintéticas pueden causar: paranoia

mayor sociabilidad

mayor deseo sexual

alucinaciones

ataques de pánico

La intoxicación con catinonas sintéticas ha sido causa de muerte.

Las catinonas sintéticas pueden ser adictivas.

Para el tratamiento de la adicción a las catinonas sintéticas se puede aplicar la terapia conductual.

Actualmente, no existen medicamentos para tratar la adicción a las catinonas sintéticas.

Referencias

- Baumann MH. Awash in a sea of "bath salts": implications for biomedical research and public health. Addict Abingdon Engl. 2014;109(10):1577-1579. doi:10.1111/add.12601.

- Baumann MH, Partilla JS, Lehner KR, et al. Powerful Cocaine-Like Actions of 3,4-Methylenedioxypyrovalerone (MDPV), a Principal Constituent of Psychoactive "Bath Salts" Products. Neuropsychopharmacology. 2013;38(4):552-562. doi:10.1038/npp.2012.204.

La 3,4-metilendioxi-metanfetamina (MDMA), también conocida como Molly, éxtasis o X, continúa siendo popular entre millones de personas en Estados Unidos. Esta droga ilegal a menudo se consume por la sensación de bienestar, estimulación y distorsión de la percepción del tiempo y el espacio quegenera. La MDMA se hizo popular inicialmente en las fiestas de toda la noche ("raves"), pero el consumo se ha expandido ahora a una amplia variedad de entornos. Según la Encuesta Nacional sobre el Consumo deDrogas y la Salud (National Survey on Drug Use and Health), más de 18 millones de personas en Estados Unidos han probado la MDMA al menos una vez.

La MDMA es una droga sintética que se hizo popular en la década de 1980, lo que llevó a que los investigadores comenzaran a estudiar sus efectos. Las investigaciones identificaron una serie de efectos secundarios negativos potencialmente graves. Por ejemplo, la MDMA puede causar un aumento peligroso de la temperatura corporal que puede llegar a ser fatal en algunos ambientes.

También puede estresar el corazón, aumentando la frecuencia cardíaca y la presión arterial, y causar daños en los riñones. Ciertos estudios realizados con animales demuestran que la MDMA también puede dañar ciertas neuronas específicas en el cerebro, pero la investigación de los efectos de la MDMA en el cerebro humano no es concluyente por ahora. Sin embargo, varios estudios demuestran que el consumo intenso y durante tiempo prolongado de MDMA está asociado con un déficit cognitivo que incluye problemas de aprendizaje y de memoria.

La MDMA es una droga sintética que actúa como estimulante y alucinógeno. Produce un efecto energizante, distorsiona la percepción sensorial y temporal y hace que las experiencias sensoriales se disfruten más profundamente. También se la ha descrito cono un entactógeno: una droga que puede aumentar la conciencia de uno mismo y la empatía.

La palabra "éxtasis" se usa a menudo para referirse a la MDMA en tabletas o cápsulas, que es la forma más común de consumir la droga. Los investigadores han determinado que muchas tabletas de éxtasis contienen no solo MDMA en concentraciones variadas, sino también varias otras drogas o combinaciones de drogas que pueden ser perjudiciales. En tabletas de éxtasis compradas en la calle se han encontrado adulterantes que incluyen

La 3,4-metilendioxi-metanfetamina (MDMA) es un derivado de la anfetamina y miembro de la familia química de las fenetilaminas, que pueden actuar como estimulantes, alucinógenos y entactógenos.

Cuando la MDMA se toma en tabletas o cápsulas, generalmente la persona comienza a sentir los efectos 45 minutos después de drogarse. Estos efectos alcanzan el punto máximo entre 15 y 30 minutos después de que comienzan a sentirse y tienen una duración promedio de tres horas, si bien los efectossecundarios se pueden sentir hasta días más tarde. Por lo general, la gente toma una o dos tabletas en cada ingesta, y normalmente cada tableta contiene entre 50 y 150 miligramos de MDMA. A menudo la persona toma una segunda dosis de la droga cuando los efectos de la primera comienzan a desaparecer, lo que aumenta el riesgo de que aparezcan efectos secundarios adversos debido a la combinación de ambas dosis.

EFECTOS AGUDOS

Quien consume MDMA puede experimentar los efectos embriagadores de la droga alrededor de 45 minutos después de tomar una sola dosis. Esos efectos incluyen una intensificada sensación de bienestar, mayor extroversión, calidez emocional, empatía hacia otros y la disposición a conversar sobre recuerdos con gran carga emocional. Además, la gente reporta la intensificación de la percepción sensorial como una marca distintiva de la experiencia con MDMA. Sin embargo, la MDMA también puede causar varios efectos secundarios agudos. Por ejemplo, si bien las sobredosis letales de MDMA no son comunes, pueden potencialmente poner en riesgo la vida, con síntomas como presión arterial alta (hipertensión), desfallecimiento o mareos, ataques de pánico y, en casos graves, pérdida del conocimiento y convulsiones.

A causa de sus propiedades estimulantes y las situaciones en las que frecuentemente se consume, la MDMA está asociada con la actividad física vigorosa por períodos extendidos en ambientes calurosos. Esto puede causar uno de los efectos secundarios agudos más importantes, si bien poco común: un marcado aumento de la temperatura del cuerpo (hipertermia). Los resultados de investigaciones con ratas demuestran que aun una dosis moderada de MDMA interfiere con la capacidad del cuerpo para regular su temperatura, lo que potencialmente puede tener consecuencias fatales en ambientes calurosos. El tratamiento de la hipertermia requiere atención médica inmediata, ya que puede llevar rápidamente a la descomposición del tejido muscular o a un desequilibrio de electrolitos (sodio), que a su vez pueden causar insuficiencia renal o una inflamación mortal del cerebro, particularmente en las mujeres. El consumo de MDMA en combinación con el ejercicio vigoroso causa deshidratación, lo que lleva a algunas personas a beber gran cantidad de líquido. Sin embargo, esto podría aumentar el desequilibrio de electrolitos o la inflamación del cerebro porque la MDMA hace que el organismo retenga agua. Una dosis moderada de MDMA también puede reducir la eficacia de bombeo del corazón en personas que la consumen regularmente, lo cual es una preocupación especial durante los períodos de intensa actividad física.

En las horas siguientes al consumo, la MDMA produce una reducción importante de la percepción y predicción del movimiento, por ejemplo, la capacidad de evaluar si un conductor está en peligro de chocar con otro

vehículo. Esto destaca los peligros de realizar actividades complejas o que requieren habilidades específicas, como conducir un automóvil, mientras se está bajo la influencia de esta droga.

Comportamiento de riesgo en quienes consumen MDMA

Varios estudios han revelado que el consumo de MDMA está asociado con conductas sexuales de riesgo. Por ejemplo, tanto los hombres como las mujeres que consumen MDMA tienen mayor probabilidad de asumir conductas de riesgo (como no usar condón durante el sexo) que quienes beben alcohol. El consumo de MDMA en los últimos 6 meses está asociado con el inicio de la actividad sexual antes de los 14 años y contener dos o más parejas en los últimos dos meses. Además, la gente que reporta un consumo excesivo de la droga frecuentemente reporta asumir más riesgos sexuales que quienes la consumen con menor frecuencia. También es más probable que a quienes consumen la droga en forma excesiva se les hayan hecho pruebas del VIH, si bien esas personas piensan que tienen un bajo riesgo de contraer la enfermedad. Las personas homosexuales y bisexuales que consumen MDMA, tanto hombres como mujeres, reportaron una mayor cantidad de parejas sexuales y mayor consumo de drogas inyectables que las personas heterosexuales que consumen MDMA, pero no mostraron tasas más altas de sexo sin protección o de agujas compartidas.

¿Cómo se consume el tabaco?

El tabaco se puede fumar, masticar o aspirar. Los productos para fumar incluyen cigarrillos, cigarros, bidis y cigarrillos de clavo. Algunas personas fuman hojas sueltas de tabaco en pipa o en una pipa de agua llamada narguile o hookah. Los productos que se mascan incluyen el tabaco para mascar, el rapé, el tabaco sin humo (dip) y la pasta húmeda (snus); el rapé también se puede aspirar.

¿Qué efectos tiene el tabaco en el cerebro?

Al consumir tabaco en cualquiera de sus formas, la nicotina que contiene se absorbe rápidamente en la corriente sanguínea. Una vez que ingresa a la corriente sanguínea, la nicotina estimula inmediatamente las glándulas adrenales para que liberen la hormona epinefrina (adrenalina). La epinefrina estimula el sistema nervioso central y aumenta la presión arterial, la frecuencia respiratoria y la frecuencia cardíaca. Al igual que sucede con drogas como la cocaína y la heroína, la nicotina aumenta los niveles del neurotransmisor químico llamado dopamina, el cual afecta partes del cerebro que controlan la satisfacción y el placer. Hay estudios que sugieren que otras sustancias químicas presentes en el humo del tabaco, como el acetaldehído, podrían potenciar los efectos de la nicotina en el cerebro.

¿Qué otros efectos tiene el tabaco sobre la salud?

Si bien la nicotina es adictiva, la mayor parte de los efectos graves derivados del consumo de tabaco provienen de otras sustancias químicas. Fumar tabaco puede generar cáncer pulmonar, bronquitis crónica y enfisema. Además, aumenta el riesgo de las enfermedades cardíacas, que pueden llevar a una embolia o un infarto. Fumar también está asociado con otros tipos de cáncer, leucemia, cataratas y neumonía. Todos estos riesgos corresponden al consumo de cualquier producto que se fume, incluido el tabaco en hookah. El tabaco sin humo aumenta el riesgo de cáncer, especialmente del cáncer de la boca.

Cigarrillos electrónicos

Los cigarrillos electrónicos, también llamados vaporizadores electrónicos, son dispositivos a pila que hacen llegar nicotina con saborizantes y otras sustancias químicas a los pulmones en forma de vapor en vez de humo. Las compañías de cigarrillos electrónicos a menudo los promocionan como un producto más seguro que los cigarrillos tradicionales porque no queman tabaco. Pero los investigadores en realidad no tienen mucha información sobre los riesgos para la salud que presentan estos dispositivos.

Las mujeres embarazadas que fuman cigarrillos tienen un mayor riesgo de abortos y nacimientos de bebés sin vida, prematuros o con poco peso. Fumar durante el embarazo también podría estar asociado con problemas de conducta y aprendizaje en los niños que están expuestos al tabaco.

Las personas que están cerca de quienes fuman se exponen al humo de segunda mano, ya sea proveniente del extremo del producto de tabaco que se quema o de la exhalación de la persona que está fumando. La exposición al humo de segunda mano también puede generar cáncer de pulmón y enfermedades cardíacas. Puede causar problemas de salud en niños y adultos, tales como tos, flema, insuficiencia pulmonar, neumonía y bronquitis. Los niños expuestos al humo de segunda mano tienen un mayor riesgo de sufrir de infecciones del oído, asma grave, infecciones pulmonares y muerte por el síndrome de muerte súbita del lactante.

¿Cómo lleva a la adicción el consumo de tabaco?

Para muchas personas que consumen tabaco, los cambios a largo plazo en el cerebro producidos por la exposición continua a la nicotina acaban por crear adicción. Cuando una persona trata de dejar el tabaco puede experimentar síntomas de abstinencia como:

- irritabilidad

- problemas para prestar atención

- problemas para dormir

- más apetito

- deseos vehementes e intensos de tabaco

¿Cómo se trata la adicción a la nicotina?

Tanto los tratamientos conductuales como los medicamentos pueden ayudar a dejar de fumar, pero la combinación de ambos enfoques es más efectiva que el empleo de una sola estrategia.

El Departamento de Salud y Servicios Humanos de Estados Unidos estableció una línea telefónica nacional gratuita para dejar de fumar, 1-800-QUIT-NOW, que es un punto de acceso para quienes buscan información y ayuda para dejar de fumar.

Regulación gubernamental de los productos de tabaco

El 5 de mayo del 2016 la FDA anunció que a partir de ese momento las reglamentaciones nacionales sobre el tabaco se extendían a todos los productos de tabaco, incluidos:

- cigarrillos electrónicos y sus soluciones líquidas
- cigarros
- tabaco para hookah
- tabaco para pipa

Tratamientos conductuales

Los tratamientos conductuales utilizan una variedad de métodos para ayudar a las personas a dejar de fumar, que van desde

materiales de autoayuda hasta apoyo profesional. Estos tratamientos enseñan a reconocer las situaciones de alto riesgo y crear estrategias para hacerles frente. Por ejemplo, las personas que se reúnen con gente que fuma tienen más probabilidades de fumar y menos probabilidades de dejar de hacerlo.

Terapias de reemplazo de nicotina

Las terapias de reemplazo de nicotina (NRT, por su sigla en inglés) fueron los primeros medicamentos que adoptó la Administración de Alimentos y Medicamentos de Estados Unidos (FDA) para su utilización en los tratamientos para dejar de consumir tabaco.

Los productos de reemplazo de nicotina que actualmente cuentan con la aprobación de la FDA incluyen goma de mascar, parches transdérmicos, pulverizadores nasales, inhaladores y pastillas. Estos productos liberan una dosis controlada de nicotina para aliviar los síntomas de abstinencia mientras la persona intenta dejar el tabaco.

Otros medicamentos

El bupropión (Zyban®) y la vareniclina (Chantix®) son dos medicamentos sin nicotina aprobados por la FDA que han resultado eficaces como ayuda para dejar de fumar. Actúan sobre los receptores de nicotina del cerebro, aliviando los síntomas de abstinencia y bloqueando los efectos de la nicotina si la persona comienza a fumar de nuevo.

¿Es posible sufrir una sobredosis de nicotina?

La nicotina es venenosa y, si bien no es común, la sobredosis es posible. La sobredosis ocurre cuando la persona consume demasiada cantidad de una droga y sufre una reacción tóxica que causa síntomas nocivos graves o la muerte. La intoxicación por nicotina normalmente ocurre en niños pequeños que accidentalmente mastican la goma de mascar o los parches con nicotina que se utilizan para dejar de fumar o ingieren el líquido de los cigarrillos eléctricos. Los síntomas incluyen dificultad para respirar, vómitos, desmayos, dolor de cabeza, debilidad y aumento o disminución de la frecuencia cardíaca. Ante la sospecha de que un niño o un adulto pudiera estar sufriendo una sobredosis de nicotina es necesario obtener asistencia médica en forma inmediata.

Puntos para recordar

- El tabaco es una planta que se cultiva por sus hojas, las cuales se secan y fermentan y luego se usan en varios productos. El tabaco contiene nicotina, el ingrediente que puede causar adicción.

- El tabaco se puede fumar, masticar o aspirar.

- La nicotina actúa en el cerebro estimulando las glándulas adrenales para que liberen la hormona epinefrina (adrenalina) y aumentando los niveles de dopamina, un neurotransmisor químico.

- Fumar tabaco puede generar cáncer pulmonar, bronquitis crónica y enfisema. Además, aumenta el riesgo de enfermedades cardíacas, las que pueden llevar a una embolia o un infarto. Fumar también está asociado con otros tipos de cáncer, leucemia, cataratas y neumonía. El tabaco sin humo aumenta el riesgo de cáncer, especialmente del cáncer de la boca.

- El humo de segunda mano puede causar cáncer de pulmón y enfermedades cardíacas, además de tener otros efectos sobre la salud de adultos y niños.

- Para muchos consumidores de tabaco, los cambios a largo plazo en el cerebro producidos por la exposición continua a la nicotina acaban por crear adicción.

- Tanto los tratamientos conductuales como los medicamentos pueden ayudar a dejar de fumar, pero la combinación de ambos enfoques es más efectiva que el empleo de una sola estrategia.

- La sobredosis de nicotina es posible, si bien generalmente ocurre en niños pequeños que mastican accidentalmente goma de mascar o parches de nicotina o ingieren el líquido de los cigarrillos electrónicos.

- Ante la sospecha de que un niño o un adulto pudiera estar sufriendo una sobredosis de nicotina es necesario obtener asistencia médica en forma inmediata.

¿QUÉ SON LOS CIGARRILLOS ELECTRÓNICOS?

Los cigarrillos electrónicos, también llamados e-cigs,"vaps", vaporizadores electrónicos o sistemas electrónicos de administración de nicotina, son dispositivos a pila con los que se inhala un vapor que comúnmente —aunque no siempre— contiene nicotina, saborizantes y otras sustancias químicas. Pueden tener el aspecto de los cigarrillos de tabaco tradicionales (en ese caso, se usa el término cig-a-likes en inglés), de un cigarro, de una pipa o hasta de artículos de uso diario como bolígrafos o memorias USB portátiles. También hay otros dispositivos que pueden tener un aspecto distinto, como los que vienen con un tanque recargable. Independientemente del diseño y el aspecto, estos dispositivos por lo general funcionan de forma similar y están compuestos por piezas similares. En la actualidad hay más de 460 marcas diferentes de cigarrillos electrónicos en el mercado. Algunos otros nombres comunes para los cigarrillos electrónicos son:

e-cig
narguile electrónico o e-hookah
hookah bolígrafo
vapeador
bolígrafo vapeador
Mods (vaporizadores más poderosos que se pueden ajustar a las preferencias personales)

¿Cómo funcionan los cigarrillos electrónicos?

La mayoría de los cigarrillos electrónicos están formados por cuatro elementos:

> un cartucho o receptáculo que contiene una solución líquida (e-líquido o e-jugo) con variadas cantidades de nicotina, saborizantes y otras sustancias químicas.

> un elemento calentador (el vaporizador)

> una fuente de energía (generalmente, una pila)

> una boquilla por la cual se inhala

En muchos cigarrillos electrónicos, al pitar se activa el elemento calentador a pila, el cual vaporiza el líquido contenido en el cartucho. La persona inhala entonces el aerosol o vapor resultante (a esto se le llama "vapear" o vaping en inglés).

El uso de cigarrillos electrónicos entre los adolescentes

Los cigarrillos electrónicos son populares entre los adolescentes y actualmente son la forma más común de consumo de tabaco entre los jóvenes en Estados Unidos. Algunos de los factores que han contribuido a su popularidad entre los jóvenes son la facilidad con la que se pueden obtener, su atractiva publicidad, la variedad de sabores de los e-líquidos y la creencia de que son más seguros que los cigarrillos tradicionales. Además, una encuesta de estudiantes de la escuela secundaria reveló que uno de cada cuatro adolescentes había usado cigarrillos electrónicos para "goteo" o dripping, una práctica en la que los vapores se producen y se inhalan colocando gotas del e-líquido directamente sobre serpentines atomizadores precalentados. Los adolescentes reportaron que practican dripping por los siguientes motivos: para crear un vapor más espeso (63.5 %), para mejorar los sabores (38.7 %) y para sentir una sensación más intensa en la garganta —la sensación de placer que crea el vapor al hacer que la garganta se contraiga— (27.7 %). Es necesario realizar más investigaciones sobre los riesgos de esta práctica.

Además de los efectos desconocidos que pudieran tener los cigarrillos electrónicos sobre la salud, las observaciones iniciales sugieren que pueden actuar como un producto de iniciación para adolescentes y preadolescentes que con el tiempo pasan a consumir otros productos de tabaco, incluidos los cigarrillos que, como se sabe, causan enfermedades y muerte prematura. Un estudio reveló que los estudiantes que habían usado cigarrillos electrónicos antes de ingresar a 9.0 grado tenían más probabilidades que otros de comenzar a fumar cigarrillos u otros productos de tabaco en el año siguiente. Hay otro estudio que apoya estas conclusiones e indica que los estudiantes de la escuela secundaria que habían usado cigarrillos electrónicos el mes anterior fueron siete veces más propensos a reportar que habían fumado cigarrillos cuando se les hizo la pregunta aproximadamente seis meses más tarde, en comparación con los estudiantes que dijeron que no habían usado cigarrillos electrónicos. Es de destacar que no ocurrió lo mismo en sentido opuesto: los estudiantes que dijeron que habían fumado cigarrillos no fueron más propensos a reportar el uso de cigarrillos electrónicos cuando se les preguntó aproximadamente seis meses más tarde. Como en el estudio anterior, estos resultados sugieren que los adolescentes que usan cigarrillos electrónicos tienen un mayor riesgo de fumar cigarrillos en el futuro. Sin embargo, todavía es necesario realizar más investigaciones para determinar si el hecho de experimentar con cigarrillos electrónicos lleva a fumar tabaco en forma regular. Sin embargo, todavía es necesario realizar más investigaciones para determinar si el hecho de experimentar con cigarrillos electrónicos lleva a fumar tabaco en forma regular.

De acuerdo con las reglamentaciones de la Administración de Alimentos y Medicamentos de Estados Unidos (U.S. Food and Drug Administration, FDA), creadas para proteger la salud de los jóvenes en el país, los menores ya no pueden comprar cigarrillos electrónicos en tiendas ni por internet (ver "Reglamentación gubernamental sobre los cigarrillos electrónicos"). Actualmente, la FDA regula la fabricación, la importación, el envasado, el etiquetado, la publicidad, la promoción, la venta y la distribución de los cigarrillos electrónicos. Esta regulación incluye los componentes y las piezas de los cigarrillos electrónicos, pero no incluye los accesorios.

Reglamentación gubernamental sobre los cigarrillos electrónicos

En el 2016, la FDA estableció la reglamentación de los cigarrillos electrónicos y sus soluciones líquidas. Como los cigarrillos electrónicos contienen nicotina derivada del tabaco, ahora están sujetos a reglamentación gubernamental tal como sucede con los productos de tabaco. Esto incluye el requisito de que la compra, tanto en línea como en persona, solo la pueden efectuar personas de al menos 18 años (ver "El uso de cigarrillos electrónicos entre los adolescentes"). Para obtener más información sobre esta reglamentación, visite la página de la FDA

¿Qué efectos tienen los cigarrillos electrónicos en el cerebro?

Cuando una persona usa un cigarrillo electrónico, la nicotina contenida en el líquido del cigarrillo se absorbe rápidamente en la corriente sanguínea. Una vez en la corriente sanguínea, la nicotina estimula las glándulas suprarrenales para que liberen la hormona epinefrina (adrenalina). La epinefrina estimula el sistema nervioso central y aumenta la presión arterial, el ritmo respiratorio y la frecuencia cardíaca. Como sucede con la mayoría de las sustancias adictivas, la nicotina aumenta los niveles de un mensajero químico en el cerebro llamado dopamina, el cual afecta las áreas del cerebro que controlan la recompensa, es decir, el placer generado por conductas naturales como, por ejemplo, el comer. Estas sensaciones motivan a algunas personas a consumir nicotina repetidamente a pesar de los posibles riesgos para la salud y el bienestar.

¿Qué efectos tienen los cigarrillos electrónicos sobre la salud? ¿Son más seguros que los cigarrillos de tabaco?

Hasta el momento, las investigaciones sugieren que los cigarrillos electrónicos podrían ser menos perjudiciales que los cigarrillos de tabaco cuando una persona que fuma regularmente reemplaza completamente el tabaco con cigarrillos electrónicos. Pero la nicotina, en cualquiera de sus formas, es una droga sumamente adictiva. Las investigaciones sugieren que hasta puede cebar o predisponer el sistema de recompensa del cerebro y, de esa manera, poner a quienes usan cigarrillos electrónicos en riesgo de volverse adictos a otras drogas.

Además, el uso de cigarrillos electrónicos expone a los pulmones a una variedad de sustancias químicas, incluidas las que se agregan a los e-líquidos y otras producidas durante el proceso de calentamiento y vaporización. Un estudio de ciertos productos para cigarrillos electrónicos reveló que el vapor contiene sustancias cancerígenas y productos químicos de conocida toxicidad, al igual que nanopartículas de metales potencialmente tóxicos provenientes del dispositivo mismo. El estudio demostró que los e-líquidos de ciertas marcas de cigarrillos con aspecto de cigarrillos tradicionales (cig-a-likes) tienen un alto contenido de níquel y cromo, que podrían provenir de los serpentines de calentamiento del dispositivo vaporizador, que están hechos de nicromo. Los ciga-likes pueden contener además niveles bajos de cadmio, un metal tóxico que también se encuentra en el humo de los cigarrillos y puede causar problemas respiratorios y enfermedades. Es necesario realizar más investigaciones sobre las consecuencias que la exposición repetida a estas sustancias químicas tiene sobre la salud.

Efectos sobre la salud en los adolescentes

Los años de la adolescencia son críticos para el desarrollo del cerebro, que continúa creciendo hasta la adultez temprana. Los jóvenes que consumen productos de nicotina en cualquiera de sus formas, incluidos los cigarrillos electrónicos, están especialmente expuestos al riesgo de sufrir efectos duraderos. Como la nicotina afecta el desarrollo del sistema de recompensa del cerebro, el uso continuado de los cigarrillos electrónicos no solo puede llevar a la adicción a la nicotina, sino que también puede hacer que otras drogas, como la cocaína y la metanfetamina, sean más placenteras para el cerebro en desarrollo del adolescente.

La nicotina también afecta el desarrollo de los circuitos cerebrales que controlan la atención y el aprendizaje. Otros riesgos incluyen trastornos emocionales y problemas permanentes para controlar impulsos, es decir, la incapacidad de resistir un deseo fuerte o un impulso que podría causarle daño a la persona o a otros.

¿Los cigarrillos electrónicos sirven de ayuda para dejar de fumar?

Algunas personas opinan que los cigarrillos electrónicos pueden ayudar a disminuir las ansias intensas de nicotina en quienes están tratando de dejar de fumar. Sin embargo, los cigarrillos electrónicos no están aprobados por la FDA como elemento de ayuda para dejar de fumar y no hay pruebas científicas concluyentes sobre la efectividad que tienen para dejar de fumar en el largo plazo. Cabe mencionar que hay siete productos de ayuda para dejar de fumar aprobados por la FDA; se ha comprobado que estos productos son seguros y pueden ser efectivos cuando se usan de acuerdo con las instrucciones.

Los cigarrillos electrónicos no se han evaluado completamente en estudios científicos. Por ahora, no hay suficiente información sobre la seguridad de estos cigarrillos, cómo se comparan los efectos que tienen sobre la salud con los efectos de los cigarrillos tradicionales, y si son útiles o no para quienes están tratando de dejar de fumar.

Puntos para recordar

> Los cigarrillos electrónicos son dispositivos a pila que se usan para inhalar un vapor que comúnmente —aunque no siempre— contiene nicotina, saborizantes y otros productos químicos. En muchos cigarrillos electrónicos, al pitar se activa el elemento calentador a pila que vaporiza el líquido contenido en el cartucho o receptáculo. La persona inhala entonces el aerosol o

vapor resultante (a esto se le llama "vapear" o vaping en inglés).

Los cigarrillos electrónicos son populares entre los adolescentes. De acuerdo con la reglamentación de la Administración de Alimentos y Medicamentos de Estados Unidos (U.S. Food and Drug Administration, FDA), creada para proteger la salud de los jóvenes en ese país, los menores ya no pueden comprar cigarrillos electrónicos en persona ni por internet.

La nicotina estimula las glándulas suprarrenales para que liberen la hormona epinefrina (adrenalina) y aumenta el nivel de un mensajero químico en el cerebro llamado dopamina. La acción de la dopamina en el sistema de recompensa del cerebro motiva a algunas personas a consumir nicotina repetidamente a pesar de los posibles riesgos para la salud y el bienestar.

Hasta el momento, las investigaciones sugieren que los cigarrillos electrónicos son menos perjudiciales que los cigarrillos de tabaco cuando una persona que fuma regularmente reemplaza completamente el tabaco concigarrillos electrónicos. Pero los cigarrillos electrónicos pueden de todas maneras perjudicar la salud de una persona.

Los cigarrillos electrónicos pueden llevar a la adicción a la nicotina y a un mayor riesgo de adicción a otras drogas.

El uso de cigarrillos electrónicos también expone a los pulmones a una variedad de sustancias químicas, incluidas las que se agregan a los e-líquidos y otras producidas durante el proceso de calentamiento y vaporización.

Es necesario investigar más para determinar si los cigarrillos electrónicos pueden ser tan efectivos como elemento de ayuda para dejar de fumar como lo son los productos de ayuda que ya han sido aprobados por la FDA.

¿QUÉ ES LA DROGADICCIÓN?

La drogadicción es una enfermedad crónica que se caracteriza por la búsqueda y el consumo compulsivo o incontrolable de la droga a pesar de las consecuencias perjudiciales que acarrea y los cambios que causa en el cerebro, los cuales pueden ser duraderos. Estos cambios en el cerebro pueden generar las conductas dañinas que se observan en las personas que se drogan. La drogadicción es también una enfermedad con recaídas. La recaída ocurre cuando una persona vuelve a consumir drogas después de haber intentado dejarlas.

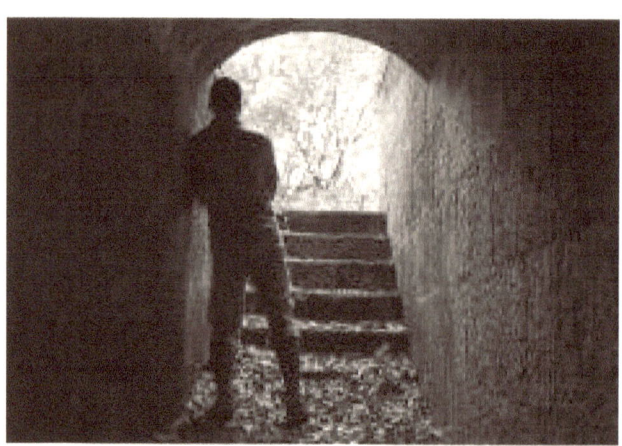

El camino hacia la drogadicción comienza con el acto voluntario de consumir drogas. Pero con el tiempo la capacidad de una persona para decidir no consumir drogas se debilita. La búsqueda y el consumo de la droga se vuelven compulsivos. Esto se debe mayormente a los efectos que tiene la exposición a la droga durante largo tiempo en la función cerebral. La adicción afecta las zonas del cerebro que participan en la motivación y la recompensa, el aprendizaje, la memoria y el control del comportamiento.

La adicción es una enfermedad que afecta tanto el cerebro como el comportamiento.

¿Se puede tratar la drogadicción?

Sí, pero no es simple. Como la adicción es una enfermedad crónica, una persona no puede simplemente dejar de consumir drogas unos pocos días y curarse. La mayoría de los pacientes necesitan atención a largo plazo o repetida para poder dejar completamente las drogas y recuperar su vida. El tratamiento de la adicción puede ayudar a una persona a:

> dejar de consumir drogas

> mantenerse alejada de las drogas

> ser productiva en la familia, el trabajo y la sociedad

Principios de un tratamiento eficaz

De acuerdo con la investigación científica realizada desde mediados de la década de 1970, todo programa eficaz de tratamiento debería tener como base los siguientes principios fundamentales:

> La adicción es una enfermedad compleja pero tratable que afecta el funcionamiento cerebral y el comportamiento.

> No existe un tratamiento único que sirva para todos.

> Las personas necesitan tener acceso rápido al tratamiento.

El tratamiento eficaz abarca todas las necesidades del paciente, no solo el consumo de drogas.

Continuar con el tratamiento durante todo el tiempo que sea necesario es un factor clave.

La orientación psicológica y otras terapias conductuales son las formas más comunes de tratamiento.

Los medicamentos son a menudo una parte importante del tratamiento, especialmente cuando se combinan con terapias conductuales.

Los planes de tratamiento se deben evaluar con frecuencia y se deben modificar como sea necesario para adaptarlos a las necesidades cambiantes del paciente.

El tratamiento debe abordar también otros posibles trastornos mentales.

La desintoxicación con ayuda clínica es solo la primera etapa del tratamiento.

No es necesario que el tratamiento sea voluntario para que sea eficaz.

El consumo de drogas durante el tratamiento se debe vigilar constantemente.

En los programas de tratamiento se hacen pruebas de VIH/sida, hepatitis B y C, tuberculosis y otras enfermedades infecciosas y los pacientes aprenden las medidas que pueden tomar para reducir el riesgo de contraer esas enfermedades.

¿Cuáles son los tratamientos para la drogadicción?

Son varias las opciones de tratamiento para la drogadicción que han dado buenos resultados. Entre ellas se cuentan:

orientación conductual

medicación

aplicaciones y dispositivos médicos que se usan para tratar los síntomas de abstinencia o instruir al paciente sobre el desarrollo de nuevas aptitudes

evaluación y tratamiento de problemas concurrentes de salud mental, como la depresión y la ansiedad

seguimiento a largo plazo para evitar la recaída

Contar con una gama de servicios asistenciales en un programa personalizado de tratamiento y tener opciones para el seguimiento pueden ser cruciales para el éxito del programa. El tratamiento debe incluir servicios médicos y de salud mental como sea necesario.

El seguimiento puede incluir sistemas de apoyo para la rehabilitación basados en la comunidad o en la familia.

¿Cómo se usan los medicamentos en el tratamiento de la drogadicción?

Los medicamentos se pueden utilizar para controlar los síntomas de abstinencia, evitar la recaída y tratar otros trastornos concurrentes.

Abstinencia. Los medicamentos ayudan a suprimir los síntomas de abstinencia durante la desintoxicación. La desintoxicación no es por sí misma "tratamiento", es solo el primer paso del proceso. Los pacientes que no reciben ningún tratamiento después de la desintoxicación por lo general vuelven a consumir drogas. Un estudio de instituciones dedicadas al tratamiento de la adicción reveló que en casi el 80% de las desintoxicaciones se utilizaron medicamentos (SAMHSA, 2014). También se están empleando dispositivos para aliviar los síntomas de abstinencia. En noviembre del 2017, la Administración de Drogas y Alimentos de Estados Unidos (U.S. Food and Drug Administration, FDA) agregó una nueva indicación para un dispositivo de estimulación electrónica, el NSS-2 Bridge, para su uso como elemento de ayuda para atenuar los síntomas de abstinencia de los opioides. Este dispositivo se coloca detrás de la oreja y envía pulsos eléctricos para estimular ciertos nervios cerebrales.

Prevención de la recaída. Los pacientes pueden tomar medicamentos para ayudar a reestablecer la función normal del cerebro y reducir los deseos intensos de consumir la droga. Existen medicamentos para tratar la adicción a los opioides (heroína, analgésicos recetados), al tabaco (nicotina) y al alcohol. Los científicos están desarrollando otros medicamentos para tratar la adicción a los estimulantes (cocaína, metanfetamina) y al cannabis (marihuana). Quienes consumen más de una droga—algo muy común—necesitan tratamiento para todas las sustancias que consumen.

Opioides: Para tratar la adicción a los opioides se usan la metadona (Dolophine®, Methadose®), la buprenorfina (Suboxone®, Subutex®, Probuphine®, Sublocade™) y la naltrexona (Vivitrol®). La metadona y la buprenorfina actúan en los mismos puntos del cerebro que la heroína y la morfina; eliminan los síntomas de abstinencia y reducen los deseos intensos de consumir la droga. La naltrexona bloquea los efectos de los opioides en los sitios receptores del cerebro y se debe usar solamente en pacientes que ya han completado la fase de desintoxicación. Todos los medicamentos ayudan a mitigar las conductas que llevan a buscar la droga y a cometer delitos, y hacen que los pacientes sean más receptivos a las terapias conductuales. Un estudio del NIDA reveló que una vez comenzado el tratamiento, la combinación de buprenorfina y naloxona sumada a una formulación de naltrexona de liberación prolongada son similarmente eficaces para tratar la adicción a los opioides. Dado que es necesario completar la desintoxicación para realizar el tratamiento con naloxona, comenzar el tratamiento con consumidores activos fue difícil, pero una vez completada la desintoxicación ambos medicamentos demostraron ser similarmente eficaces.

Tabaco: Las terapias de reemplazo de nicotina abarcan varias formas, entre ellas parches, aerosoles, goma de mascar y pastillas. Estos productos son de venta libre. La

FDA ha aprobado dos medicamentos recetados para tratar la adicción a la nicotina: el bupropión (Zyban®) y la vareniclina (Chantix®). Estos medicamentos actúan de manera diferente en el cerebro, pero ambos ayudan a evitar las recaídas en las personas que están tratando de dejar el tabaco. Los medicamentos son más eficaces cuando se combinan con terapias conductuales tales como la terapia individual y grupal y las líneas telefónicas de ayuda para dejar el tabaco.

Alcohol: La FDA aprobó tres medicamentos para el tratamiento del alcoholismo, y un cuarto (el topiramato) parece dar buenos resultados en los ensayos clínicos (estudios a gran escala con seres humanos). Los tres medicamentos aprobados son los siguientes:

Naltrexona: bloquea los receptores opioides que participan en los efectos de recompensa generados por el consumo de alcohol y en el deseo intenso de la bebida. Reduce las recaídas al consumo excesivo y es sumamente eficaz en algunos pacientes. Las diferencias genéticas podrían tener un efecto en cuán bien actúa la droga en ciertos pacientes.

Acamprosato (Campral®): puede reducir los síntomas de abstinencia duradera, como el insomnio, la ansiedad, el desasosiego y la disforia (un estado opuesto a la euforia en el que la persona no se siente bien ni feliz). Es posible que sea más eficaz en pacientes con adicción grave.

Disulfiram (Antabuse®): interfiere con la descomposición del alcohol. Si el paciente bebe alcohol, se acumula acetaldehído en el organismo, lo que produce reacciones desagradables que incluyen sofocos (enrojecimiento y calor en la cara), náuseas y latido irregular del corazón. La observancia (tomar la droga en la forma indicada) puede ser un problema, pero el medicamento puede ayudar a los pacientes que están muy motivados para dejar de beber.

Trastornos concurrentes: Hay otros medicamentos disponibles para tratar posibles trastornos de salud mental, como la depresión o la ansiedad, que podrían estar contribuyendo a la adicción de la persona.

¿Cómo se emplean las terapias conductuales en el tratamiento de la drogadicción?

Las terapias conductuales ayudan a los pacientes a:

+ modificar su actitud y su comportamiento con respecto al consumo de drogas

+ aumentar sus aptitudes para llevar una vida sana

+ continuar con otras formas de tratamiento, como por ejemplo los medicamentos

Los pacientes pueden recibir tratamiento en muchos sitios diferentes con enfoques variados.

El tratamiento conductual ambulatorio incluye una variedad de programas para pacientes que visitan un consejero especialista en salud conductual en forma regular. La mayoría de los programas incluyen orientación individual o grupal sobre las drogas, o ambas. Estos programas generalmente brindan formas de terapia conductual tales como:

- terapia cognitivo conductual, que ayuda a los pacientes a reconocer, evitar y afrontar las situaciones en las que es más probable que consuman drogas

- terapia familiar multidimensional, desarrollada para adolescentes con problemas de abuso de drogas y sus familias. Esta técnica abarca una variedad de influencias sobre las pautas de consumo de drogas del paciente y su propósito es mejorar el funcionamiento general de la familia

- entrevistas motivacionales, que aprovechan al máximo la disposición del paciente para modificar su comportamiento e iniciar el tratamiento

- incentivos motivacionales (control de contingencias), que utilizan el refuerzo positivo para alentar la abstinencia de las drogas

A veces el tratamiento es intensivo al comienzo, cuando el paciente asiste a varias sesiones ambulatorias cada semana. Luego de finalizar el tratamiento intensivo, pasa al tratamiento ambulatorio regular—menos horas por semana y reuniones menos frecuentes- para ayudarlo a mantener la rehabilitación. En septiembre del 2017 la FDA autorizó la comercialización de la primera aplicación móvil, reSET®, para ayudar en el tratamiento de los trastornos por consumo de drogas. Esta aplicación está pensada para usarse en combinación con el tratamiento ambulatorio de los trastornos por consumo de alcohol, cocaína, marihuana y estimulantes.

Tratamiento con internación o residencial: también puede ser muy eficaz, particularmente para quienes tienen problemas más graves (incluido algún trastorno concurrente). Los establecimientos residenciales habilitados para brindar tratamiento ofrecen atención estructurada e intensiva las 24 horas, que incluye alojamiento protegido y atención médica. Estos establecimientos residenciales de tratamiento pueden aplicar una variedad de métodos terapéuticos y generalmente están orientados a ayudar al paciente a adoptar un estilo de vida sin drogas ni actividad delictiva después del tratamiento. Estos son ejemplos de algunos tipos de tratamiento residencial:

- Comunidades terapéuticas: son programas sumamente estructurados en los que los pacientes generalmente permanecen en una residencia por un período de seis a doce meses. Toda la comunidad, incluido el personal que brinda tratamiento y quienes están en rehabilitación, actúan como agentes clave de cambio e influyen en la actitud, el entendimiento y la conducta del paciente con respecto al consumo de drogas.

- Tratamiento residencial a corto plazo: se enfoca típicamente en la desintoxicación y brinda orientación intensiva inicial y preparación para el tratamiento en un entorno comunitario.

- Alojamientos de rehabilitación: brindan a los pacientes alojamiento supervisado de corta duración y a menudo ofrecen otros tipos de tratamientos con internación o residenciales. Un alojamiento de rehabilitación puede ayudar a la persona a realizar la transición hacia una vida independiente —ayudándola, por ejemplo, a aprender a administrar sus finanzas o buscar empleo— y conectarla con servicios de apoyo en la comunidad.

Las dificultades de la reinserción

El abuso de las drogas modifica el funcionamiento cerebral, y son muchas las cosas que pueden desencadenar un deseo intenso de consumir drogas en el cerebro. Es crítico que quienes están en tratamiento, particularmente las personas que están internadas en un centro de rehabilitación o están en la cárcel, aprendan a reconocer, evitar y manejar los factores desencadenantes con los que probablemente se enfrentarán después del tratamiento.

¿El tratamiento de las personas encarceladas es diferente?

La investigación científica desde mediados de la década de 1970 ha demostrado que el tratamiento del consumo de drogas puede ayudar a muchos delincuentes a modificar sus actitudes, creencias y conductas relacionadas con el abuso de drogas, evitar la recaída y alejarse efectivamente de la vida delictiva y el abuso de las drogas. Muchos de los principios del tratamiento de la drogadicción son similares para las personas que están en la cárcel y para quienes no lo están. Sin embargo, una gran cantidad de detenidos no tiene acceso al tipo de servicios que necesita. Un tratamiento de baja calidad o que no se adapte bien a las necesidades de la persona puede no ser eficaz para reducir el consumo de drogas y la conducta delictiva.

Además de los principios generales de tratamiento, algunas consideraciones específicas para quienes están detenidos incluyen:

- El tratamiento debería incluir el desarrollo de aptitudes cognitivas específicas para ayudar al recluso a modificar las actitudes y creencias que llevan al abuso de drogas y al delito, tales como sentirse con derecho a que las cosas sean a su manera o no comprender las consecuencias de su conducta. Esto incluye aptitudes relacionadas con el pensamiento, la comprensión, el aprendizaje y la memoria.

- La planificación del tratamiento debería incluir servicios personalizados dentro de la institución correccional y también la transición al tratamiento comunitario una vez que la persona sale de la cárcel.

- Es importante que exista coordinación constante entre quienes brindan el tratamiento y los tribunales o los agentes que supervisan la libertad condicional o vigilada para abordar las complejas necesidades de quienes han salido de la cárcel y vuelven a insertarse en la sociedad.

¿Cuántas personas reciben tratamiento para la drogadicción?

Según la Encuesta Nacional sobre el Consumo de Drogas y la Salud de SAMHSA, 22.5 millones de personas (el 8.5% de la población de Estados Unidos) de 12 años o más necesitaban tratamiento por un problema de consumo de drogas ilícitas* o alcohol en el 2014. Solo 4.2 millones (el 18.5% de quienes necesitaban tratamiento) recibieron algún tipo de tratamiento para el consumo de drogas ese mismo año. De esas personas, alrededor de 2.6 millones recibieron tratamiento en programas de tratamiento especializados (CBHSQ, 2015).

*El término "ilícito" se refiere al consumo de drogas ilegales, incluida la marihuana de acuerdo con las leyes federales, y al abuso de medicamentos recetados.

Puntos para recordar

- La drogadicción se puede tratar, pero no es simple. El tratamiento de la adicción debe ayudar a que la persona:

1. deje de consumir drogas

2. se mantenga alejada de las drogas

3. sea productiva en la familia, el trabajo y la sociedad

- Un tratamiento exitoso consta de varios pasos:

1. desintoxicación

2. orientación conductual

3. medicación (para la adicción a los opioides, el tabaco o el alcohol)

4. evaluación y tratamiento de problemas concurrentes de salud mental, como la depresión y la ansiedad

5. seguimiento a largo plazo para evitar la recaída

- Hay medicamentos y dispositivos que se pueden utilizar para controlar los síntomas de abstinencia, evitar la recaída y tratar otros trastornos concurrentes.

- Las terapias conductuales ayudan a que los pacientes:

1. modifiquen su actitud y comportamiento con relación al consumo de drogas

2. aumenten sus aptitudes para llevar una vida sana

3. continúen con otras formas de tratamiento, como por ejemplo los medicamentos

- Quienes se encuentran dentro del sistema de justicia penal podrían necesitar servicios terapéuticos adicionales para tratar eficazmente los trastornos por consumo de drogas. Sin embargo, muchos de los detenidos no tienen acceso al tipo de servicios que necesitan.

Referencias

Center for Behavioral Health Statistics and Quality (CBSHQ). 2014 National Survey on Drug Use and Health: Detailed Tables. Rockville, MD: Substance Abuse and Mental Health Services Administration; 2015.

Substance Abuse and Mental Health Services Administration (SAMHSA). National Survey of Substance Abuse Treatment Services (N-SSATS): 2013. Data on Substance Abuse Treatment Facilities. Rockville, MD: Substance Abuse and Mental Health Services Administration; 2014. HHS Publication No. (SMA) 14-489. BHSIS Series S-73

DIVERSIDAD SEXO – GENERICA – LO QUE LOS MEDICOS DEBEN DE SABER AL RESPECTO.

1. No es una enfermedad, es una variación del género, la cual no es dicotómica (hombre-mujer) como se pensaba.

2. No todas las personas transexuales necesitan tratamiento de afirmación de género.
3. No todas las personas con problemas de identidad de género necesitan cirugía de reasignación sexual.
4. El género es como se percibe cada persona dentro de un grupo femenino o masculino. Por terminología médica a un hombre de nacimiento que se percibe como mujer, se le llama mujer trans; a los hombres que continúan percibiéndose como hombres, se les conoce como hombres cis (cis = del mismo lado).
5. Una persona con género femenino al nacer que se perciba como hombre, es un hombre trans. Las mujeres que se continúan percibiendo como mujeres en la adultez, se les llama mujeres cis.
6. La orientación sexual puede ser por el mismo género, es llamada homosexual, por el género opuesto, heterosexual. Por ambos géneros bisexual y sin preferencia sexual, es llamado asexual.

ANTECEDENTES

La palabra transgénero indica una situación de género cambiante o diferente. La presión justa que ejercen las personas transgéneros para la atención médica y el respeto a sus derechos no es equiparable a la información que se tiene en el sector salud sobre la posibilidades y variaciones de la sexualidad, género y orientación sexual de las personas (3).

Se ha observado que las instituciones médicas y legales se han visto rebasadas, y que la respuesta de los médicos, psicólogos y personal de salud en general, lo mismo que los jueces y personal aledaño, es de franca agresión, con la cual tratan de enmascarar su ignorancia, pero sobre todo en muchos casos su intolerancia.

Esto último ha llegado a extremos alarmantes, ya que la TRANSFOBIA, lleva a la marginación; cambios en el patrón de aceptación social y en la autoestima de ellos. Lo cual ha repercutido de manera directa en el aumento de las personas de esta comunidad contagiadas del virus de la inmuno deficiencia humana (VIH) (4, 5, 9, 12).

El patrón de marginalidad, lleva a los transgéneros a un estilo de vida bisexual, misma que los coloca en una situación de puente viral, ya que este patrón bisexual es ignorado por las parejas de estas personas. Por ejemplo, se tienen relaciones sexuales cuando se está vestido de hombre, con mujeres y cuando se están en el papel femenino con hombres. Muchas ocasiones ambos tipos de relaciones sexuales son sin protección, y en muchos casos con múltiples parejas. Todo lo anterior ha llevado a que se reconsidere el estilo de manejo médico y de derechos humanos de las personas transgénero (8).

Sin embargo en la gama de la diversidad sexual aparecen una serie de esquemas que dificultan el papel de la identificación del patrón del solicitante de la atención médica, de buena calidad, a la vez que empática y respetuosa.

¿QUÉ ES SER UN TRANSEXUAL?

Un transexual, también conocido como TS, son personas que se perciben en un cuerpo del género opuesto al de su identidad sexual de nacimiento. Esto es, una mujer que está en un cuerpo de hombre o viceversa. Al primer tipo se le conoce como mujer transgénero y al segundo como hombre transgénero (7; 17).

La identidad de uno mismo, o auto-cognición es un fenómeno complejo que va más lejos de lo sexo-genérico, y está centrada en el género de nacimiento, crianza y de autopercepción. Las áreas detectadas como responsables de la identidad de genero están localizadas en el hipotálamo. Hay dos estructuras relevantes:

(a) En el hipotálamo tenemos lo que se ha denominado: "Centro de la identidad de género" (Gender Identity Control Center = GICC) localizada en la parte anterior del mismo.

(b) El núcleo supraquiasmático, el cual tiene una serie de funciones, por ejemplo la regulación de ritmos circadianos (cercanos, son cercanos a un día).

En la semana sexta del desarrollo intrauterino, debe de ser la gónadas (testículos u ovarios) del bebé, quien tome el control de los niveles de hormonas sexuales en su propio cuerpo, si estas no lo hacen, por dificultades de su función, si hay obstáculos para la llegada al sitio adecuado o si los receptores a hormonas sexuales no están presentes o funcionan defectuosamente, habrá una incoherencia entre el género de identidad y el género fenotípico (XX o XY), el resultado final, es que no habrá una clara diferenciación del Centro de la identidad de Género, y se observa a un niño transexual. En palabras simples, estas personas nacen con esa condición, y no hay ningún efecto durante el desarrollo postnatal, traumático (abusos o violencia sexual) o de la educación al que se le adjudique un papel causal. Las personas con identidad de género incoherente a su fenotipo no se hacen,, nacen en esta condición. Subrrayar esto, atenua los impactos de la culpabilidad por parte de los padres y de las personas tansgéneros.

Pueden observarse dos nuevas posibilidades: a un hombre que se perciba como mujer (MaF = Masculino a Femenino) o una mujer que se percibe como hombre (FaM = Femenino a Masculino). Las personas con esta condición, tienen una percepción dolorosa de su situación desde que son niños, tan temprano como los tres años y aprenden, casi de manera simultanea, desde que detectan la incoherencia de los pronombres personales usados, por ejemplo, y el trato de niñas y niños que se origina en las tradiciones culturales a la incoherencia entre su auto-percepción y lo que los demás esperan o piden de él o ella, y que por lo tanto, esto debe de esconderse, porque la familia presenta un estado de caos e inclusive de agresión, cada que aparece el tema; situaciones como vestirse y actuar con actitudes del género opuesto, lo mismo que en sus interacciones con los niños de su edad, en donde son marginados por ser ellos mismos, sin que sea fácil para un niño lactante y/o pre-escolar, que es lo que sucede con él / ella, que ocasiona esas respuestas. Sobre todo cuando hay pautas conductuales que no se pueden controlar (Vg., estilos de caminar, hablar, y cognitivos), porque por un lado, el niño / niña, no tiene un claro juicio de la incoherencia que existe entre su género con el cual se percibe y su apariencia externa y por otro lados, los padres tratan de forzar algo que a todas luces para el hijo/hija, resulta poco claro y sin sentido (3).

Tabla 1

LINEA DE GÉNEROS BIOLÓGICOS, IDENTIDAD DE GÉNERO Y PREFERENCIAS SEXUALES.

Género determinado por cromosomas	XX	XY	XX	XY
	Mujer	Hombre	Mujer	Hombre
	Genitales femeninos	Genitales masculinos	Genitales femeninos	Genitales masculinos
Identidad de Género	Niña y más tarde mujer	Niño y más tarde hombre	Hombre	Mujer
Atracción Sexual	Hacia hombres (HT	Hacia mujeres (HT)	Hombres o Mujeres	Hombres o Mujeres
	Mujeres (Lesbiana)	Hombres	Ambos	Ambos
		(Homosexual)	Ninguno	Ninguno
	Mujer cis	Hombre cis	Hombre Transexual	Mujer
				Transexual

Es importante hiperconnotar que la incongruencia no está en la auto-identidad, sino en lo que los demás esperan de esa persona. No corresponde al número de los cromosomas sexuales, ya que cuando esto ocurre, a esta condición médica se le conoce como estados intersexuales, y son habitualmente debido a mayor o menor cantidad de cromosomas sexuales. Existen formas genéticas, en donde los gametos sexuales son "XXX" o "XXY", etc., en donde los pacientes presentan 47 cromosomas en vez de 46, y en algunos casos los caracteres sexuales secundarios tampoco son claros. Al caso de los cromosomas "XXY" se le conoce como Klineffelter. Estos pacientes presentan estatura elevada, pene pequeño con testículos duros y también de reducido tamaño, esterilidad, aumento de las glándulas mamarias. El síndrome de Turner presenta 45 cromosomas, en donde el sexual es "X", tienen caracteres sexuales secundarios de mujer, pero presentan poco desarrollo en la pubertad, baja estatura, y deformaciones físicas diversas (3).

TRASTORNO POR IDENTIDAD DE GÉNERO

En algunas clasificaciones psiquiátricas, se habla de disforia de identidad de género, que es como se le conoce en el DSM-IV –TR y DSM-5 Con lo cual se hace énfasis, a que la persona tiene una afectación en el área del estado de ánimo, como resultado de la incongruencia entre lo que su mente le dice que es y lo que su cuerpo le informa. En muchas clasificaciones de las comunidades de apoyo a personas transexuales, se ha discutido está aproximación al problema de la clasificación y se ha concluido, que la disforia de género ocurre, sólo en las personas que aborrecen los genitales de nacimiento, es decir niños que no soportan tener pene, al grado de mutilarse o de niñas que se adhieren cosas a sus genitales para no verlos. Es común, por ejemplo, que los niños transexuales, se bañen, con sólo una de sus dos manos, mientras con la otra ocultan lo que les avergüenza. También es frecuente que se sientan que están en una fase de transición y que pronto van a perder su pene, y al mismo tiempo piensan que se les desarrollaran sus senos.

El transexualismo es un fenómeno universal, está presente en todas las culturas, en los diferentes niveles socioeconómicos, en todas las razas y sin diferencias de religión. Es difícil saber que tan extendido esta, para el caso de los transexuales, se tiene un estimado, en países como Dinamarca y Suecia, en donde se lleva un registro médico desde el nacimiento de las personas hasta su muerte. Ahí las cifras de reasignación de sexo son de 1 por cada 30,000 adultos de hombre a mujer y 1 por cada

100,000 adultos de mujer a hombre. Este es el único dato confiable, ya que dada la naturaleza del fenómeno transexual, muchas personas deciden mantenerlo oculto a lo largo de sus vidas, inclusive a sus médicos, y recurren ser calificados como transvestis o vestidas, lo cual lo hacen según sus conveniencias sociales, económicas y ambientales. El travesti es considerado como una condición que va desde el fetichismo hasta la actuación artistica, la mayoria de estas personas son homosexules que se visten de mujeres exagerando sus rasgos femeninos dentro de sus actuaciones y se les conoce como "Drag-Queens", tambien existe en lesbianas y se les llama "Drankings", en ambs casos se busca exagerar los atributos de uno u otro genéro.

En un estudio reciente se documenta que en Tailandia, la frecuencia de transexualidad puede ser tan alta como de 1:180 a 1:3000. En un principio se supuso, que estos números eran inflados, y que se debían a un tipo de transexual fingido, por ser este medio, un tipo de ingreso económico como sexo servidumbre en una sociedad pauperizada, pero finalmente, en un estudio de campo, se documentó la alta frecuencia de transexuales, en donde varios hermanos de familias extensas, presentaban datos de transexualidad.

Los datos fueron analizados, para una muestra de 195 mujeres transexuales tailandesas (i.e. - hombre hacia - mujer (MtF) transgender) que habían terminado una serie de cuestionarios, que comprendían el alias o sobre-nombres, los datos demográficos, las historias de transición e identificación de género y orientación sexual. La edad de la media fue de 25.4 años. Para los datos demográficos, descubrieron que los participantes eran los menores de la familia, que las mujeres tuvieron un papel prominente en sus vidas (a menudo los criaron sin cualquier ayuda de figuras masculinas), y además con un promedio de uno en cinco hermanos, de los cuales por lo menos uno también era TS (16).

Con respecto a la historias de transición, descubrimos que muchos participantes habían notado ser diferentes a edades tempranas. Antes de la adolescencia; muchos estaban llevando una vida de transgénero. Muchos iniciaron hormonas, a una edad de media de 16.3 años, y con inicios tan temprano como 10 años. El promedio de la reasignación sexual fue a los 20 años, con casos tan tempranos como a los 15 años.

Respecto a la identidad, la mayoría de los participantes se pensaban como phuying (mujeres) de manera sencilla, con un número más pequeño que se identificaban como praphet de phuying (una "Segunda clase de mujer"). Un número pequeño como kathoey (un término tailandés más general que es equivalente a una variedad sexual diferente a hombre/mujer).

Algunos no se sentían a gusto con su condición y las expectativas de envejecimiento. Otros preferían esa condición y finalmente una gran mayoría se sintieron atraídas por los hombres, independientemente de su condición de transgénero (16).

Una de las dificultades que se tiene para saber la magnitud del fenómeno transexual, es que ellos difícilmente platican de su condición. Tienen miedo de hacerlo, porque han tenido represión y burlas, pero sobre todo porque significa una especie de "locura", Al estar todo ubicado en sus mentes, el problema resulta fácil de descalificarlo y aún de atacarlo como de locura. Sin embargo, como comentaré mas adelante, hay evidencias claras que apoyan diferencias en como está constituido el cerebro de los transexuales, en cuanto a zonas y núcleos que son diferentes al de su sexo cromosómico (XX para la mujer y XY para el hombre) (13).

Las personas transexuales con disforia de género, sienten una aversión por como lucen externamente. La mayoría de mis pacientes me comunican que les molesta verse al espejo, los MTF, no gustan de su aspecto del cuello hacia abajo y las FTM, les molesta tener senos. Su cuerpo les contradice constantemente lo que ellos sienten dentro de sí mismos. En algunos temas, puede ser que se tenga una franca dismorfofobia. Ya que se tienden a estar contemplando de manera compulsiva en el espejo y a detectar una serie de anormalidades que no son claras para el resto de las personas que los rodean (11; 15).

En casos extremos se han dado sucesos como la mutilación por propia mano de genitales (MTF), o el aplicar vendas a senos, el suicidio, y el uso de drogas, con el objeto de bloquear lo que sucede en su interior (11; 17).

El patrón típico de los TS es el de vivir una vida doble. Se visten a escondidas con las ropas del sexo opuesto, evitan que los demás se enteren, viven en la marginalidad, todo esto con culpa extrema, lo cual les lleva a comprarse prendas muy vistosas, para luego deshacerse de ellas o regalarlas. Esto último es explotado por algunas personas que rentan ropa, y espacios para vestirse y que las transexuales estén cómodas en un ambiente privado y secreto (11; 17).

Algunos transexuales y sus familiares tratan desesperadamente de buscar ayuda médica, sólo para encontrarse que la mayoría de estos profesionales carecen de toda información al respecto o tienen prejuicios y transfobia. Sin embargo si se llega a acudir al psicoanálisis, hipnosis, terapias aversivas, se encuentra poca ayuda ya que todas ellas parten de la premisa de que el transexual es una enfermedad y por lo tanto hay que "curarla".

Una de las primeras cosas que tiene que ser aclarada es a que nos referimos cuando llamamos a una persona transexual, transvestí, homosexual, intersexual, etcétera. Lo que sigue son conceptos generales, y no tratan de ser definiciones estrictas, la variabilidad y matices, parece ser la norma en este tipo de facetas del ser humano (8; 15; 16; 19).

Intersexo. Estas son personas que se les solía conocer como hermafroditas, es decir seres humanos que nacen con ovarios y testículos (con desarrollos parciales o totales). En ocasiones al momento del nacimiento, cuesta trabajo hacer una correcta asignación de su sexo y se opta por la ambigüedad. Otras, puede ser el sexo deseado por los padres, el que predomina en la "decisión" de que tipo de cirugía se efectuará, si se obtiene un niño o una niña. La determinación genética, de los llamados cariotipos, ayuda a veces a saber el sexo cromosómico, pero otras ocasiones, la anormalidad que origina el intersexo se encuentra precisamente en los cromosomas.

Transvestis. Estas personas también son llamados cross-dresser en inglés, que literalmente quiere decir "vestidos con lo opuesto". Consiste en vestirse con ropas del sexo opuesto, con fines de excitación sexual, en este sentido sería un tipo de fetichismo. Algunos transvestis pueden tener este tipo de conducta por motivos psicológicos o de gratificación diferente a la sexual. La mayoría de los transvestis son hombres, esto además de que es un dato interesante, puede estar ligeramente inflado, ya que las mujeres transvestis son menos notorias, debido a que es aceptado que las mujeres utilicen ropa, más o menos masculina sin mucha notoriedad, pero no ocurre lo mismo con los hombres que se visten con prendas femeninas, inmediatamente son detectados y ridiculizados.

El transvesti es con frecuencia heterosexual, casado, con un nivel de educación intermedio o elevado. Algunos de ellos pueden tener fantasías, respecto a ser mujeres, lo cual les lleva a tomar estrógenos para tener una feminización moderada. Los transvestis de este tipo, están satisfechos con su cuerpo, su género, tienen satisfacción sexual con sus genitales y no piensan en lo absoluto en cambiar de sexo.

Este tipo de conducta se inicia en la pubertad, y puede continuar incluso hasta la vejez. En la pubertad, el usar ropa de mujer, produce un estímulo sexual intenso, y generalmente se hace con fines de querer masturbarse. Para algunos está conducta permanece firmemente arraigada, a lo largo de la vida, para otros, sólo se presenta esporádicamente o como una forma de relajarse.

Homosexuales y Lesbianas. Estas personas tienen una orientación sexual hacia personas de su mismo sexo. Los hombres son conocidos por la palabra Gay, que en inglés denota felicidad. La homosexualidad como la heterosexualidad es una orientación sexual y no una enfermedad. Existen bases genéticas y biológicas de la homosexualidad, es decir se nace homosexual, no hay un esquema de preferencias, respecto a que ellos hayan decidido a cual de ellas pertenecer (como tampoco los heterosexuales decidimos deliberadamente pertenecer a este grupo) (10; 12).

Aún cuando algunos gays parezcan afeminados y vistan con colores y ropas femeninas, no significa que ellos deseen una reasignación sexual, en el caso de las lesbianas, también hay quienes lucen muy masculinas, sin que sean transexuales.

"Drag Queen" Estas personas son homosexuales que se visten con ropa femenina o sea transvestis homosexuales. Ya sea que se vistan así para sus parejas sexuales o para presentaciones con otras Drags. Ellos ven su cuerpo apropiado, están de acuerdo a él y no quieren cambiar de sexo. Pueden utilizar hormonoterapia, pero esto es solo para aumentar su feminidad. Algunas de estas personas son famosas en el mundo del espectáculo y en los espectáculos de transvestis.

Es decir que el TS se está vistiendo de acuerdo a su identidad SEXUAL NUCLEAR, es decir, al sexo de su cerebro, órgano que finalmente decide sobre todos nuestros actos en la vida, no solo los sexuales (1).

El ser TS no tiene que ver con la orientación sexual. Una de las confusiones más comunes es el de pensar que ser TS es igual a ser homosexual, o que si se visten de mujeres, les "deberían" de gustar los hombres y viceversa (2; 19).

Aun cuando existen muchos problemas similares entre los homosexuales y los TS, la principal diferencia es que los TS tienen un conflicto de identidad entre lo que sienten ser y el exterior, situación que no se observa en los homosexuales.

Nuestra orientación sexual se define por el sexo de los individuos a los que estamos erótica y emocionalmente atraídos. Existen sólo tres posibilidades de orientación sexual: heterosexual (nos atraen las personas del sexo opuesto); la homosexual (nos atraen las personas de nuestro propio sexo) y bisexual (atracción a ambos sexos). Una persona transexual pude ser atraída por ambos sexos, también puede sentir una atracción por el sexo opuesto al de su sexo central o cerebral, pero también puede ser atraída por su mismo sexo central es decir tenemos transexuales homosexuales ("transexuales lesbianas"); transexuales heterosexuales y transexuales bisexuales. Esto que puede sonar complicado o enredado, no lo es tanto si partimos del hecho que el sexo que cuenta en la orientación sexual es el sexo cerebral nuclear.

Por ejemplo un hombre puede estar casado con una mujer, pero todas sus fantasías sexuales son las de estar con otro hombre y él vestido de mujer (12).

Una combinación de factores biológicos, psicológicos y sociales, determinaran la historia sexual del nuevo ser. Los factores biológicos son: los cromosomas (XX = mujer / XY = hombre); gónadas (testículos = hombre; ovarios = mujer), órganos reproductores internos y externos; sexo cerebral del hipotálamo (ver más adelante). Los factores psicológicos y sociales tienen que ver con el sexo que se otorga al nacer, el género de crianza, y la identidad de género (6; 10)

Para la mayoría de las personas en el mundo hay una coherencia entre todos estos factores mencionados. Por ejemplo una persona que nace con pene y testículos, tiene cromosomas XY, y produce niveles adecuados de testosterona. Su hipotálamo se diferenció adecuadamente en el útero de la madre y tiene una preferencia por las mujeres, con quien se siente atraído erótica y afectivamente. En el caso del

TS hay dos factores que son discordantes: el hipotálamo y la identidad de género (13,14).

TRANSEXUALISMO ES ACERCA DE LA IDENTIDAD DE GÉNERO.

Como indicamos previamente, el género es un constructor social que hace que sea fácil distinguir quien es hombre y quien es mujer, o en otras palabras, lo femenino de lo masculino. Cuando nacemos y tenemos la asignación de nuestro sexo por la apariencia de los genitales se nos enseña como debe de caminar un niño, montar a caballo, correr y jugar fútbol. Si el sexo asignado es el de mujer, se nos enseñará a vestir, caminar, a ser féminas, a jugar con muñecas y enseres de cocina, etc. Cuando vemos a una persona extraña, aún cuando vistan sin mucha diferenciación de sexo, podemos inferir quienes son niños y quienes son niñas (13,14).

En el avance de las neurociencias y en las disciplinas cognitivas es en donde podemos encontrar nuevas aproximaciones a la identidad de género. Si bien como veremos a continuación la auto percepción es una función de la corteza en su conjunto, la modulación de las emociones por el hipotálamo es lo que da la diferencia de estilos masculino y femenino en los dos géneros y también en el transexual. Entonces una de las enseñanzas de la neurobiología del transexual es que estamos ante la influencia hipotalámica de la auto cognición (13, 14).

LA AUTOCOGNICIÓN.

Autocognición: Es una propiedad emergente de los cerebros humanos sanos. La implementación de esta función adaptativa es espontánea y generalmente transparente en los sujetos. El cerebro tiene una serie de circuitos que se utilizan para el aprendizaje y el conocimiento acerca de si mismo y esos circuitos son multidimensionales con conexiones entre si muy complejas (14).

El estudio formal de los mecanismos de la auto cognición es una investigación sistemática en donde se trata de descubrir cuales son los circuitos determinantes para este tipo de función. La información básica acerca de los mecanismos que están involucrados en esto, se ha obtenido del análisis de la función cerebral adaptativa o en procesos patológicos, como son los accidentes o enfermedades. También se ha obtenido de animales experimentales, en donde se desarrollaron modelos que tienen una similitud a lo que se podría llamar una auto cognición (principalmente en primates superiores). Esta línea de investigación debe proporcionar una base sólida para el entendimiento del cómo se origina la auto cognición en el cerebro humano.

El cerebro con un alto nivel de plasticidad es excepcional en términos de la adaptabilidad, pero requiere de información especial durante su desarrollo para que funcione propiamente. Esto es, una computadora muy sofisticada que requiere de ser alimentada de manera muy especial para poder tener un funcionamiento a toda su capacidad, entre más "alimentación" de información se le proporcione tendrá un repertorio de elección amplio ante problemas determinados (1).

Las alteraciones en la auto-cognición son causadas ya sea por deficiencias adquiridas o innatas que están modificando la estructura cerebral. Estas deficiencias pueden ser deducidas por informaciones genéticas de problemas en las conexiones entre las diferentes neuronas, enfermedades o lesiones físicas (accidentes, traumatismos, tumores cerebrales).

AREAS DE AUTOCONCIENCIA

El hipocampo, la corteza prefrontal, y la corteza posterior parietal. Estas tres áreas están altamente interconectadas, lo cual nos da una clave de la capacidad del trabajo integrado y de las teorías que pueden emerger.

La corteza parietal posterior es un área que aparece como fundamental para poder enmarcar los objetos fuera de "mi concepción de cuerpo", es decir en el exterior, esta es una región clave para los primates, tanto por la aferencia de información sensorial y motora, como para la ejecución de movimientos finos. El hipocampo y las áreas prefrontales son representativas de este tipo de corteza, en estas zonas tenemos funciones que tiene que ver con la evocación, el planear movimientos, la generación de imágenes, pero sobre de imágenes en los cuales nos movemos. Este concepto fue desarrollado por Pouget y Sejnowsky, quienes remarcan las redes neuronales que se encuentran en la región parietal posterior. Las regiones que generan una serie de mapas sobre la demanda, y que crean modalidades sensoriales, así como las que permiten la ejecución de movimientos finos, por conveniencia se le ha dado el nombre de arqui-mapas.

¿Qué es un arqui-mapa? Una manera de ejemplificar el concepto es detener un insecto en un brazo, en la oscuridad. Se siente que se desliza o camina reptando, y se le localiza en la región en la que se asienta, sin que lo veamos, la propiocepción no da esa información. La alteración dismórfica corporal, antes llamada dismorfofobia ha sido utilizada por algunos analistas que discuten la relación entre la auto-identidad y el cuerpo. Esta forma de alteración lo mismo que la anorexia nerviosa pueden servir de interés clínico para acercarnos a la comprensión del proceso de incoherencia entre una identidad de género y la conciencia del si mismo. El género se ha descrito como parte la conciencia que tengo de mi propio ser, lo cual abarca no sólo la identidad sexual, sino también algunos aspectos de imagen corporal y de estilos de pensamiento y conducta, esto último en el contexto clásico de la llamada personalidad.

La dismorfofobia tiene como criterios básicos un defecto persistente en la apariencia, que se centra en un defecto, deformidad que puede o no existir. Por ejemplo, un hundimiento en la cara, asimetrías, una nariz con deformaciones en el tabique, etcétera. La preocupación se manifiesta como un estado obsesivo de preocupación, en donde se está constatando el defecto mediante el espejo y se hacen una serie de estrategias para minimizarlo. El resto de las personas a las que se les pregunta por el defecto del paciente, no son capaces de verificarlo, ni tampoco lo observan en las fotos. En un estricto sentido se puede afirmar que sólo el paciente percibe o ve el defecto que no puede ser constatado por los demás.

En el caso de las niñas con anorexia nerviosa, el problema es mucho más crítico por estar en riesgo la vida. Hay una distorsión de lo que ven las personas que rodean a la anoréxicas en comparación con lo que ellas perciben de si mismas, y aún más, de lo que la balanza indica. Personas que pesan en promedio 30 kilos, se siguen viendo gordas, cuando sus pesos ideales están entre 50 a 60 K. Se desarrollan una serie de conductas compensadoras encaminadas a contrarrestar o mantener ese estado de delgadez extrema. Estos pueden ser ejercicios continuos, laxantes, vómito, además de lo reducido de su ingesta de alimento.

CONCIENCIA Y AUTO PERCEPCIÓN

Hay varias formas de evaluar el significado de conciencia, a nivel de las neurociencias clínicas, Zeman (53), propuso un concepto que se vincula al estado de despierto, es decir, estoy consciente si clínicamente me encuentro despierto. Sin embargo esto varía cuando depende de la conciencia que se pueda tener durante el sueño (ver más adelante lo referente a los llamados sueños lúcidos). La auto-conciencia es en sentido estricto la conciencia de "uno-mismo", también puede significar el auto-reconocimiento de actividades o sentimientos en un momento dado. La auto conciencia parece que es característica de nuestra especie, sin que esto quiera significar, que sea la única que la tenga. Para algunos autores, la auto conciencia es un tipo de "visión interior de uno mismo" (53).

A nivel evolutivo hay evidencia de que el cerebro se encuentra ya activo antes de que se lleve a cabo una determinada conducta. Esto se puede observar también cuando se sugiere que no se desarrolle la conducta pero que solo se piense, esto es, que la conducta sea inhibida en su fase motora. La intencionalidad parece estar en la base de algunas características cognitivas de nuestra especie, por ejemplo la empatía. Hoy sabemos que esta propiedad se gesta a edades muy tempranas, mediante patrones de imitación por ejemplo la sonrisa y que en etapas adultas tiene un correlato anatómico y fisiológico con las llamadas neuronas en espejo. La intencionalidad tiene su contraparte fisiológica en los llamados potenciales cognitivos, en la edad y en el hallazgo de una reflexión negativa lenta que precede al inicio del movimiento auto generado (8;41).

La anticipación es una de las reglas básicas del funcionamiento cerebral. En las actividades de cada día, nos encontramos detectando el lenguaje de sujetos de nuestra especie, en mucho sentido esto parece "leer la mente". Leer la mente es una de las teorías de funcionamiento cognitivo del cerebro en sociedad, nos estamos adelantando o prediciendo el comportamiento del otro, para poder actuar de manera coherente. La información experimental sugiere que el reconocimiento de la intensión de los otros se basa en parte de al mismo mecanismo subyacente al de la intencionalidad motora (18).

La idea en breve, es que las mismas regiones corticales que se activan cuando ejecutamos una acción, son las mismas que se excitan cuando se observa a una persona ejecutando esa determinada actividad motora. La visión de una persona que está viendo un boxeador por ejemplo y que mueve la cabeza casi con la misma frecuencia que el deportista que se ve sobre el cuadrilátero boxeando.

La auto-conciencia es en sí un fenómeno complicado, que necesita más elementos para una explicación completa, percatarse sobre necesariamente estar consciente, esto queda claro para cualquiera que maneje el automóvil: la persona puede percatarse de los cambios de las luces en el semáforo y sin embargo no ser conscientes. Sin embargo, una persona debe de estar consciente para percatarse de que se está haciendo consciente de sí mismo. Se puede decir que la persona puede ser conciente sin percatarse, pero siempre el percatarse tiene que ver de manera muy estrecha con el estado de conciencia completo. Existe una excepción, ya se ha mencionado previamente y es el hecho de que algunas personas pueden estar conscientes durante la actividad onírica. Se saben soñando, y en ocasiones esto es un evento que los lleva a atenuar niveles elevados de ansiedad (50).

La autoconciencia en la conciencia, parece que evolucionaron de manera separada (51). Esto ha permitido el poder conocer con anterioridad y predecir eventos y conductas si esto es un plan "de navegación" por la vida. La preparación del sistema motor y no motor (sistema endocrino y de analgesia) es uno de los principales logros evolutivos.

La autoconciencia evolucionó a niveles muy sofisticados, por ser versátil porque puede optimizar los recursos de acción de energía y reproducción. El estado de autoconciencia pudo tener una utilidad más que objetiva y garantizar la presencia de una serie de eventos internos, que se encontraban separados el uno del otro.

CONCLUSIONES

El tener una incoherencia entre el como me percibo, no da una evidencia de que estamos contenidos dentro de nuestro cerebro, y que estas zonas de las regiones partieto temporo ocipital derecha, en diestros, forman un mapa que en personas transeuales no se corresponde, no es coherente, No es similar a las dismorfofobias, o a para anosognosias, en donde la persona desconoce determinadas regiones de su cuerpo. Aquí si se sabe que ese cuerpo les pertenece pero que es incoherente. Esto nos obliga como médicos a rehabilitar una condición que es dañina para la persona, y para el logro de su bienestar.

PRIMERA PARTE

NEUROANATOMÍA Y NEUROFISIOLOGÍA DEL SUEÑO

En nuestro cerebro ocurre a lo largo de las 24 horas, la alternancia de tres estados de vigilancia: despierto, sueño sin movimientos oculares y sueño con movimientos oculares rápidos (o fase de ensoñaciones). Estas tres fases no son absolutas, en cuanto a que el concepto que se tienen en la actualidad del sistema nervioso es modular (funciona en módulos de actividad y reposo y estos son redundantes). Ahora sabemos que puede haber un traslape entre las fases de vigilia y sueño, que no son absolutas. Así por ejemplo estar en vigilia no es tener todas las neuronas activas, porque si vengo de una privación de sueño crónica, puedo tener episodios de micro sueño, aún cuando tenga la apariencia de estar despierto. También al estar dormido puedo presentar una actividad motora, como es el caso del sonambulismo y en los terrores nocturnos, mismos que en la actualidad se conceptualizan, desde el punto de vista fisiopatológico como despertares incompletos, y por lo tanto sin que la persona tenga consciencia de que ha tenido estas alteraciones.

La explicación de la existencia de las dos primeras fases—vigilia y sueño sin movimientos oculares rápidos (Sueño No-MOR) sería relativamente sencilla, por un lado están los aspectos ecológicos, en donde los animales de sangre caliente, tienden a descansar en nichos protegidos en alguna fase de las 24 hrs, con lo cual tienden a disminuir su gasto metabólico. Por otro lado, es evidente que en el sueño No-MOR, y específicamente una parte de ella que se llama sueño delta, se tienen funciones de restauración, hay llenado del glucógeno neuronal, que permitirá funcionar a estas células durante los periodos de estar despierto. Una serie de eventos metabólicos acompañan esta fase del dormir, que ocurre en la primera parte de la noche. Un ejemplo de esto es la secreción de la hormona del crecimiento que se presenta en esta fase del sueño en los seres humanos. En este caso, la hormona tiene funciones de movilización de lípidos (lipotrófica), y se ha propuesto que se un factor que pueda estabilizar la obesidad o aumentarla, en niños o adolescentes con sueño insuficiente o que se acuestas despues de media noche. En el sueño de ondas lentas hay una baja en la temperatura corporal, es decir se pierde calor, por mecanismos fisiológicos habituales como son la vasodilatación en piel y sudoración. Finalmente, hay menos neuronas activas, pero, las pocas activas están en sincronía y esto se refleja porque en el EEG las ondas son de alto voltaje y de baja frecuencia (de 0.5 a 2 ciclos por segundo).

Una de las tendencias naturales del ser humano, es la de disminuir su estado de alerta y entrar en somnolencia. Esto es fácil de observarlo en las personas que se colocan en situaciones transitorias de relativa disminución de la atención, y con baja de su estado de conciencia.

El estar despierto, no es un estado uniforme, desde el punto de vista cognitivo y neurofisiológico. Se puede estar despierto en la transición de dormido a despierto, pero no estar totalmente alerta. A esto se le llama inersia de sueño. Se supone que ya hay una integridad de conexiones, pero que el flujo sanguíneo no esta del todo eficiente. En nuestras culturas buscamos acelerar esta fase de inercia a despertar completo, mediante estrategias como el baño, el ingerir café, el ejercitarse aeróbicamente, y para personas adictas a la nicotina, fumar.

El estar despierto y atento impllica ya un estado especial de nuestra corteza cerebral. Una de las conquistas de la humanidad ha sido la de mantener la vigilia atenta por un tiempo prolongado. Esto lo ha conseguido con la ayuda de algunas sustancias como la cafeína, té y la nicotina, las cuales cumplen la función de potenciar el estado de despierto de los sujetos. El sistema de alertamiento se encuentra en el tallo cerebral, las neuronas de la formación reticulada —Sistema Activador Reticular Ascendente--, esta reciben información de las vías sensoriales que la atraviesan y mandan colaterales, y con ellas la información del medio ambiente que rodea al individuo. A nivel de la formación reticular mesencefálica, la acetilcolina, es el neurotransmisor que "enciende" las estructuras diencefálicas (tálamo, hipotálamo anterior) y telencefálicas (corteza cerebral). Otros tres neurotransmisores intervienen en el mantenimiento de la vigilia atenta. Por un lado esta la norepinefrina, cuyo mayor cúmulo de neuronas está situado en el piso del cuarto ventrículo en tallo cerebral, en el locus coeruleus (LC). La serotonina del rafé pontino también se ha involucrado en el mantenimiento de la vigilia. De las evidencias experimentales más importantes en esta dirección, son aquellas en donde al lesionar los núcleos del rafe pontino, por un lado o cuando se administró un inhibidor de la síntesis de serotonina (para cloro fenil alanina), por el otro lado, a gatos, estos presentaron insomnio prolongado, mismo que fue revertido después de la administración de PCPA, por la inyección de uno de los precursores de la síntesis de serotonina, el 5 hidroxi triptófano. Otro de los neurotransmisores de la vigilia atenta es la dopamina, la cual esta localizada en la sustancia negra mesencefálica y en la zona de tegmento ventral anterior del mismo mesencéfalo. Aquí hay un estado de hiperdespertar, con una carga motivacional o de alerta máxima. Las evidencias a favor de éstos dos últimos sistemas (norepiefrina y dopamina), provienen también de la farmacología, en donde sustancias como la anfetamina y el metilfenidato promueven la vigilia y la atención, a través de un aumento de la disponibilidad de la dopamina, mientras que las sustancias que disminuyen la disponibilidad de norepinefrina, por ejemplo la clonidina, atenúan la vigilia, sin que promuevan un sueño fisiológico.

Recientemente se ha descubierto un sistema de neuronas histaminérgicas en el hipotálamo, las cuales parecen desempeñar un papel importante en la regulación del mantenimiento del estar despierto, de manera tónica, es decir simplemente estar despierto, atento o sin estar concentrado (popularmente se dice despierto de cuerpo presente, pero de mente auscente). También es conocido, desde hace tiempo, que la administración de medicamentos antihistamínicos que cruzan la barrera hematoencefálica, promueven somnolencia aún cuando esta no sea agradable y pocas veces equivalente al de un sueño fisiológico.

El sueño en general, puede ser conceptualizado como: "La disminución natural, periódica y reversible de la percepción del medio externo, con la conservación de una reactividad limitada y del mantenimiento mínimo de las funciones vegetativas". Esta definición nos permite diferenciar al sueño del estado de coma. El sueño es una sobre posición de fases o estadios que se suceden a lo largo de un episodio del dormir (episodio de dormir es equivalente a un periodo largo de tiempo en el que se suceden los estadiso del dormir, puede ser largo como el nocturno en nuestra especie, o de corta duracion, como es el caso de las siestas diurnas). Como se mencionó anteriormente, el sueño es un proceso heterogéneo dividido por criterios polisomnográficos; por un lado está el sueño sin movimientos oculares (Sueño No-MOR), el cual podría conceptualizarse como una serie de estadios, en donde hay una disminución de la actividad electroencefalográfica, lo cual significa, menos neuronas disparando, y las que siguen trabajando lo hacen de manera sincronizada. Lo anterior hace que zonas del encéfalo diferentes a la corteza, expresen sus ritmos de descarga registrados por el electroencefalograma. Y otra fase, que se manifiesta cada 90 a 120 minutos en la noche y que se llama sueño MOR.

En la fase de sueño 1, aparece actividad del hipocampo (v.g actividad theta de 5 a 7 ciclo por segundo = c.p.s), mezclada con actividad cortical rápida (ritmo beta: 15 a 20 cps) (Ver la figura 1). En la fase 2, hay expresión de actividad talámica, con la irrupción de actividad rápida entrecortada, conocida como "Husos de sueño" (12 a 14 cps.). Finalmente en las fases 3 y 4, aparecen grandes ondas lentas (0.5 a 2 cps y de 70 a 90 μv), que es también conocido como actividad lenta, sueño delta, o sueño sincronizado. Este avance en las diferentes fases del sueño sin movimiento oculares rápidos, conlleva también a una modificación en la reactividad, es decir con la capacidad de un sujeto para responder a los estímulos del medio ambiente. En la fase 1, también conocida como somnolencia, la reactividad está sólo ligeramente disminuida, pero en la medida que el individuo llega a las fases 3 y 4, la intensidad de los estímulos que son capaces de despertar a un individuo se ha multiplicado. A éstas fases del sueño, también se les conoce como sueño profundo.

No existe un centro que regule de manera única al sueño sin movimientos oculares. Se han detectado estructuras en el tallo (núcleo del haz solitario), en el hipotálamo anterior (área ventro lateral pre óptica = VLPO) y quizás en otras regiones cuyas estimulaciones inducen esta fase del dormir. Por otro lado en cuanto a neurotransmisores, una serie de ellos se han propuesto, la adenosina, el GABA, una serie de neuropéptidos, etc. que parecen contribuir al inicio y mantenimiento de esta fase del dormir. Hay que mencionar que ontogenéticamente, los niños y los adultos jóvenes tienen una gran cantidad de esta fase del sueño, pero conforme el sujeto envejece va disminuyendo el tiempo y la amplitud del sueño delta.

El sueño con movimientos oculares rápidos, también es conocido como SMOR. Es un estado que complica las explicaciones lineales sobre las funciones del sueño. Ya que hay activación cortical, de tal manera que en el trazo electroencefalográfico se observan actividades rápidas que semejan a las ondas theta, solo que más agudas, por lo que se les ha denominado en "diente de tiburón" o en "dientes de sierra". Además hay movimientos oculares conjugados rápidos, atonía muscular y cambios vegetativos como arritmias respiratorias y cardiacas, erección del pene o del clítoris, y otros cambios.

La exploración de los mecanismos neurobiológicos del sueño paradójico, como también se le conoce al SMOR, lo ubican en el tallo cerebral y más concretamente en las regiones del puente y de la médula oblongada, que como se sabe se encarga de mecanismos autonómicos básicos, por ejemplo cardiorespiratorios, vasomotores, centro tusígeno y del vómito entre otros.

Se sabe que el puente es la estructura suficiente y necesaria para el inicio del SMOR. Pero no existe un sitio único, están, por ejemplo, en el rafe pontino, células colinoceptivas y en una región conocida como campo gigante celular (CGC). Las células de este núcleo, están inhibidas por otras localizadas en el LC, que son noradrenérgicas y serotoninérgicas. Estas últimas, como ya ha sido comentado, se encuentran más activas en la vigilia atenta, de tal forma que en condiciones normales, no tenemos irrupción del SMOR en la vigilia, con la excepción de una enfermedad conocida como narcolepsia. Conforme nos sumergimos en las fases de sueño sin movimientos oculares, hay un "apagamiento" de las células del LC, con lo cual se interrumpe la inhibición, y de esta forma las estructuras del CGC quedan facilitadas. Es en éste momento cuando otro grupo de núcleos pontinos (LDT = latero dorsal tegmental y PPT = pedúnculo pontino tegmental) comienzan a disparar para activar a las células del CGC. Los núcleos del LDT y PPT son colinérgicos, de tal forma que al aumentar la liberación de este neurotransmisor en sus terminales a nivel del CGC se inicia el SMOR. Todo lo anterior se ha visto apoyado por diferentes aproximaciones neurobiológicas. Por ejemplo, si se hace una infusión sistémica de una sustancia colinomimética, por ejemplo fisostigmina, se acelera la aparición del SMOR y la duración de este es mayor. Por otro lado, si se hacen registros unitarios en las zonas antes mencionadas, se observa que hay aumento del disparo neuronal de las células del LDT y PPT, cuando los animales ingresan a SMOR, mientras que las células del LC se encuentran silentes.

El sueño y el estado de vigilia se encuentran sincronizados, es decir se suceden de manera organizada. Esto es debido a la existencia del sistema cronobiológico, el cual funciona como un "reloj" o "marcapaso". En el ser humano y en la mayoría de los mamíferos y aves estudiados, se ha encontrado un marcapaso en el hipotálamo, a los lados del tercer ventrículo, conocido como el núcleo supraquiasmático (NSQ). Este recibe información luminosa no visual desde la retina, a través del tracto retino-hipotalámico, el cual informa al NSQ de la presencia o ausencia de luz. Esta señal, permite sincronizar a los seres vivos, de tal manera que los ritmos que se generan internamente, se puedan sincronizar con uno de los ritmos medioambientales, que es ciclo luz-oscuridad. Uno de los ritmos que es sincronizado directamente por el NSQ es el de la producción de melatonina. Esta es una hormona, no proteica, que se produce en la oscuridad, tanto en los animales que tienen mayor actividad en la oscuridad (nocturnos), como los animales de hábitos diurnos. Se ha propuesto que la principal función de la melatonina, sea informar al NSQ de ciertos aspectos de los ritmos circadianos.

El ciclo sueño-vigilia, es un ejemplo de este tipo de ritmos. En los seres humanos el mayor episodio de sueño se instala en la noche, mientras que la vigilia es diurna. En los roedores y los gatos ocurre exactamente lo opuesto. Es fácil suponer que las diferencias en cuanto a estilos de ritmo sueño-vigilia, se debe a presiones medioambientales y la relación que existe entre una presa y un predador. Las presas duermen escondidas, mientras los predadores están alertas merodeando. En el hombre, su adaptación diurna, puede explicarse por su limitada percepción visual en la oscuridad, de tal forma que siendo cazador, se desarrolló una mayor actividad en fases luminosas.

El dormir está a su vez organizado rítmicamente, de tal forma que existen ciertas horas en donde hay mayor propensión para iniciar un episodio de sueño. La más obvia es entre las 22:00 y 06:00 hrs, pero también existen otros periodos en donde se puede iniciar un episodio de sueño con facilidad. Uno de ellos es alrededor de la 11:00 hr y otro es entre las 15:00 y 16:00 hrs (hora de la siesta). Estos picos de propensión para dormir, son utilizados culturalmente para tener breves episodios de sueño, que habitualmente tienen claras funciones restauradoras.

En la primera parte del episodio de sueño nocturno, encontramos la aparición de un mayor porcentaje de sueño delta, mientras que el SMOR, se inicia entre 90 a 120 minutos después de que la persona pudo conciliar su sueño (entre 22:00 y 23:00 hr). Si una persona inicia su episodio de sueño nocturno más tarde (después de las 02:00 hrs), tendremos que el SMOR aparece mas precozmente (v.g. latencia a SMOR de menos de 60 minutos). Esto se debe a que en la segunda parte del episodio de sueño nocturno hay una mayor facilidad para que ocurra el SMOR y cuando éste se instala es de mayor duración. De hecho antes de despertarnos en la mañana, hemos tenido un episodio de SMOR , mas o menos largo (40 minutos, aproximadamente), que es la ensoñación que habitualmente recordamos al día siguiente .

Un modelo que permite integrar los aspectos de la fisiología del sueño con los aspectos relacionados con los ritmos circadianos, es el "Modelo de los dos procesos", que ha sido desarrollado recientemente por Alexander Borberly en Zurich (Ver la figura 8). Se propone que un proceso "S" (Sleep), el cual se acumula durante la vigilia. Esto puede ser un neurotransmisor (o varios), neuropéptidos (hipnotoxinas de Pieron) o facilitación entre circuitos neuronales. El proceso "S" se puede medir y está en relación con el número y magnitud de las ondas delta. Si se utiliza tecnología como el análisis espectral del EEG, puede obtenerse un espectro de la potencia delta que nos está indicando de la cantidad de proceso "S" acumulado. Es obvio decir que el aumento de este proceso es una consecuencia de la privación del sueño. El acumular vigilia, conlleva a incremento de proceso "S", una vez que pasamos un tiempo considerable en esta fase de sueño hemos gastado el proceso delta y *volvemos a los niveles basales de este proceso que nos llevará al despertar.

El otro proceso del modelo de "los dos procesos", es el proceso "C" de circadiano. La propensión que hemos explicado anteriormente, para iniciar y terminar un episodio de sueño, está determinado por el NSQ en sincronía con el ritmo de luz-oscuridad. Pero además existen otros ritmos que se acoplan al del sueño, como por ejemplo, el de la secreción de la hormonas del crecimiento. Esta se libera de manera fisiológica en la primera parte de la noche, cuando nos encontramos en sueño delta. Otra hormona que en los seres humanos se libera durante la noche es la melatonina. Pero a diferencia de la anterior, esta última se produce independientemente de si el individuo esta o no dormido, ya que está acoplada más a la oscuridad que al ciclo sueño-vigilia. Sin embargo el hecho de que en los seres humanos, se libera en la oscuridad que acompaña nuestros sueño, ha llevado a tratar de relacionarla con ciertas propiedades hipnogénicas que está lejos de presentar del todo.

Bibliografía

1. Guilleminault C, Palombini L, Pelayo R, Chervin RD. Sleepwalking and sleep terrors in prepubertal children: what triggers them? Pediatrics. 2003;111:e17-25.

2. Kriger MH, Roth T, Dement WC: Principles and Practice of Sleep Medicine. 5th ed. USA, Elsevier; 2011.

3. Toth LA, Jhaveri K. Sleep mechanisms in health and disease. Comparative medicine. 2003;53:473-486.

4. Salin-Pascual R: The Relevance of Experimental Pharmacology to Currently Available Sleep/Wake Therapeutics. . in Sleep and Sleep Disorders:: A Neuropsychopharmacological Approach Edited by Malcolm Lader M, Cardinali P, Pandi-Perumal SR. Holand, Sringer; 2008. pp. 30.

5. Jouvet M. [Epistemology of hypnology]. Archives internationales de physiologie et de biochimie. 1986;94:C77-83.

6. Salin-Pascual R, Gerashchenko D, Greco M, Blanco-Centurion C, Shiromani PJ. Hypothalamic regulation of sleep. Neuropsychopharmacology : official publication of the American College of Neuropsychopharmacology. 2001;25:S21-27.

7. Diaz-Munoz M, Salin-Pascual R. Purine molecules as hypnogenic factors role of adenosine, ATP, and

caffeine. Central nervous system agents in medicinal chemistry. 2010;10:259-268.

8. McCarley RW. Neurobiology of REM sleep. Handbook of clinical neurology / edited by PJ Vinken and GW Bruyn. 2011;98:151-171.

9. Narita E, Echizenya M, Takeshima M, Inomata Y, Shimizu T. Core body temperature rhythms in circadian rhythm sleep disorder, irregular sleep-wake type. Psychiatry and clinical neurosciences. 2011;65:679-680.

10. Borbely AA. Effects of light and circadian rhythm on the occurrence of REM sleep in the rat. Sleep. 1980;2:289-298.

11. Borbely AA, Tobler I. Sleep regulation: relation to photoperiod, sleep duration, waking activity, and torpor. Progress in brain research. 1996;111:343-348.

12. Borbely AA. Refining sleep homeostasis in the two-process model. Journal of sleep research. 2009;18:1-2.

13. Avidan AY, Zee PC: Handbook of sleep medicine. Philadelphia, Lippincott Williams & Wilkins; 2006.

14. Force IT: International Classification of Sleep Disorders. 3rd ed. Third, editor. USA, American Academy of Sleep Medicine; 2014.

15. Association AP: Diagnostic and Statistical Manual of Mental Disorders. 5th, editor, American Psychiatric Association; 2013.

16. Gerashchenko D, Kohls MD, Greco M, Waleh NS, Salin-Pascual R, Kilduff TS, Lappi DA, Shiromani PJ. Hypocretin-2-saporin lesions of the lateral hypothalamus produce narcoleptic-like sleep behavior in the rat. The Journal of Neuroscience. 2001;21:7273-7283.

17. Salin-Pascual R, Gerashchenko D, Greco M, Blanco-Centurion C, Shiromani PJ. Hypothalamic regulation of sleep. Neuropsychopharmacology. 2001;25:S21-S27.

18. Lader M. Benzodiazepine harm: how can it be reduced? British journal of clinical pharmacology. 2014;77:295-301.

Las alteraciones del dormir y el soñar, son por la naturaleza del fenómeno mismo, competencia de diferentes especialidades. El tener una visión integral de esto se observa en la Clasificación Internacional de las Alteraciones del Dormir, en su Tercera Edición (2014).

La primera clasificación de las alteraciones del dormir data del año 1979. Está fue respaldada por la entonces American Sleep Disorders Association. Se llamo: "Classification of Sleep and Arousal Disorders. La filosofía central de esta primera clasificación, era el agrupar por primera vez las alteraciones del dormir, en lo que era, por entonces una incipiente especialidad de la medicina, la de los trastornos del dormir, que era por su naturaleza propia interdiciplinaria a las demás especialidades médicas. En ella se enumeran cuatro grupos de trastornos. Alteraciones para el inicio y mantenimiento del sueño (Insomnio); 2. Alteraciones por somnolencia excesiva diurna (Hipersomnias); 3. Parasomanias (alteraciones asociadas al dormir, pero no de los mecanismos intrínsecos del sueño); y alteraciones en la regulación del ciclo-sueño vigilia.

La primera clasificación que contó ya con información de la fisiopatología subyacente de las enfermedades psiquiátricas, fue la llamada "International Classification of Sleep Disorders, 2nd Edition" del año 2000. Esta fue apoyada por diversas organizaciones académicas para el estudio del dormir a nivel internacional, y la entonces llamada World Sleep Association.

Esta es la tercera edición, y aunque ya hay un mayor conocimiento sobre los procesos subyacentes a las cerca de 85 condiciones mórbidas del dormir, se han hecho algunos ajustes, que los editores de la ICSD-3, llaman híbridos. Es decir desde ambas perspectivas: clínicas y fisiopatológicas. Se han integrado, muchos aspectos de las alteraciones del sueño en la infancia y en la mujer. Al mismo tiempo se han subdividido algunas alteraciones, que eran primarias del dormir, en base a evidencias de sustratos fisiopatológicos, como es el caso de la narcolepsia.

En el tiempo en que se desarrollo esta clasificación del dormir, se estuvo también gestando el DSM-5, sin embargo, entre estos dos, no comparten muchos de los criterios para algunas de las entidades que agruparon en común. Por ejemplo, aún cuando los criterios de insomnio crónico son similares, si hay diferencia con lo que respecta a los criterios de somnolencia de origen central. En el DSM-5, no se considera las alteraciones del dormir por cambios de horarios meridianos, o "Jet-Lag." Por el contrario, la segunda edición de la ICSD-2, y la Clasificación Internacional de la Enfermedades (ICD) en su 10ª Edición, si tienen criterios en paralelo, y se espera que lo mismo ocurra entre ICSD-3 y la ICD-11.

INSOMNIO

- Insomnio crónico.
- Insomnio de corta duración.
- Insomnio por causas diversas.

En el manual ICSD-3, el insomnio se define como la dificultad persistente para iniciar, mantener o consolidar el dormir. También por el criterio subjetivo de la calidad en el dormir. Los tres componentes sintomáticos del insomnio son: dificultad persistente para dormir, falta de sueño adecuado, y alteraciones funcionales en la vigilia.

Entre los adultos, una persona que se queje de despertares nocturnos frecuentes, sueño nocturno insuficiente, o una pobre calidad del dormir, sin manifestaciones diurnas, como resultado de los síntomas nocturnos, debe de revalorarse su diagnóstico de insomnio.

En los niños, el insomnio es reportado por los padres o personas que cuidan de ellos, por datos de resistencia a dormir, despertares nocturnos frecuentes, y la incapacidad para dormirse de manera independiente (en su cama y/o habitación).

Las manifestaciones diurnas del insomnio son: fatiga, baja del estado de ánimo, irritabilidad, sensación de malestar generalizado y alteraciones cognitivas (concentración, memoria, atención). En adultos, el insomnio crónico, puede estar asociado a deterioro laboral, escolar e interpersonal. En general en un deterioro en su calidad de vida.

El insomnio es uno de los principales síntomas de las enfermedades psiquiátricas. Es por lo tanto, el psiquiatra, el especialista que tiene que estar mejor informado respecto al tema de los trastornos del dormir. En su forma de insomnio crónico, la principal característica de temporalidad es que se presente por lo menos tres veces por semana y al menos durante tres meses. Los pacientes con insomnio crónico tienden a sobre dimensionar su problema de falta de sueño. Pero en realidad, después de varios episodios de no dormir de varios días, hay uno o dos días de un dormir adecuado en cuanto a calidad y cantidad (rebote de sueño). Este rubro de insomnio crónico absorbió en la ICSD-3, entidades como insomnio primario, percepción alterada del estadio de sueño, sueño psicofisiológico o condicionado y otras por el estilo. A fin de cuentas, la queja del paciente fue la que sirvió para agrupar a esta entidad.

En la forma de Insomnio de corta duración, los criterios diagnósticos son similares a los enumerado anteriormente, sólo que el tiempo de duración es de al menos tres meses. La duración es habitualmente de menos de una semana, y hay factores del medio ambiente que lo desencadenan. Por ejemplo una hospitalización, fechas significativas para la persona (bodas, viajes, graduaciones, exámenes etc.).

Algunas variedades aisladas, que se pueden calificar como insomnio son:
El tiempo excesivo en cama. Esto ocurre en personas sin empleo, jubilados, en periodos vacacionales, en donde las personas suelen estar un tiempo inusual en cama y desarrollan la impresión de tener insomnio.

Personas con menores necesidades de dormir (Short Sleepers). Una persona que duerma menos de 6 horas al día, sin tener las repercusiones durante el día de somnolencia, es considerado, como teniendo menores necesidades del tiempo para dormir. Es una variación de la normalidad en nuestra especie.

TRASTORNOS DEL DORMIR POR PROBLEMAS RESPIRATORIOS.

APNEA OBSTRUCTIVA DEL SUEÑO
- Apnea obstructiva del sueño del adulto.
- Apnea obstructiva del sueño del niño.

SÍNDROME DE APNEA CENTRAL DURANTE EL SUEÑO.
-- Apnea central del sueño tipo Cheyne-Stokes.
-- Apnea central del sueño debido a problemas médicos sin patrón respiratorio Cheyne-Stokes.
-- Apnea central del sueño debido a problemas de altitud.
-- Apnea central del sueño debido al uso de sustancias o medicamentos.
-- Apnea central del sueño primaria.
-- Apnea central del sueño en niños prematuros.

ALTERACIONES DEL DORMIR POR HIPOVENTILACIÓN.

-- Síndrome de hipoventilación por obesidad.
-- Síndrome de hipoventilación alveolar central congénito.
-- Disfunción hipotalámica de inicio tardío por hipoventilación central.
--- Hipoventilación central relacionada al dormir por medicamentos o substancias.
-- Hipoventilación central relacionada al dormir por problema médicos.

TRASTORNO DEL SUEÑO RELACIONADO A LA HIPOXEMIA.

Hipoxemia durante el sueño.

SÍNTOMAS AISLADOS DE TIPO RESPIRATORIO DURANTE EL SUEÑO.

- Ronquido (Ruido inspiratorio).
- Catatrenia (expiración prolongada y ruidosa en sueño MOR – se explica con mas detalle en las parasomnias).

Las alteraciones de la respiración durante el sueño constituyen un capítulo amplio de enfermedades de la medicina del dormir. Algunas de ellas, no solo están presentes durante el sueño, sino en el periodo de vigilia. Algunos de estos pacientes, con alteraciones respiratorios durante el sueño, tienen una combinación de diagnósticos, por ejemplo apnea mixta (componentes obstructivos y centrales), además de síndrome de movimientos periódicos de las extremidades.

La apnea obstructiva del sueño, se manifiesta por el colapso de las vías aéreas superiores, en donde el lumen para el paso del aire se estrecha o se cierra por completo. El paciente que acude al laboratorio de sueño, presenta, una interrupción del flujo respiratorio nasal u oral, mientras que las bandas elásticas en tórax y abdomen, se mueven de una forma enérgica y repetida para vencer el obstáculo, ante la acumulación de CO_2, lo cual finalmente se logra, con una micro reacción de despertar.

En la apnea central del sueño, hay una interrupción del flujo respiratorio nasal y oral, sin esfuerzos para retomar la respiración. La duración en segundos, determina si se trata de apnea o hipo apnea (menos de 5 segundos hipo apnea). En la respiración de Cheynes-Stoke, hay un aumento y decremento de la frecuencia respiratoria de manera alternativa. Esta última, se asocia a accidentes cerebro vasculares, insuficiencia cardiaca. La apnea central sin datos de Cheyne-Stoke, esta asociada a problemas estructurales del SNC.

En la ICSD-3, las alteraciones por hipoventilación son algo novedoso y se deben al perfeccionamiento de las técnicas que permiten detectar las variaciones de gases sanguíneos, al momento de los eventos respiratorios. En adultos un síndrome de hipoventilación se define cuando se detecta una PCO_2 igual o mayor a 55 mm Hg, al menos durante 10 minutos. En el paciente pediátrico la PCO_2 de 50 mm Hg en 10 minutos.

TRASTORNOS POR HIPERSOMNOLENCIA DE ORIGEN CENTRAL.

-- Narcolepsia tipo 1.
-- Narcolepsia tipo 2.
-- Hipersomnia Idiopática.
-- Síndrome de Klein Levin.
-- Hipersomnia debido a alteraciones médicas.
-- Hipersomnia debida a sustancias o medicamentos.
-- Hipersomnia asociada a alteraciones psiquiátricas.
-- Síndrome de sueño insuficiente.

HIPERSOMNIA DE ORIGEN CENTRAL.

En esta sección se describen alteraciones que producen somnolencia diurna, que no se atribuye a fragmentación nocturna o modificaciones en los ritmos circadianos de sueño-vigilia. La somnolencia durante el día se define como la incapacidad para permanecer despierto y alerta durante la etapa de vigilia. La somnolencia se presenta con más frecuencia cuando hay poca actividad, y aún cuando la persona pueda dormir una siesta prolongada, esta no resulta restauradora. La somnolencia puede ser tan severa, que ocasiona que el paciente desarrolle la mayor parte de sus actividades de manera automática (Vg.,periodos de automatismo, similares a los observados en la epilepsia). Hay una serie de procedimientos de laboratorio de sueño para evaluar la hipersomnia diurna, el que es válido para esta clasificación es la prueba de las latencias múltiples a sueño (PLMS)[1], la cual se aplica durante el día, permitiendo que el paciente tome cuatro siestas, cada 90 minutos y con una duración de 20 minutos. Antes de las PLMS, es necesario que el paciente tenga una noche de por lo menos 6 horas de registro polisomnográfico nocturno.

Narcolepsia tipo 1 esta se caracteriza por la deficiencia en los sistemas de los neuropéptidos hipocretina u orexinas. Puede ser por alteraciones en los receptores o por un tipo de autoinmunidad. A esta forma se le conoce también como narcolepsia con cataplexia.

NARCOLEPSIA CON CATAPLEXIA.

[1] *Estudio de laboratorio de sueño, en el cual después de una noche de registro, a partir de las 10:00, 12:00, 14:00 y 16:00, se permite que el paciente este acostado, con los ojos cerrados y con todos los electrodos para registro de sueño, por un lapso de 20 minutos. Esta prueba mide somnolencia diurna (si el paciente tienen un inicio a sueño en menos de 10 minutos en mas de dos siestas, o de narcolepsia, si ingresa en una siesta a sueño MOR, en menos de cinco minutos.*

Nombres alternativos: Síndrome de Gelineau, narcolepsia-cataplexia, narcolepsia con deficiencia de hipocretina.

Aspectos esenciales:

Hay un estado de somnolencia excesiva, de aparición súbita (ataque), y atonía muscular (cataplexia), como datos cardinales o fundamentales. Muchas de las manifestaciones de esta enfermedad, se explican por el inicio del sueño de movimientos oculares rápidos (MOR), casi al mismo tiempo que se presenta el ataque de sueño. En el laboratorio de sueño se observa que la latencia a sueño MOR es igual o menos de 8 minutos, esto evaluado en las pruebas de latencias múltiples a sueño. Los niveles de hipocretinas en el líquido cefaloraquídeo deben de ser menores a 110 pg/mL.

En caso de que la persona se contenga para dormir, se observa una conducta de tipo automática, que se llamada "borrachera de sueño". La cataplexia, es una característica única de la narcolepsia, y consiste en una baja de tono muscular súbito, la cual puede estar restringida o a ciertas zonas musculares. La cataplexia se activa por la presencia de emociones, de las llamadas positivas: risa, orgullo, sorpresa. La duración del episodio va de segundos a minutos, y no hay pérdida del estado de conciencia. En ocasiones, ante una serie de estímulos emocionales repetidos, o por retirar de forma brusca los medicamentos que se utilizan para el control de estos síntomas, se puede presentar un estado llamado "Status Cataplecticus".

Síntomas asociados:

La parálisis de sueño, alucinaciones y disrupción del sueño nocturno son otras de las manifestaciones que pueden presentarse en la narcolepsia con cataplexia. La primera es la incapacidad para moverse al despertar, puede estar acompañada de alucinaciones. La frecuencia de alucinaciones (hipnapómpicas e hipnagógicas), así como de parálisis de sueño es del

40 al 80 %, de las personas con narcolepsia con cataplexia. Otras de las alteraciones que se reportan con este tipo de pacientes son los lapsos de memoria, que pueden ocupar el tiempo de los automatismo o hipersomnia. También es posible que se presenten alteraciones conductuales del sueño MOR.

Los procedimientos de diagnóstico, además de la clínica, son la polisomnografía, en donde se documenta, una latencia de inicio de sueño de menos de 10 minutos y un inicio de sueño en sueño MOR (latencia a sueño MOR menos de 10 minutos). En la prueba de latencias a sueño (PLMS), debe de haber por lo menos dos inicios de episodio de sueño en fase de sueño MOR. El antígeno de histocompatibilidad HLA DQB1*0602 y los DR2 y DRB1, son positivos. La medición de hipocretinas en el LCR , es útil y correlaciona adecuadamente, tener valores, por debajo de 110 pg/ml, se correlaciona muy bien con la presencia de este problema. Sin embargo la ausencia de baja de hipocretinas, no excluye el diagnóstico de narcolepsia.

NARCOLEPSIA TIPO 2 / NARCOLEPSIA SIN CATAPLEXIA

Este tipo de alteración es también conocida como hipersomnia asociada al sueño MOR, o hipersomnia esencial. Está caracterizada por siestas de breve duración y que son refrescantes (a diferencia de otras hipersomnias en donde aun cuando se tomen siestas el paciente persiste con somnolencia). Otro tipo de manifestaciones que se observan en la forma de narcolepsia son: Parálisis de sueño, alucinaciones hipnagógicas, conducta automática. En las pruebas de latencias múltiples a sueño, se deben de observar, por lo menos dos ingresos de sueño menos o iguales de 8 minutos o dos inicios de sueño en sueño MOR. (Sleep Onset REM Period = SOREMPs). Estas personas tienen alteraciones con su sueño nocturno, incluso con episodios de insomnio. En cuanto a frecuencia, del total de enfermos con narcolepsia, aquellos con narcolepsia sin cataplexia van del 10 al 50 %. Algunas personas pueden tener los antígenos de histocompatibilidad DR2 y DQB1*0602 positivos, lo mismo que la baja en los niveles de hipocretinas, pero esto es menos frecuente, que en la forma con cataplexia.

NARCOLEPSIA ASOCIADA A ALGUNA CONDICIÓN FISIOLÓGICA CONOCIDA.

Este trastorno también es conocido como narcolepsia secundaria o narcolepsia sintomática. Los eventos claves son la co-existencia de manifestaciones típicas de la narcolepsia y enfermedades medicas o neurológicas. La somnolencia o ataques de sueño pueden variar en severidad, y se acompañan del resto de las manifestaciones ya comentadas para narcolepsia (Vg., parálisis de sueño, automatismo, cataplexia, alucinaciones hipnagógicas e hipnapómpicas).

Algunas de las alteraciones en las que se ha documentado la aparición de narcolepsia son: tumores en el hipotálamo, síndrome para-neoplásico, Enfermedad de Nieman-Pick del tipo C, algunos casos de traumatismos craneoencefálicos. La narcolepsia secundaria, se puede presentar en otras enfermedades asociadas con somnolencia como la apnea obstructiva, y el síndrome de Prader-Willi. El dato más importante es que en la prueba de latencias múltiples a sueño se tenga además de la documentación de la hipersomnia, por lo menos dos inicios en sueño MOR. También la narcolepsia puede ser secundaria a tumores cerebrales, infecciones, lesiones vasculares, problemas neoplásicos o neurodegenerativos.

HIPERSOMNIA RECURRENTE.

Se le conoce como hipersomnia recurrente (se incluye el síndrome de Klein-Levin y la hipersomnia asociada a cambios menstruales). El mejor ejemplo es el de la hipersomnia recurrente de Kleine-Levin. Este tipo de hipersomnias son episódicas, con separación de semanas o meses entre un episodio y otro. Los episodios duran días e incluso semanas. Existen pocos casos de esta enfermedad, a la fecha 200 reportados, de los cuales sólo en 4 se han realizado estudios anatomopatológicos. Se ha sugerido una encefalitis leve o moderada.

En estudios de laboratorio de sueño se ha reportado un aumento del tiempo de sueño a 18 horas, con múltiples despertares Esto último se ha realizado en estudios de 24 h. En las etapas intermedias al desarrollo de la somnolencia, las personas no muestran ningún tipo de alteración.

HIPERSOMNIA IDIOPÁTICA CON TIEMPO DE SUEÑO PROLONGADO.

Esta alteración se caracteriza por una somnolencia severa y constante, en donde el paciente toma siestas prolongadas, de 2 a 3 h, sin que se observe el efecto restaurador de las mismas. También se le conoce como hipersomnolencia idiopática del Sistema Nervioso Central. El episodio de sueño nocturno es prolongado, con una duración de 10 h en promedio (12 a 14 h) con pocos despertares, por la mañana es común que el paciente reporte un estado de inercia de sueño ("borrachera por somnolencia"). Este tipo de pacientes no se despierta con facilidad con las alarmas despertadoras, y requieren de avisos especiales (Vg., ser despertado por otra persona, llamadas despertadoras telefónicas).

Las personas con este tipo de hipersomnia, no tienen alucinaciones hipnagógicas, o parálisis de sueño. Pero presentan alteraciones disfuncionales autonómicas, como son cefaleas, hipotensión ortostática, taquicardia e irritabilidad. Este tipo de alteración puede tener un patrón hereditario, de tipo autosómico dominante, En las pruebas de latencias múltiples a sueño, pude ser difícil el mantener despierto entre una siesta y otra.

HIPERSOMNIA IDIOPÁTICA SIN TIEMPO DE SUEÑO PROLONGADO

Este tipo de pacientes presenta somnolencia durante el día, sin que tengan tiempo de sueño prolongado por la noche. También se observa presencia de siestas prolongadas, en las cuales no hay una restauración del nivel de vigilia adecuado. El episodio de sueño nocturno es normal o ligeramente aumentado, pero no más de 10 h, en las PLMS hay un promedio de 6.2±3.0 minutos. No se debe de observar inicios de sueño en fase de sueño MOR. Se observa un estado de inercia de sueño prolongada (inercia de sueño, es igual al tiempo entre el despertar y levantarse de la cama, y el estar perfectamente lúcido).

SÍNDROME DE SUEÑO INSUFICIENTE INDUCIDO CONDUCTUALMENTE

Esta alteración se presenta cuando la persona no obtiene la cantidad de sueño suficiente a sus necesidades, de manera voluntaria. Esto se observa cuando el paciente se somete a una privación de sueño crónica. Esto es de manera voluntaria y se debe a la extensión de las actividades en vigilia. Estas personas pueden desarrollar una serie de manifestaciones clínicas asociadas a la somnolencia diurna, como son irritabilidad, deficiencias en la atención y atención, distractibilidad, anergia, menos motivación, disforia, fatiga, incoordinación, sensación de malestar. No deben de estar presentes alteraciones médicas, psiquiátricas, neurológicas, uso de sustancias, u otras alteraciones del sueño

Se puede presentar en cualquier edad, pero es mas frecuente que ocurra en adolescentes, en donde las necesidades de sueño son altas, lo mismo que las demandas académicas, laborales y de tipo interpersonal. En el laboratorio de sueño, estas personas tienen reducción de latencia a sueño, un aumento de la eficiencia de sueño.

OTRAS HIPERSOMNIAS ASOCIADAS A CONDICIONES FISIOLÓGICAS CONOCIDAS.

El paciente tiene la queja de somnolencia, por lo menos de tres meses de duración, y esta condición está asociada a alguna condición médica o neurológica. No se debe incluir como causas de la somnolencia, los movimientos de las extremidades, apnea del sueño o insomnio. Algunos ejemplos clínicos de este tipo de hipersomnia ocurren en la enfermedad de Parkinson; hipersomnia postraumática; alteraciones genéticas asociadas con somnolencia primaria: Nieman Pic Tipo C, la enfermedad de Norrie, síndrome de Prader-Willi (hipersomnia y anormalidades en el patrón de respiración); Síndrome de Magenis (inversión del ciclo de secreción de melatonina). Síndrome de Moebius, Síndrome de cromosoma X frágil. Hipersomnia asociada a infecciones, tumores lesiones del sistema nervioso central. Demencia y otro tipo de lesiones neurodegenerativas. Hipotiroidismo. Alteraciones metabólicas: encefalopatía hepática, insuficiencia renal.

OTRAS HIPERSOMNIAS DEBIDAS A SUSTANCIAS (ABUSO DE SUSTANCIAS).

Esta alteración se debe a suspensión del uso de estimulantes del sistema nervioso o por el uso de sedantes de manera excesiva. No debe de estar asociado a alteraciones de sueño pre-existentes, como narcolepsia o apnea del sueño. Las drogas estimulantes pueden ser del tipo de las anfetaminas, cocaína o altas dosis de cafeína. Las drogas sedantes son del tipo de las benzodiacepinas, barbitúricos, ácido gama hidroxi butirato o alcohol.

HIPERSOMNIA DEBIDO A REACCIONES ADVERSAS DE UNA DROGA.

La prescripción de algún tipo de medicamento, en personas sensibles, por dosis inapropiadas, o por idiosincrasia. El paciente presenta exceso de sueño nocturno y diurno, predisposición para siestas aumentada. La hipersomnia se presenta en el contexto del empleo de medicamentos prescritos. Las sustancias que con más frecuencia inducen este tipo de reacción son: antihistamínicos, analgésicos, antiepilépticos, anti-hipertensivos, antidepresivos, antipsicóticos.

ALTERACIONES CIRCADIANA DEL RITMO DE SUEÑO-VIGILIA (14)

1- Síndrome de sueño-vigilia en fase retrasada.
2- Síndrome de sueño-vigilia en fase avanzada.
3- Alteración por ritmo irregular de sueño vigilia.
4- Alteración por falta de ritmo de 24 horas de sueño-vigilia.
5- Alteración por cambios en turnos laborales.
6- Síndrome de "Jet-Lag."
7- Alteraciones circadianas no especificadas.

El ritmo de sueño y la vigilia, es quizás uno de los más familiares para la mayoría de los seres humanos, debido a que existe una constante presencia del mismo. Cada 24 hr, tenemos un episodio de sueño entre las 23:00 y las 07:00 hr y nos mantenemos mas o menos despiertos el resto del tiempo. Existen otros ritmos, como el de la temperatura corporal, en donde su pico máximo se sitúa cuando iniciamos nuestro sueño por la noche, mientras que su punto mas bajo ocurre en la madrugada. La secreción de diversas hormonas y de electrolitos en la orina, son también ejemplos de ritmos circadianos. El término circadiano se refiere a que el periodo de manifestación del ritmo ocurre casi cada 24 hr. Los ritmos de periodos de menor duración, por ejemplo la frecuencia cardiaca, se dice que son ultradianos. Mientras que los que duran mas de 24 hr, por ejemplo el ritmo menstrual, es infradiano.

Es claro que la duración de los ritmos circadianos en el humano no es exactamente de 24 hr, sino que pueden tener una duración ligeramente mayor (aproximadamente 25 hr), esto explica el fenómeno del "corrimiento libre", cuando una persona es colocada en un ambiente de aislamiento, en donde hay un retraso de una hora diaria, lo cual lleva a que el tiempo externo sea diferente al tiempo endógeno.

El principal sincronizador de nuestro marcapaso interno es la luz. En cronobiología un sincronizador sería un estímulo que pone en la misma fase de oscilación a dos ritmos, uno exógeno (v.g. la rotación de la tierra) con otro endógeno (v.g. ciclo sueño-vigilia). Por supuesto que en el ser humano pueden existir otros sincronizadores, como el del reloj, los horarios del trabajo, las comidas, las interacciones sociales, etc.

El concepto del marcapaso o reloj endógeno se hizo realidad recientemente con la identificación de la actividad oscilatoria del núcleo supraquiasmático, por un lado y por las conexiones que esta estructura tiene con la retina y con otras estructuras hipotalámicas y del tálamo.

Las alteraciones circadianas del ciclo sueño-vigilia se han identificado desde la primera clasificación de las alteraciones del sueño. De hecho se les asignaba ya como un grupo independiente. En un sentido clínico, podríamos dividirlas en alteraciones de tipo transitorias o reversibles y en alteraciones crónicas. En el primer apartado quedarían, por ejemplo las alteraciones de cambios de turnos laborales o las alteraciones por cambios de meridianos terrestres o síndrome de los viajes a distancia. En el segundo caso, se estaría hablando de problemas mucho mas crónicos como la fase retardada de sueño, la fase avanzada de sueño o la falta de ciclo sueño-vigilia, en donde existe una historia crónica del padecimiento.

SÍNDROME DE SUEÑO-VIGILIA EN FASE RETRASADA.

Esta es una de las primeras condiciones circadianas crónicas, en donde la persona presenta alteraciones del ciclo sueño-vigilia desde etapas tempranas en su vida. La principal queja de los pacientes con el síndrome de fase retrasada de sueño (SFRS), es que no pueden levantarse en horarios convencionales, por las mañanas y por lo tanto tienen problemas escolares y/o laborales. Una historia clínica cuidadosa de estos paciente revelan que tienen dificultades importantes para iniciar su sueño en la noche en horarios convencionales o que les permitieran dormir de 7 a 8 horas por noche, es decir estos pacientes se quejan de insomnio inicial.

Si se llena un diario de sueño con estos pacientes, los datos que se obtienen son los siguientes: (1) incapacidad para iniciar el sueño en horarios convencionales; (2) la hora de inicio de sueño es casi siempre la misma y es habitualmente después de las 02:00 hr; (3) independientemente de la hora que el paciente va a la cama, su sueño se inicia en el mismo horario; (4) existen pocas dificultades en mantener la continuidad del sueño, una vez que el episodio de sueño ha comenzado; (5) el paciente duerme entre 7 a 8 hr, sin alteraciones en la arquitectura del sueño, cuando está en vacaciones o en los fines de semana. Otro de los datos clínicos que pueden estar presentes en este síndrome es el de la somnolencia durante el día, cuya severidad va a depender del grado de privación parcial del sueño, que se tiene por el forzar el despertar diurno a una hora en donde, es posible que aun no se haya cubierto la necesidad de sueño.

Algunos pacientes han recibido hipnóticos, para facilitar el inicio de sueño, sin embargo se reporta poco beneficio de este tipo de tratamientos para acomodar el horario del sueño, otros pacientes han necesitado utilizar dosis crecientes de alcohol, para favorecer el inicio de su sueño. En cuanto a los datos polisomnográficos estos son diferentes si se hacen en una condición "entre semana", es decir con horarios fijos, o una condición a "libre demanda" es decir de fin de semana o vacaciones. En la primera se observa latencias a sueño prolongadas, baja eficiencia de sueño, sueño superficial y baja de SMOR. En la segunda condición se observa que el paciente tiene mejor eficiencia de sueño, aun cuando la latencia a sueño no es del todo satisfactoria (habitualmente tienen latencias a sueño de mas de 30 minutos).

En cuanto a la patofisiología de esta alteración, es muy probable que se deba un problema general en la regulación de los ritmos circadianos, todos los cuales están en fase retrasada. Por ejemplo el ritmo de la temperatura corporal, se encontró en su punto mas bajo o mas tarde que lo que ocurre en individuos sanos apareados por edad y sexo.

SÍNDROME DE SUEÑO-VIGILIA EN FASE AVANZADA.

Esta es una entidad clínica mucho mas común, es el cuadro clínico opuesto al SFRS, ya que aquí la persona no puede mantenerse despierta en horarios vespertino y nocturnos en donde la mayoría de la gente aun está activa, mientras que se despierta en la madrugada, sin poder volver a conciliar el sueño. En este despertar matutino prematuro debe de hacerse diagnóstico diferencial con la depresión mayor, en donde también se han reportado este tipo de alteraciones. Por otro lado esto pacientes con fase avanzada de sueño, no tienen alteraciones del estado de ánimo y representan una forma mas refractaria de tratamiento. Existe un reporte de pacientes tratados con cronoterapia de una hora de retraso, lo cierto es que este tipo de anormalidad, tiene menos problemas sociales que la SFRS. En algunas situaciones laborales, como los panaderos y gente que inicia el trabajo en la madrugada, es bien visto este tipo de personas.

ALTERACIÓN POR RITMO IRREGULAR DE SUEÑO VIGILIA.

Este síndrome es comparable a los experimentos de aislamiento en cuevas o en cuartos con oscuridad, en los cuales los sujetos se colocan en condiciones en donde no pueden registrar los cambios del medio ambiente externo y que empiezan a tener un retraso diario en su horario de inicio de sueño. Estos pacientes prácticamente pueden dormir iniciando su sueño en diferentes horas del día, dándole vuelta al reloj. En algún momento, que puede ser de dos a tres semanas, este tipo de pacientes duermen en horarios convencionales (22:00 a 08:00 hr). Este tipo de pacientes tienen diferentes alteraciones del sueño, según el horario en el que estén, pueden tener insomnio, somnolencia diurna o estar durmiendo adecuadamente.

En algunas personas, en donde los estimulantes y los hipnóticos parecer no tener ningún efecto, se puede sospechar que tienen este tipo de alteraciones. Otra población que esta expuesta a este tipo de alteraciones circadianas son los pacientes ciegos, sobre todo los que ha estado crónicamente institucionalizados. En un estudio en donde se midió el patrón de secreción de melatonina a lo largo de las 24 horas, en enfermos ciegos, se pudo constatar que los picos de secreción máxima de melatonina, no tenían la misma fase que en personas no ciegas controles. En algunos pacientes tenían el pico máximo de secreción de melatonina en la mañana o a medio día. Estos mismos pacientes presentaban una falta de ciclo circadiano de sueño-vigilia, además de presentar otras alteraciones circadianas en la temperatura corporal y en el ritmo de secreción de algunas hormonas. En cuanto al tratamiento de esta alteración se han estado reportando artículos de tratamiento con vitamina B12, con buen éxito, sobre todo en un grupo de pacientes japoneses, por otro lado también está el tapamiento con melatonina de liberación prolongada en pacientes ciegos. Esta última hormona, cuando se administra en forma continua, parece abolir la señal de la melatonina endógena, por lo cual aun cuando está última se produce fuera de su fase normal, no ejerce su efecto re-acoplador sobre el NSQ, y este toma un ritmo mas propio y en el humano matizado por loes eventos medio ambientales y sociales.

SÍNDROME DE LOS VIAJES A DISTANCIA O DEL "JET-LAG."

Este síndrome es producto de los adelantos en la aeronáutica, en donde podemos desplazarnos en tiempos relativamente cortos de una posición terrestre a otra nueva, quizás con mas de 6 meridianos hacia el este o el oeste. La severidad de las manifestaciones clínicas va a depender del número de meridianos terrestres que se han cruzado. La sintomatología tiene que ver son periodos de insomnio o somnolencia, que son el resultado del desfasamiento del tiempo endógeno de los viajeros, al tiempo que se llega sin un periodo de adaptación. Otros factores que contribuyen a la severidad del Jet-Lag son la dirección del viaje, el tiempo de despegue, la duración del viaje y la susceptibilidad individual.

Las alteraciones del sueño, toman un promedio de 2 a 3 días en reajustarse, pero hay individuos que requieren de una mayor tiempo (7 a 10 días). La somnolencia durante el día suele durar un poco mas, sobre todo cuando se tuvo un vuelo nocturno en donde hubo una privación de sueño asociada al desfasamiento circadiano. Los síntomas también se reportan como mas severos cuando el sujeto viaja hacia el este. Es común que se presenten alteraciones de tipo insomnio cada tercer día, por un tiempo de un par de semanas.

En el caso de individuos que viajan constantemente, como las tripulaciones de los aviones, los ejecutivos y diplomáticos, suele desarrollarse una alteración que es común a la que se observa con las personas que cambian de turnos laborales. Es decir sensación de malestar crónica, irritabilidad, alteraciones en la ejecución y en la capacidad de concentración.

Las alteraciones polisomnográficas mas frecuentemente observadas en el síndrome de Jet-Lag, son que durante dos o tres noches, se registra sueño superficial, principalmente con un aumento en la fase 1 de sueño, numerosos despertares, todo lo cual lleva a una reducción de la eficiencia de sueño en un 20 %. Los cambios en el sueño delta y en la latencia de sueño, ocurren también de manera importante. Todas estas alteraciones polisomnográficas son mas severas si el paciente es de mas edad (Vg.. por arriba de 50 años), o si ya existía alguna alteración del sueño, como por ejemplo apnea del sueño. La alternancia de noches de buen sueño, con noches de insomnio, se debe a un patrón en el cual la privación de sueño de unas noches es compensada con noches de recuperación, las cuales se alternan con noches de insomnio.

El ajuste a las nuevas condiciones del tiempo varia dependiendo de la dirección del viaje. En un vuelo hacia el este, el alineamiento a las nuevas condiciones temporales es de 600 minutos por día, mientras que en un viaje hacia el oeste, el alineamiento es mas rápido, de 90 minutos cada día. Además de los síntomas de sueño, se observan otras alteraciones en el sistema gastrointestinal, y urinario, como resultado del desfasamiento, por ejemplo, mayor frecuencia de micciones nocturnas, diarreas, sensación de plétora en horarios de comidas, etc.

El manejo del síndrome de jet-lag varia dependiendo de la distancia que se ha viajado y del tiempo que el viajero vaya a permanecer en la nueva zona. Si es una distancia menor a los cuatro meridianos, y con una estancia de menos de una semana, conviene que se duerma en las condiciones mas cercanas a las de casa. Si se va a estar mas tiempo conviene que se duerma en la situación del nuevo tiempo terrestre, maniobras como la privación de sueño parcial o total una sola noche, puede llevar a una aceleración en el acoplamiento de fases.

Para viajes de más larga duración y de más tiempo de permanencia se recomienda tratar de dormir en el tiempo del nuevo horario, sin siestas diurnas, lo cual lleva a una retraso en el restablecimiento del re-acoplamiento. El empleo de algunas benzodiacepinas de vida media corta como el triazolam es recomendado, siempre y cuando la dosis no se mayor de 0.5 mg, ya que se sobrepone el problema de amnesia. El triazolam se administra una hora antes del tiempo de ir a la cama. Una semana de tratamiento, con una reducción o "destete" paulatino es recomendable ya que la supresión brusca puede llevar a un insomnio por supresión de benzodiacepina.

Recientemente se ha popularizado el empleo de melatonina. Sobre la base de lo que se ha comentado previamente con respecto a que esta hormona regula en parte al NSQ. En la actualidad existen varias formas y presentaciones de esta hormona. En general se propone que una dosis de 3 mg en el horario de antes de ir a la cama, por una semana acelera el proceso de re-acoplamiento. Aunque en este punto no existen estudios controlados.

CAMBIOS DE TURNOS LABORALES.

El problema central es un desfasamiento crónico del ciclo sueño-vigilia. Aun cuando una persona trabaje por un largo periodo por las noches, no dejará de experimentar somnolencia durante la noche. En el ser humano se suman dos tipos de factores, por un lado están los ya comentados factores biológicos, pero por el otro está el hecho de el mayor número de interacciones sociales se dan durante el periodo diurno. Por ejemplo las enfermeras que laboran durante la noche, siguen experimentando somnolencia importante, por lo que establecen un sistema en donde ellas se cubre entre si, de tal manera que se dedican a tomar pequeñas siestas nocturnas con lo cual pueden contender con su sueño.

El trabajador nocturno tiene otro dilema que consiste en la falta de una cantidad de sueño adecuada durante el día. Debido a que sus otros ritmos siguen su ritmo normal, por ejemplo, el ritmo de temperatura corporal esta bajo cuando el trabajador inicia su sueño en la mañana, y por otro lado el ritmo de actividad social y de interacciones con la familia es diurno. En una encuesta con trabajadores nocturnos se obtuvo que el promedio de sueño durante el día es de 4 a 6 hr, y que el resto de sueño lo reparten en la noche. A la larga se desarrolla un patrón de sueño bi o tricíclico.

Cuando se registra durante el día, en un laboratorio de sueño, a un sujeto que trabaja durante la noche se observan los siguientes datos: disminución total del tiempo total de sueño, disrupción del sueño, mayor número de cambios de estadio de sueño que sujetos controles en sueño nocturno; latencia a SMOR de menos de 60 minutos; aumento de la latencia a inicio a sueño y reducción en el sueño delta.

No existe un tratamiento ideal para los problemas de cambios de turnos laborales. Quizás el mejor, aunque no siempre el posibles, es que el paciente cambie de trabajo. Otra posibilidad es que si los turnos laborales son cada tercer día, que cuando no trabaje trate de iniciar el sueño en la tarde, es decir de avanzar su inicio de sueño, para poder juntar el horario nocturno de su sueño y así extender el numero de horas que pasa el sujeto dormido.

ALTERACIÓN POR FALTA DE RITMO DE 24 HORAS DE SUEÑO-VIGILIA.

Consiste en patrón irregular del ciclo sueño-vigilia, de naturaleza temporal. Este tipo de alteraciones en muy común en pacientes con anormalidades congénitas del SNC, en pacientes ciegos de nacimiento o en ancianos en donde hay procesos degenerativos, combinados con alteraciones del medio ambiente y una necesidad de sueño baja. Este tipo de pacientes son difíciles de manejar, ya que muchos de ellos están institucionalizados crónicamente, con lo cual se observan una serie de problemas asociados a su condición clínica. El manejo con fototerapia ha sido un recurso que en los últimos años ha cobrado gran interés sobre todo emanado del éxito obtenido, en pacientes con depresiones mayores estaciónales, es decir que se presentan principalmente en el invierno y en donde el aumento del foto periodo tiene un efecto terapéuticamente benéfico. También se ha observado que la aplicación de luz blanca intensa (mas de 5000 lux), en la mañana, avanza en ritmo de secreción de melatonina, mientras que lo opuesto, es decir el exponer al paciente a fototerapia dos horas en la noche, retarda el pico de secreción de la melatonina y de otros ritmos. Lo anterior ha llevado a considerar que la aplicación de fototerapia, pueda ser útil en el manejo de algunas de las alteraciones de los ritmos circadianos del sueño y la vigilia que se han expuesto en esta sección. Esta es un área que se investiga activamente.

PARASOMNIAS

Parasomnias relacionadas al sueño No-MOR (fuera del sueño MOR).
- Despertares en estado confuso.
- Sonambulismo.
- Terror nocturno.
- Trastorno por ingesta nocturna de alimentos.

Parasomanias relacionadas al sueño MOR.
- Trastorno conductual del sueño MOR.
- Parálisis recurrente del sueño.
- Alteraciones por pesadillas.

Otro tipo de parasomnias.
- Síndrome de sensación de explosión de cabeza nocturno.
- Alucinaciones relacionadas al sueño.

- Enuresis.
- Parasomnias relacionadas a problemas médicos.
- Parasomnia vinculadas a sustancias o medicamentos.

Síntomas aislados de tipo parasomania.
Nactilalia (hablar dormido).

PARASOMNIAS.

Una serie de eventos físicos que acompañan al sueño antes durante o después del mismo, es lo que podría ser el concepto de parasomnias. Estos eventos son manifestaciones de la activación del sistema nervioso central, que se transmite hacia los músculos esqueléticos o hacia áreas del sistema nervioso autónomo. Las parasomnias son problemas en el área motora, de la

conducta, emociones, percepción, ensoñaciones, y funcionamiento autonómico. Algunas manifestaciones de la actividad diaria se exacerban o cambian en las parasomnias. Por ejemplo la actividad violenta durante el sueño, estados de conducta sexual anormal durante el sueño, ingesta nocturna de alimentos.

El vocablo "parasomnia" proviene del griego: "para - a un lado de" y somnos – sueño. Las parasomnias son de importancia clínica, tanto para las personas que las padecen como para sus compañeros de cama.

PARASOMNIAS RELACIONADAS AL SUEÑO NO-MOR (FUERA DEL SUEÑO MOR).

DESPERTARES CONFUSOS.

También se le conoce como borrachera de sueño, e inercia de sueño. Se caracteriza de un despertar en estado de confusión mental, el despertar se hace

desde el sueño de ondas lentas, en la primera parte de la noche, pero
también se puede observar al despertar en la mañana. El paciente se encuentra desorientado en tiempo y espacio, con un tipo de lenguaje de difícil entender (tartajoso), hay problemas de memoria anterógrada y retrógrada. Se pueden desarrollar conductas violentas e incluso criminales, el individuo tiene un estado de parcelación de la conciencia, pero en definitiva no va a recordar el evento. La conducta es lenta y sin una meta. La prevalencia es muy elevada en la infancia (17.3%, en los adultos es de 2.9 a 4.2 %), el factor genético es uno de los más importantes.

En los estudios polisomnográficos se ha documentado que los estados de despertar incompleto ocurren de la transición de sueño de ondas lentas a vigilia, por lo que se presentan con más frecuencia en el primer tercio de la noche.

Lo anterior se debe de presentar en ausencia de crisis convulsivas. Un subtipo de este trastorno es la llamada conducta sexual anormal relacionada al sueño. Esta puede ocurrir en personas con despertares incompletos o en
sonámbulos. Se observa masturbación violenta, aproximaciones sexuales o inicio de actividad sexual indiscriminada, esta tiene características diferentes al patrón habitual de la persona, por ejemplo muy ruidosas, violentas, y puede ser con diversos miembros de la familia, además de con la pareja.

SONAMBULISMO.

Se caracteriza por una serie de conductas violentas, complejas, que se inician con un despertar del sueño de ondas lentas, y que culmina con un deambular por la habitación o casa, en un estado de clara alteración de la conciencia y problemas de juicio. El episodio puede iniciar con un simple sentarse en la cama y mirar a su alrededor de manera confusa, antes de iniciar a caminar. También se pueden observar persona que se incorporan y caminan o corren, aún las hay que toman actitudes de tipo huida o beligerante, hay un estado de amnesia a todo el episodio de sonambulismo. Hay una dificultad por parte de los familiares para despertar a la persona, amnesia, realización de rutinas motoras inapropiadas.

Este tipo de alteración es más frecuente en los niños, pero puede estar presente en algunos adultos, ocurre en el primer tercio de la noche. Las formas agitadas del sonambulismo ocurren en niños mayores y púberes. Las formas tranquilas en la infancia. Algunos de los eventos asociados que se observan son conductas inapropiadas como orinar en el piso, conductas violentas, sexuales, hay reportes de homicidios o pseudo suicidios, ingesta de

alimentos y otras. En niños pequeños es frecuente la asociación entre terrores nocturnos y sonambulismo. La frecuencia de terrores nocturnos en la infancia es del 17 %, y hay una carga genética importante. La privación de sueño es uno de los factores precipitantes más frecuentes de este tipo de alteración. Otros factores precipitantes son el hipertiroidismo, migraña, lesiones en cabeza, estados febriles, encefalitis, apnea obstructiva del sueño. Algunos medicamentos que se han reportado como inductores de sonambulismo son: carbonato de litio, fenotiazinas, agentes anticolinérgicos.

TERRORES NOCTURNOS.

Se caracterizan por un despertar súbito desde el sueño de ondas lentas, con un grito y un estado de agitación con hiperactividad neurovegetativa, que recuerda un estado de miedo intenso. Hay taquicardia, taquipnea, diaforesis,

midriasis, aumento del tono muscular. Falta de reactividad ante estímulos del medio ambiente. La amnesia es característica. Puede haber fenómenos alucinatorios, vocalización incoherente. Hay factores genéticos, también

muchos de los eventos o estímulos que se han comentado para el sonambulismo pueden ser activadores de este tipo de alteración. Es una alteración que se presenta mas en la infancia, y puede estar asociada al sonambulismo.

PARASOMANIAS RELACIONADAS AL SUEÑO MOR.

TRASTORNO CONDUCTUAL DEL SUEÑO MOR.

Se incluyen alteraciones por parasomnias que se sobre
imponen, y estados disociativos. Es esta una conducta, la cual emerge cuando la persona se encuentra en sueño MOR, en donde se puede causar lesiones a las personas que conviven con el paciente y así mismo; se observa que se alteran la continuidad del sueño. En los registros polisomnográficos se observan modificaciones en el electromiograma, el cual debe de estar
bajo, en condiciones normales, debido la atonía, sin embargo en esta alteración se observa un aumento del tono muscular cuando el animal se encuentra en sueño MOR.

La queja del paciente o de sus familiares consiste en lesiones relacionadas a las ensoñaciones, estos últimos están llenos de sueño violentos, en donde la persona es confrontada, atacada, o perseguido. Al terminar el episodio, la persona despierta rápidamente, y reporta lo que estaba soñando, lo cual es coherente con la conducta que desplegaba. Es frecuente que el paciente hable, se contorsione, grite, que ataque con los puños, y muestre otro tipo de conductas agitadas. Es poco frecuente que la persona tenga una conducta similar al sonambulismo, pero puede presentarse. El paciente reporta las crisis con más frecuencia en la 2ª parte de la noche, a menos que este presente la narcolepsia en el mismo paciente.

Esta es una alteración que aparece con más frecuencia en los hombres, en la 5ª década de la vida, pero igual puede afectar a cualquier grupo de género y edades. Además de esta condición algunas enfermedades neurológicas pueden producirlo. Tal es el caso de la enfermedad de Parkinson, la demencia de los cuerpos de Loewy, narcolepsia, y accidentes vasculares cerebrales. Algunos medicamentos también pueden precipitar este problema, se han reportado casos con venlafaxina, mirtazapina, inhibidores de la recaptura de la serotonina. También pueden presentarse en el síndrome de Tourette, el síndrome de Mobius, y el autismo.

ALTERACIONES POR PESADILLA (sueños generadores de ansiedad).

Esta entidad también es conocida como sueños recurrentes generadores de ansiedad, pesadillas del sueño MOR. Este se caracteriza por sueño recurrente de tipo pesadilla. Las emociones involucran ansiedad, terror, pero también ira, enojo, disgusto, y sentimientos negativos. El contenido de los sueños involucra la inminencia de daño físico. La persona, al ser despertado puede detallar el contenido de las ensoñaciones. Esta alteración puede presentarse como consecuencia del síndrome por estrés postraumático.

Las pesadillas como trastorno son muy frecuentes en los niños, se calcula que en los niños de 3 a 5 años, el porcentaje de quienes tienen pesadillas es del 10 al 50 %. En los adultos, del 50 al 85 % reportan pesadillas
ocasionales.

PARÁLISIS DE SUEÑO RECURRENTE AISLADA.

Este trastorno consiste en una incapacidad para ejecutar movimientos voluntarios, ya sea al inicio del sueño (hipnagógica – la cual es la forma predominante), o de despertar de sueño (hipnapómpica – forma pos-dormital).
Durante el evento hay una incapacidad para hablar, o mover las extremidades, el tronco o la cabeza. La conciencia está conservada por entero. Estos

episodios pueden durar de segundos a minutos. Este episodio puede aparecer de una vez al año a varias ocasiones, se acompañan de una gran ansiedad, puede haber alucinaciones. Los factores que aparecen como precipitantes son la privación de sueño, ritmos irregulares de sueño y vigilia.

ALTERACIÓN DISOCIATIVA NOCTURNA.

También se le conoce como pseudo-parasomnia. El paciente presente un estado disociativo cuando se observa en el EEG un estado completo de despertar. Puede presentarse de la transición de vigilia a sueño, o después de
varios minutos de haber iniciado el sueño, al despertar de los estadios 1 o 2. La alteración disociativa nocturna comprende una serie de alteraciones que están
especificadas en el DSM-IV como parte del grupo de las alteraciones disociativas.

Pueden observarse tres variantes: alteración disociativa nocturna con fuga; alteración disociativa de identidad, y alteración disociativa no especificada. Estos pacientes tienen una serie de eventos precipitantes, como son el de tener una historia de abuso físico, verbal o emocional.

ENURESIS RELACIONADA AL SUEÑO.

Esta se caracteriza por episodios recurrentes e involuntarios de vaciamiento vesical durante el sueño. Por lo menos dos veces por semana se tienen estos episodios. Se considera enuresis relacionada al sueño del tipo primaria, cuando el niño no ha tenido un periodo consistente de control vesical, por mas de seis meses. Es secundaria, cuando el paciente ya controlaba su vejiga, por un periodo de 6 meses, y ahora vuelve a tener episodios de enuresis de
por lo menos dos veces por semana. Un factor asociado que se presenta con frecuencia es el del niño con atención deficiente, o de familias desorganizadas.

Es importante aclarar que niños o personas adultas con diabetes,
infecciones del tracto urinario, insuficiencia cardiaca congestiva, apnea obstructiva del sueño, depresión o demencia, pueden tener enuresis nocturna.

Un número pequeño de niños con enuresis, no produce niveles adecuados de vasopresina, lo cual les conduce a niveles de orina muy elevados durante el sueño, los cuales exceden con mucho la capacidad de la vejiga. Una serie de
factores médicos y de uso de sustancias y malos hábitos se presentan acompañando esta alteración: (a) Imposibilidad para concentrar la orina (Vg., diabetes mellitus, diabetes insípida, secundaria a tratamiento con litio; (b) Aumento en la producción de orina secundaria a cafeína, diuréticos; (c) Afecciones congénitas o adquiridas del tracto genitourinario; (d) Constipación crónica y encopresis; (e) enfermedades neurológicas como epilepsia, vejiga neurogénica; (f) Apnea obstructiva del sueño; (g) Despertar incompleto en el niño, que orina en sitios inapropiados; (h) estresores
psicosociales, como divorcios en padres. Existe la sospecha de que existan factores hereditarios en la enuresis primaria. El 77 % de los niños con enuresis primaria, reportan padres con este problema.

CATATERNIA (GRUÑIDOS NOCTURNOS).

Es una alteración nocturna crónica, que se caracteriza por un gruñido espiratorio que se presenta durante el sueño, principalmente durante la segunda parte de la noche. En el registro polisomnográfico revela una bradipsiquía recurrente que aparece cuando la persona se encuentra en sueño
MOR. La persona que presenta esta alteración no sabe de la tiene, y es el compañero de cama quien se la comunica.

SÍNDROME DE EXPLOSIÓN DE CABEZA EN EL SUEÑO.

Esta caracterizado por la percepción de un ruido intenso súbito, o sensación de explosión violenta que puede ocurrir en la cabeza, cuando el paciente inicia su sueño o cuando se despierta en medio de la noche. Es un evento sin dolor, y se refiere como la explosión de una bolsa de plástico. Muchos pacientes asocian esta manifestación con el tener un accidente cerebro-vascular. Se ha reportado un destello de luz, y una sacudida intensa que acompaña esta alucinación primaria.

ALTERACIÓN DEL SUEÑO RELACIONADA A LA INGESTA DE ALIMENTOS.

Está caracterizado por una serie de atracones que el paciente presenta durante el sueño. Son episodios involuntarios en donde el paciente come y bebe durante episodios de despertar nocturno. Estos episodios ocurren en cierta manera involuntarios. Sin similares en mucho sentido al sonambulismo, y el paciente puede no recordar lo que le ocurrió al despertar. El paciente puede ingerir comida preparada, pero inclusive alimentos de mascotas. Es frecuente que el paciente tenga insomnio, si el sueño se fragmenta, anorexia en las mañanas, y distensión abdominal. A la larga son personas con obesidad mórbida.

Entre los pacientes con obesidad mórbida, se ha propuesto que el 16.7 % pueden presentar esta ingesta nocturna de alimentos. El sonambulismo es otra de las parasomnias que con más frecuencia se asocian a esta alteración, también el antecedente de haber tenido en la infancia el sonambulismo.

Una serie de factores pueden activar este tipo de alteración: Síndrome de piernas inquietas; movimiento periódico de las extremidades; apnea obstructiva del sueño; patrón irregular de sueño. Algunos factores de activación por medicamentos son: zolpidem, otras benzodiacepinas, síndrome de supresión a nicotina, alcohol y otras sustancias adictivas.

PARASOMNIAS DEBIDAS AL USO DE SUSTANCIAS.

Hay una asociación temporal estrecha, entre el consumo de medicamentos, drogas adictivas, o sustancias biológicas, que pueden explicar el cuadro clínico. Los medicamentos y drogas que con más frecuencia se han asociado a esta
condición son: antidepresivos tricíclicos, inhibidores de las monoamino oxidasas, Inhibidores selectivos de la recaptura de la serotonina, mirtazapina, selegilina, colinérgicos diversos.

TRASTORNOS DEL SUEÑO POR ACTIVACIÓN MOTORA.
-- Síndrome de piernas inquietas
-- Movimiento periódico de las extremidades
-- Calambres en piernas durante el sueño.
-- Bruxismo durante el dormir
-- Alteración por movimientos rítmicos durante el sueño
-- Mioclonus benigno durante el sueño en la infancia.
-- Mioclonus proprioespinal al inicio del sueño
-- Movimientos durante el dueño debido a problemas médicos
-- Movimientos durante el sueño debido a sustancias o medicamentos
-- Movimientos durante el sueño inespecíficos.

SÍNDROME DE PIERNAS INQUIETAS

Los trastornos de movimientos durante el sueño, tienen características relativamente simples, ocurren durante el sueño de manera estereotipada. Una excepción a esto es el síndrome de piernas inquietas (SPI). En este trastorno las piernas se mueven antes del inicio de sueño, de hecho dificultad que este empiece. Este se asocia con frecuencia al movimiento periódico de las extremidades (MPE), aunque este si ocurre durante el dormir. Éste último, produce una fragmentación del sueño. Esta es la razón, por la cual a fin de cuentas los síntomas que expresan los pacientes con estos movimientos, sean la somnolencia durante el día, inexplicable para ellos, pues han dormido incluso en exceso.

Este tipo de alteración por movimientos durante el sueño, requieren del diagnóstico por un examen en un laboratorio de sueño. El síndrome de piernas inquietas se caracteriza por la sensación poco placentera para mover las piernas, con lo cual disminuye el malestar que las impulsa a moverlas. Para algunos clínicos este tipo de urgencia para movimientos, semeja a la acaticia, que se observa con los antipsicóticos.

El síndrome de piernas inquietas, en realidad puede aplicarse también a los brazos. En una muestra amplia, se observó que de 21 % a 57 % de los pacientes, además de las piernas, también movían los brazos, para aliviar el mismo malestar que sienten en las piernas. En una serie de alteraciones medicas es común que se presenten este tipo de movimientos: niños con atención deficiente e hiperactividad, narcolepsia, apnea obstrucitva del sueño. Enfermedad de Parkinson, esclerosis múltiple, neuropatía periférica, obesidad, enfermedades tiroideas, enfermedades renales, anemias ferroprivas y enfermedades cardiovasculares entre otras.

MOVIMIENTO PERIÓDICO DE LAS EXTREMIDADES.

En los registros de sueño, se hace el diagnóstico de esta condición si se observan más de 15 eventos de este tipo por cada hora de registro polisomnográfico. En los niños se hace el diagnóstico, si la frecuencia por hora es de cinco movimientos de las piernas. Se puede observar de manera asociada un exceso de sueño durante el día, por la fragmentación del dormir nocturno. Aunque también es posible que se presenten quejas de insomnio. Esto último se ha reportado sobre todo en ancianos. En este tipo de alteración, es de gran ayuda el interrogatorio indirecto con el compañero de cama. Este se queja con frecuencia de sacudidas, y pataleo del paciente. Esta alteración si es más frecuente que ocurra en las extremidades inferiores.

El síndrome del movimiento periódico de las extremidades se observa en todas las fases del sueño, pero está ausente durante el sueño MOR. En los registros polisomnográficos se observan en activación equivalente al micro despertares, cada que se presenta el movimiento de las piernas. La suma total de estos microdesperttares, se traducen en una sensación de suño no restaurador.

CALAMBRES EN LAS EXTREMIDADES INFERIORES DURANTE EL SUEÑO.

Esta es una sensación dolorosa, en una de las piernas, o en el pie, que hace despertar súbitamente al paciente. Se observa una contracción intensa y dolorosa, un espasmo después de la varios segundos. Algunas condiciones médicas se asocian a este tipo de calambres son la diabetes mellitus, la esclerosis amniotrófica lateral, alteraciones vasculares periféricas, la baja de potasio, calcio, magnesio y en otros trastornos metabólicos. Es frecuente que se presente en el segundo y tercer trimestre del embarazo.

BRUXISMO VINCULADO AL SUEÑO.

Este consiste en un rechinar de los dientes que ocurre durante el sueño. Puede estar acompañado de sensación de malestar muscular al despertar, en los músculos de la masificación. Las personas también pueden presentar Bruxismo estando despiertos. En la forma de Bruxismo durante el sueño se desarrolla un ritmo de movimiento por parte de los músculos que están involucrados en el masticar. Esta enfermedad puede llevar al desgaste de las piezas dentarias, dolores en dientes, y un ruido molesto para el compañero de cama.

TRASTORNO POR MOVIMIENTOS RÍTMICOS RELACIONADOS AL SUEÑO.

Estos movimientos involucran a grandes masas musculares, por ejemplo los músculos del cuello, interfieren con la continuidad de sueño y ocasionan sueño excesivo durante el día. Además el paciente puede lastimarse durante este tipo de movimientos. El diagnóstico diferencial se debe de hacer con la epilepsia nocturna. Los episodios de movimiento ocurren con más frecuencia al inicio del sueño. Suelen involucrar principalmente a la cabeza.

MIOCLONUS NOCTURNO BENIGNO DE LA INFANCIA.

Este trastorno se observa en la infancia, principalmente en recién nacidos. Hay movimientos de brazos, piernas y cabeza. Debe hacerse diagnóstico diferencial con epilepsia. Los movimientos se interrumpen al momento que el niño despierta.

MIOCLONUS PROPRIOESPINAL DURANTE EL SUEÑO.

Éstos se caracterizan por contracciones repetidas, en forma de ataque, de los músculos del abdomen, tronco y cuello. Se presentan habitualmente en la transición de la vigilia al sueño. La aparición de estas contradicciones, pueden dificultar al sueño.

TRASTORNOS DEL SUEÑO POR MOVIMIENTOS ASOCIADOS ENFERMEDADES.

Éstos se presentan con más frecuencia en condiciones de los problemas neurología diversos.

DISCUSIÓN

En la ICSD-3, se ha dado una preferencia por la clínica, sin descontar los aportes de las neurociencias. Un ejemplo claro de lo anterior es el de la narcolepsia y sus dos subtipo. El primero con deficiencia en el sistema de la hipocretinas y la presencia de la cataplexia. La narcolepsia, es de las primeras enfermedades primarias del sueño en donde se observó una base molecular. En el modelo natural de narcolepsia, que ocurre en perros doberman, con un patrón genético autosómico dominante, se encontró una mutación en el receptor Orex-2 en estos animales. La cataplexia y el inicio rápido al sueño MOR, estuvieron vinculados a esta mutación del receptor. Posteriormente, se corroboró, que aunque en los seres humanos, el patrón de narcolepsia no sigue un patrón genético similar al del modelo canino, si se detectaron, primero en bancos de cerebros de narcolepticos, que había una clara deficiencia del sistema de hipocretinas y que al desarrollar en radio inmuno análisis para orexina en humano, en una primera serie, 6 de 9 pacientes con narcolepsia, tenían niveles de hipocretinas por debajo de sus controles.

La otra diferencia que hay en la ICSD-3 con las clasificaciones previas, es que no se hay grupos de alteraciones del sueño por problemas psiquiátricos, neurológicos y médicos. Esto es relevante de comentar, porque implica que el estudio de las alteraciones del dormir es interdisciplinaria. No podemos, por ejemplo, los psiquiatras desconocer que el insomnio que pretendemos tratar con hipnóticos de tipo benzodiacepínicos, se deba a un problema de apnea obstructiva. Porque en este caso estaríamos cometiendo una iatrogenia. La benzodiacepinas son miorrelajantes, y en el sueño acaban de ocluir las vías respiratorias.

La medicina de los trastornos del dormir involucra activamente a los psiquiatras, neurólogos, otorrinolaringólogos, neumólogos, endocrinólogos, pediatras, y odontólogos, solo para mencionar algunas de las especialidades que tienen trastornos vinculados a su área. Por lo anterior, resulta alarmante, que en los planes curriculares de la licenciatura en medicina, no se tenga contemplado aún una asignatura sobre esta especialidad, cuyo objeto de estudio, el dormir, abarca un tercio de nuestra vida, y repercute sobre todas las funciones del resto de aparatos y sistemas.

REFERENCIAS

1. Avidan AY, Zee PC: Handbook of sleep medicine. Philadelphia, Lippincott Williams & Wilkins; 2006.
2. Force IT: International Classification of Sleep Disorders. 3rd ed. Third, editor. USA, American Academy of Sleep Medicine; 2014.
3. Association AP: Diagnostic and Statistical Manual of Mental Disorders. 5th, editor, American Psychiatric Association; 2013.
4. Gerashchenko D, Kohls MD, Greco M, Waleh NS, Salin-Pascual R, Kilduff TS, Lappi DA, Shiromani PJ. Hypocretin-2-saporin lesions of the lateral hypothalamus produce narcoleptic-like sleep behavior in the rat. The Journal of Neuroscience. 2001;21:7273-7283.
5. Salin-Pascual R, Gerashchenko D, Greco M, Blanco-Centurion C, Shiromani PJ. Hypothalamic regulation of sleep. Neuropsychopharmacology. 2001;25:S21-S27.
6. Lader M. Benzodiazepine harm: how can it be reduced? British journal of clinical pharmacology. 2014;77:295-301.

MANEJO FARMACOLÓGICO DEL INSOMNIO.

El insomnio se conceptualiza como la dificultad para iniciar o mantenerse dormidos. También, como la percepción de una baja calidad en el dormir. Puede ser considerado un síntoma, esto es vinculado a otras alteraciones médicas, neurológicas, psiquiátricas. También es un cuadro nosológico , que no se corresponde a otras enfermedades, como es el caso del insomnio primario.

En el método clínico médico, un primer paso para el tratamiento de las enfermedades es el diagnóstico. Una vez que ésta establece, aun cuando pueda ser de presunción, se procede al establecimiento de las estrategias terapéuticas. En el caso de que el insomnio sea un síntoma, se deberá de tratar el problema primario que lo originó. Por ejemplo, dentro de las alteraciones psiquiátricas, que más frecuente se asocian a insomnio están: ansiedad generalizada, depresión mayor, uso de sustancias (estimulantes y por supresión de drogas sedantes hoy pláticas). En el caso de la neurología, destacan los síndromes dolorosos, las enfermedades degenerativas y las cefaleas.

Diagnóstico insomnio.

En la semiología que se hace de esto tenemos que considerar la temporalidad. Si el problema es para iniciar el sueño, un parámetro útil es el tiempo en el cual se tarda el paciente e iniciar su sueño, desde el momento en que apaga la luz y se expone a dormir, hasta que finalmente se queda dormido. Esto por supuesto es meramente estimativo. Pedirle a una persona que nos reporte con exactitud la hora en que se queda dormido, puede ser un modelo experimental de insomnio inicial. En la clínica de medicina del dormir, se ahonda en este síntoma de insomnio inicial con algunas de las siguientes preguntas:

--¿A qué horas va usted a la cama para dormir?

--¿Se acuesta teniendo sueño?

--¿Si no tiene sueño al momento de acostarse, porque se acuesta?

--¿Qué hace durante el tiempo que permanece acostado y no puede dormirse?

--¿Qué pensamientos o sentimientos le invaden cuando usted no puede dormir recién que se ha costado?

Es muy frecuente que los pacientes con este tipo de insomnio inicial, nos dirán que se acuestan porque están cansados, porque el resto de sus familiares ya están acostados; porque no tienen más nada que hacer. En referencia a que hacen cuando no pueden dormirse, es frecuente que respondan: nada, me pongo a pensar en las cosas que tengo que hacer al día siguiente (esto es hacer listas de cosas pendientes). Me desespero y angustio en la medida que veo el reloj y no puedo conciliar el sueño.

Aquí se está demostrando un componente añadido al problema del insomnio,, el de un condicionamiento negativo. Si para el resto de las personas sin insomnio, ir a la cama significa dormir, para la persona con insomnio significa batallar y el desarrollo de un malestar adicional, que va a mantener y hacer crónico su problema de insomnio.

Existe también el insomnio intermedio, aquí la persona tiene despertares frecuentes a lo largo de la noche, y uno de ellos por lo menos debe ser de más de 20 minutos. Es como un que las personas nos despertemos varias veces a lo largo de la noche. Estos despertares están en el rango de segundos a minutos, la mayor parte de las veces no nos percatamos de ellos. Alguna vez nos despertamos para ir a orinar, cualquiera que sea el motivo de despertarse, la mayoría de las personas reinician su sueño en un tiempo relativamente corto.

El insomnio terminal se presenta cuando la persona se despierta por lo -1 hora antes de su horario habitual. Y no puede volver a recuperar su sueño. Por ejemplo, si el paciente se despierta de manera regular a las siete de la mañana, pero ahora lo hace a las cinco de la mañana sin poderse volver a dormir, se puede calificar el síntoma de insomnio tardío o terminal. Finalmente está la categoría de personas que aún cuando están dormidos en un episodio prolongado de sueño, tienen la percepción al despertar a la mañana siguiente de no haber dormido, de no haber descansado adecuadamente.

Otra dimensión útil para el diagnóstico de insomnio, se relaciona con la cronicidad, esto es el tiempo o duración de ciento o enfermedad. El insomnio transitorio o de corta duración, es aquel que se enmarca tiempo de dos a tres días, habitualmente vinculado alguna situación medioambiental o personal transitorias. El internar a una persona en un hospital para algún procedimiento quirúrgico; el viaje de un continente a otro, en donde además puede agregarse un factor del cambio de horarios ("Sindrome de Jet-LAg"), problemas interpersonales; de alguna sustancia prescrita con efectos estimulantes, etc. esta es una de aquellas situaciones en donde puede estar indicado de manera sintomática la prescripción de hipnóticos de vida media corto.

El insomnio frecuente o duración intermedia, es aquel que se establece en un rango de días a semanas, y que puede estar relacionado a los mismos problemas ya mencionados para el insomnio transitorio, pero que se han prolongado en el tiempo. También puede estar relacionado a ciertos rasgos de personalidad, a como el ser obsesivos, tener exceso de preocupación, baja tolerancia a la frustración, problemas en los medios escolares, familiares, legales y /o laborales. El componente de ansiedad que subyace es relevante.

El insomnio crónico se conceptualiza como aquel que persiste con una adoración constante de por lo -1 mes. Es frecuente que los pacientes aquejados de este tipo de insomnio, acudan después de varios meses o años, tiene ciertas características importantes de mencionar. En primer lugar, no sé quién insomnio todos los días. El paciente reporta que después de tres o cuatro días sin dormir adecuadamente, presenta uno o dos días con sueño aceptable. La otra característica del insomnio crónico son las manifestaciones diurnas. En ellas se observa somnolencia, irritabilidad, falta de concentración, intolerancia, y una serie de hábitos de los adaptativos que contradicen a la mayoría de las reglas de higiene de sueño (ver más adelante).

Se han propuesto una serie de modelos heurísticos. El llamado modelo de la diátesis -estrés o de los tres factores que incluyen factores predisponentes, factores precipitantes y factores que tienden a perpetuar el síntoma. Los factores predisponentes puede ser biológicos, por ejemplo elevación moderada del cortisol, de tipo psicológico (tendencia a preocupaciones excesivas), factores sociales (horarios laborales o escolares incompatibles con el patrón de sueño y vigilia de la persona).

Los factores precipitan se concentran en eventos estresantes vitales, los cuales pueden activar y perpetuar el problema del insomnio. Los factores que tienden a perpetuar el problema del insomnio se agrupan en estrategias de Sada adaptativas como pueden ser de pasar un tiempo exagerado en cama, transgredir los horarios permitidos para el sueño, tomar siestas prolongadas, desarrollar conductas de aparente protección de la continuidad de sueño (cortinas blindadas en las ventanas, antifaz, tapones en los oídos, ruidos de fondo, dormir y en habitaciones separadas sólo).

Tratamiento integral del insomnio.

Esta puede dividirse en dos grandes grupos: estrategias de aplicación nocturna y estrategias de aplicación diurna. En las primeras, después de obtener información acerca de los factores predisponentes, precipitan y de factores que tienden a perpetuar el problema, y evaluar el estado de sueño actual todo lo anterior mediante una entrevista clínica directa e indirecta (compañero de cama) y el seguimiento con un diario de sueño.

El diario de sueño es sin duda el instrumento más útil para la evaluación de los problemas del dormir. En la actualidad se han estandarizado algunos de estos diarios, con la finalidad de que sean más confiables. En el apéndice de este capítulo se encuentra un ejemplo de este tipo de diarios. Éste instrumento tiene utilidad para el clínico, pero sobre todo para el paciente, que puede evidenciar que hacer objetiva los síntomas que le aquejan.

El modelo cognitivo.

Este modelo es una extensión de los factores que predisponen, que precipitan y que mantienen en la manera no adaptativas al insomnio.

-1. Un estado despertar exagerado (cortical cognitivo y somático).

-2. El control específico de la activación o despertar cortical, es central para la etiología y fisiopatología del insomnio.

-3. El concepto de que el insomnio no se desencadena por el estado de hiper alerta, sino que es función de un aumento del procesamiento de la información sensorial al inicio del sueño y que puede mantenerse incluso en las fases superficiales del dormir (estadios uno y dos del sueño).

-4. La sugerencia de que existe un estado de percepción inadecuada de la profundidad del dormir, que impide la total desconexión de conciencia en esta fase de sueño de ondas lentas.

Esta concepción está centrada o derivada de información biológica vinculada a los procesos de dormir y despertar. Es posible además, que existan una serie de factores biológicos en paralelo a lo mencionado anteriormente. El sueño es una conducta, que al igual que la vigilia o el estar despierto puede ser modificado por diferentes circunstancias, y sin embargo todas estas confluyen en los mecanismos neurales que mantienen las diferentes etapas del estar despierto o del dormir.

Los factores circadianos que habían sido poco considerados en la fenomenología del insomnio han cobrado un interés especial, motivado por la información del modelo animal importante en el estudio circadianos. La mosca de la fruta. En ellas apareció un grupo de animales insomnes, mientras que otras estaban un patrón totalmente opuesto. Una de las diferencias básicas entre ellas en el patrón de actividad de la enzima que degrada a la adenosina. Este neurotransmisor actúa sobre una serie de unas del hipotálamo anterior, concretamente el núcleo VLP O, el cual contiene una amplia diversidad de receptores para adenosina.

La adenosina es un producto de la actividad neuronal, que se produce como parte del metabolismo y degradación del ATP.. Las moscas con baja actividad de esta enzima, permiten la acumulación de adenosina y dan como resultado un aumento en el tiempo de sueño en la mosca de la fruta. Mientras que la actividad exagerada de esta enzima lleva a una disminución del tiempo total de sueño. Esto es, una mosca insomne.

Los circuitos cerebrales que permiten el inicio de sueño, se originan desde este núcleo del hipotálamo anterior, VLPO y trabajan acoplado a receptores de adenosina. Se sabe que cuando estamos dormidos, hay una activación de las neuronas de este núcleo, evidenciados por la aparición de un marcador de actividad neuronal, que es una proteína producida por un gen denominado c -f o s. Éste pertenece al grupo de genes llamados expresión temprana y que están involucrados en los mecanismos de transcripción genética. Se ha sugerido que el insomnio inducido por estrés o un estado de hiper despertar requiere de una cascada de eventos neuronales que entorpecen el inicio del sueño. Esta cascada de eventos inducen un estado particular denominado: "Estado intermediario del sueño". En donde el animal ·está parcialmente dormido y sin embargo con una facilidad sensorial para despertar (los umbrales para sonidos, olores, táctiles y dolorosos están alterados).

Aun cuando el núcleo VLP O esté activado por la adenosina al coincidir con los sistemas hiperactivos, estos no pueden ser frenados como ocurre en condiciones fisiológicas. Las conexiones entre este núcleo del hipotálamo anterior y los diferentes centros de mantenimiento del estar despierto se hacen a través de conexiones que transmiten con el inhibidor GABA, acoplado a su receptor GABA -A.

EL INSOMNIO PRIMARIO COMO DEFECTO EN LA REGULACIÓN DEL SISTEMA DE NEUROTRANSMISIÓN A LA ADENOSINA

INTRODUCCIÓN

El papel del hipotálamo en la regulación de la vigilia y sueño se ha consolidado en los últimos años. Sin embargo, al inicio del siglo XX, von Economo propuso que el hipotálamo posterior contenía lo que él llamó "centro de la vigilia" , esto como resultado de la observación de que los pacientes que sufrían de encefalitis viral, desarrollaban somnolencia (encefalitis letárgica), y que estos presentaban lesiones postmortem en esa región. Los trabajos de Nauta (2), apuntaron al hipotálamo anterior como el "centro del sueño", el cual fue localizado en la región preóptica. En la actualidad no se sostiene ya, que existan centros únicos del sueño y la vigilia, sino más bien que una serie de estructuras, tanto en diencéfalo como tallo cerebral, desempeñan estas funciones.

El sueño es un proceso heterogéno, es decir compuesto de fases o estadios, que pueden ser identificados de diferentes formas: conductualmente, por medio de registro polisomnográfico y mediante la actividad mental que se registra en cada una de esas fases. En el ser humano se distinguen los estadios de sueño sin movimientos oculares rápidos o sueño No-MOR y el estadio de sueño de movimientos oculares rápidos o sueño MOR. A lo largo de un episodio de sueño, diferentes estructuras neurales se coordinan para activarse e inactivarse, de manera orquestada (3).

Un modelo heurístico, que ha permitido organizar la información generada y proponer hipótesis, es el llamado "Modelo de los dos procesos". Por una parte está el proceso "S" de sueño, como algo que cambia, se acumula, o modifica el nivel de excitabilidad neuronal durante los periodos de vigilia, y ese factor sólo disminuye cuando se duerme. Este proceso "S" es el llamado componente homeostático del sueño. El otro componente es el "C", de circadiano, que propone que hay una propensión horaria en los organismo, en donde es más fácil iniciar y mantener un episodio de sueño. En el ser humano esto ocurre en la noche, pero hay animales que duermen en la fase luminosa del día (4)

Se han detectado neuronas que están activas durante el sueño No-MOR. Estas se localizan en la región preóptica anterior, en las diferentes especies estudiadas, las cuales incluyen rata, gato y conejo (4). En estudios de registro unitario, estas neuronas elevan su frecuencia de activación desde las fases de somnolencia hasta el sueño de No-MOR (también llamado de ondas lentas o delta). Las neuronas activas durante en sueño No-MOR se han identificado, mediante la detección del marcador de activación neuronal, el oncogene C-fos, y se han observado que estas se localizan, de manera precisa en las región ventro lateral preóptica (VLPO) del hipotálamo anterior. Las células de esta región van a proyectar a las células histaminérgicas del hipotálamo posterior, en la región tubero mamilar y al grupo de núcleos de neuronas mono aminérgicas del tallo cerebral. Se ha propuesto que dichas proyecciones contienen GABA y galanina, por lo que se postula que inhiban a los núcleos encargados del mantenimiento de la vigilia.

Las células del VLPO, en rebanadas de hipotálamo, han mostrado que se inhiben con acetilcolina, serotonina, norepinefrina, los cuales son neurotransmisores involucrados en la función del despertar. Las células histaminérgicas localizadas en el hipotálamo posterior, intervienen en el mantenimiento del estado de vigilia. La administración intraventricular de histamina tiene un efecto alertante, mientras que los antihistamínicos que cruzan la barrera hemato encefálica, es bien conocido que inducen un estado de somnolencia, que no es equivalente al sueño fisiológico.

El nucleosido de purina, adenosina desempeña una serie de funciones relevantes en el sistema nervioso por lo que se le han atribuido un papel, como neurotransmisor/neuromodulador. Esta sustancia actúa modificando la liberación de otros sistemas de neurotransmisión al actuar sobre heteroreceptores presinápticos.

La adenosina es una de las sustancias candidatas, para estar vinculada de alguna manera al proceso "S" del "Modelo de los dos procesos". El metabolismo neuronal, muy activo en la vigilia (34), incrementa los niveles de adenosina en el espacio extracelular (35,36). La cafeína, teofilina y en general las xantinas son sustancias que bloquean de manera inespecífica los receptores a adenosina y promueven el mantenimiento del estado de vigilia por tiempo prolongado. Chagoya y cols., encontraron que la adenosina en humanos tiene variaciones circadianas, con niveles más altos en vigilia, que en SNoMOR.

La perfusión de adenosina mediante microdialsis inversa en la región colinérgica del cerebro anterior del gato, reduce la vigilia. La administración de adenosina, mediante micro inyecciones en estructuras colinérgicas del tallo cerebral, aumenta la duración del sueño a expensas de la fase de Son-MOR.

La relación con adenosina y las fases de sueño, se ha estudiado con técnica de microdiálisis y se ha encontrado que esta sustancia aumenta en la vigilia, aún más en la vigilia prolongada y disminuye, después de un tiempo de sueño. Los mismos resultados se obtuvieron, cuando se aplicó un inhibidor del transporte de adenosina NBTI, que aumenta los niveles de adenosina extracelular, de manera equivalente a la que se observa después de 6 hrs. de privación de sueño.

La región VLPO tiene una alta densidad de receptores a adenosina, los cuales, al ser activados desarrollan un proceso de inhibición por células GABA, que conectan con los núcleos que mantienen la vigilia.

Una de las áreas que han contribuido a la relación entre adenosina y sueño es el estudio de los cambios en el sueño con el envejecimiento. Tanto en animales de laboratorio como en humanos, los cambios en el patrón de sueño son fragmentación del mismo, aumento en el tiempo de vigilia después de haber iniciado el sueño, disminución en la duración de los episodios de sueño. Hay una baja importante en la amplitud de la actividad delta en diferentes especies estudiadas incluyendo a los seres humanos. El decline en esta actividad delta se traduce en el ser humano en una baja significativa del estadio III y IV. Estos cambios en el sueño se propusieron que pudiera ser debido a una disminución en el número de células nerviosas que están implicada en la regulación de sueño delta, sin embargo esto no se ha comprobado. La región ventro lateral preoptica (VLPO), situada en el hipotálamo anterior, que se encarga de la regulación de sueño delta, es similar en ratas de diferentes edades (Vg., 3.5 meses a 21.5 meses). Sin embargo, al administrar diferentes dosis de cafeína a ratas jóvenes (3 meses); de edad media (12 meses) y viejas (20 meses), se encontraron diferentes respuestas. En ratas viejas y de edad media, las diferentes dosis de cafeína produjeron un efecto de inducción de alerta, más pronunciado que en ratas jóvenes. Este efecto puede deberse a cambio en el número de receptores y afinidad de los mismos, situación que hasta el momento actual no ha sido concluyente.

La dieta hipocalórica se ha sugerido como una estrategia del llamado envejecimiento óptimo, ya que retarda algunos eventos de la senectud. Sin embrago en un estudio previo no se observaron diferencias entre ratas viejas normocalóricas e hipocalóricas. La rata hipocalórica no revierten, los cambios observados en el sueño, entre ratas jóvenes y viejas. El reto con cafeína en ratas de ambas edades, mostró que la sensibilidad diferencial a la cafeína se mantiene igual en ratas con dieta hipocalóricas jóvenes o viejas.

La posibilidad de que los niveles de adenosina tuvieran una serie de variaciones, dependiendo de la edad fue estudiada mediante la técnica de microdiálisis en las regiones hipotalámicas. Se encontró que las ratas viejas tienen niveles mas elevados de adenosina que los roedores jóvenes. En animales privadas de 6 horas de sueño, nuevamente las ratas viejas tuvieron niveles mas elevados de adenosina. Este resultado, subraya que los receptores a adenosina pueden estar modificados en las ratas viejas y ser estos los responsables de una serie de cambios que se han atribuido a las ratas viejas.

INSOMNIO Y CAFEINA EN HUMANOS

El insomnio es definido como la dificultad para iniciar y permanecer dormido, o el despertar muy temprano antes de la hora habitual y/o el tener un sueño no reconstituyente. El insomnio es una cuestión de salud pública importante, que tiene un impacto negativo en la calidad de vida de los individuos que lo sufren.

Algunos pacientes con alteraciones por ansiedad evitan el consumo de cafeína, y esto puede ser debido a un aumento de su sensibilidad, que lleva a un efecto de alerta extrema y repercusiones de tipo anxiogénicos. Algunos pacientes con insomnio tienen una sensibilidad especial frente a la cafeína porque de manera anecdótica evitan tomar la cafeína o bebidas que contienen cafeína. La cafeína es el estimulante sistema nervioso central más utilizado en el mundo. A nivel cerebral la cafeína actúa como un antagonista competitivo, no selectivo de receptores adenosina, en particular de los receptores A_{1A} y A_{2A}.

La adenosina desempeña un papel importante en la regulación del sueño, y es muy probable que sea el factor que regula la actividad metabólica cerebral y el sueño. Se ha propuesto que como resultado del consumo de glucosa por las neuronas, hay una mayor síntesis de adenosina y durante los episodios de sueño largos, esta adenosina disminuye, al mismo tiempo que se abastece el cerebro de glucosa.

Seis pacientes con insomnio y seis voluntarios sanos fueron estudiados. Se obtuvo su consentimiento escrito de todos los sujetos después de explicar totalmente el procedimiento de investigación. Todos los pacientes llenaron los criterios diagnósticos para el "Insomnio Primario" según el DSM-IV, y fueron discontinuados de cualquier tipo de tratamiento farmacológico, dos semanas antes del estudio. Todos los sujetos estudiados (pacientes y voluntarios) no fueron consumidores regulares de cafeína, bebidas con cola u otra forma de medicina con la cafeína y no tenían una historia del consumo regular de café (definido como más de cinco tazas de café por semana). Todos los pacientes y los voluntarios fueron no fumadores y no habían fumado previamente de manera regular.

Los sujetos acudieron al laboratorio de sueño y después de una noche de aclimatación se realizó un registro basal. A la mañana siguiente se hicieron las pruebas de latencia múltiples a sueño (PLMS). La siguiente noche, se les mantuvo despiertos en una privación total de sueño, esto ocurrió en el laboratorio de sueño a fin de asegurar la adhesión al protocolo. A la mañana siguiente de la privación, se les administró cafeína (200 mg.) o placebo (en cápsulas idénticas) y treinta minutos más tarde se efectuaron las PLMS de recuperación con siestas a las 10:00, 12:00, 14:00 y 16:00 hrs. La privación de sueño y las PLMS fueron repetidos una semana más tarde de modo que los sujetos que habían recibido la cafeína la primera vez recibieran el placebo durante el segunda vez y viceversa. La cafeína y el placebo fueron administrados a todos los sujetos en un doble diseño cruzado.

Los pacientes estudiados con insomnio fueron seis, igual número de voluntarios. En los datos de la arquitectura del sueño al inicio del estudio (basales), se observó que los voluntarios sanos tuvieron más tiempo de sueño total y el sueño de delta comparado a los insomnes (p <0.05). En cuanto a las PLMS, no mostraron diferencias en los valores basales, entre ambos grupos. Sin embargo los sujetos con insomnio respondieron diferente a la cafeína administrada después de la privación de sueño total. La cafeína aumentó la latencias a sueño en la PLMS, en todos los sujetos con insomnio comparados con los voluntarios sanos (p <0.05). La cafeína en los voluntario sanos, después de la privación de sueño, no tuvo un efecto alertante, es decir que no impidió un acortamiento de la latencia de sueño, y esta no fue diferente al efecto del placebo (figura 1). Por oro lado, en los pacientes con insomnio primario, la cafeína si tuvo un efecto diferente al placebo, cuando se administró después de la privación de sueño total. La latencia con placebo y privación de sueño, fue significativamente más corta que cuando las mismas personas fueron privadas de sueño, y tomaron cafeína.

Las diferencias de respuesta de los deprimidos, ante el reto farmacológico con cafeína, apoya la sensibilidad del sistema de alertamiento en este tipo de pacientes. El entender la relación entre hipersensibilidad a la cafeína, la ansiedad y el insomnio, permitirá el desarrollo de nuevas estrategias terapéuticas y de discriminación de genotipos susceptibles.

FIGURA   11

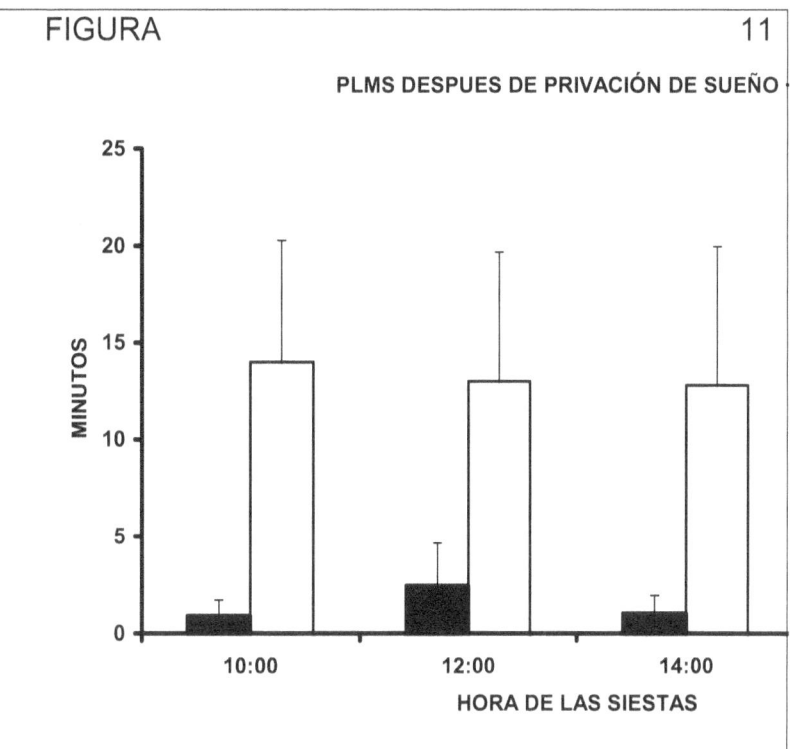

PLMS DESPUES DE PRIVACIÓN DE SUEÑO

Prueba de latencias múltiples a sueño, después de la privación de sueño total en voluntarios sanos y pacientes con insomnio primario. A los dos grupos se les administró cafeína (200 mg), media hora antes del inicio de la primera siesta. Se aprecia como en los voluntarios sanos, la cafeína no previno el acortamiento de la latencia a inicio de sueño, situación que si se observó en lo insomnes.

1.   von Economo C. Sleep as a problem of localization. J Nervous and Mental Disease 1930; 71:249-259.

2. Nauta JH. Hypothalamic regulation of sleep in rats. An experimental study. J Neurophysiol 2005; 9:285-316.

Referencias

(1) Porkka-Heiskanen T. Adenosine and sleep and wakefulness. Ann Med 1999; 31:125-129.
(2) Salin-Pascual RJ, Gerashchenko D, Blanco-Centurion C, Shiromani PJ. Hypothalamic regulation of sleep. Neuropsychopharmacology 2001; 25(5 Suppl.):S21-S27.
(3)
(5) Linden JM. Purinergic Systems. In: Siegel GL, Agranoff BW, Albers RW, Fisher SK, Uhler MD, editors. BasicNeurochemistry: molecular, cellular an medical aspects. Philadephia: Lippincott - Raven, 1999: 347-362.
(6) Feldberg W, Sherwood SL. Behaviour of cats after intraventricular injections os eserine and DFO. J Physiol., 1954; 125: 488-500.
(7) Haulica I, Ababei L, Branisteanu D, Topoliceanu F. Letter: Preliminary data on the possible hypnogenic role of adenosine. J Neurochem. 1973, 4:1019-1020.

(8) Radulovacki M, Virus RM, Djuricic-Nedelson M, Green RD.
Adenosine analogs and sleep in rats. J Pharmacol Exp Ther. 1984, 228:268-74.

(9) Virus RM, Djuricic-Nedelson M, Radulovacki M, Green RD. The effects of adenosine and 2'-deoxycoformycin on sleep and wakefulness in rats. Neuropharmacology. 1983;22 :1401-1404.

(10) Fredholm BB, Lindstrom K. Autoradiographic comparison of the potency of several structurally unrelated adenosine receptor antagonists at adenosine

A1 and A(2A) receptors.Eur J Pharmacol. 1999;380:197-202.

(11) Porkka-Heiskanen T, Strecker RE, Thakkar M, McCarley RW. Brain extracellular adenosine level during sleep waking and prolonged wakefulness. Soc Neurosci Abst 1997; 23:312.

(12) Porkka-Heiskanen T, Strecker RE, Björkum AA, Thakkar M, Greene RW, McCarley RW. Adenosine a mediator of the sleep-inducing effets of prolonged wakefulness. Science 1997; 276:1265-1268.

(13) Maquet P, Dive D, Salmon E et al. Cerebral glucose utilization during stage 2 sleep in man. Brain Res 1992; 571:149-153.

(14) Mitchell JB, Lupica CR, Dunwiddie TV. Activity-dependent release of endogenous adenosine modulates synaptic responses in the rat hippocampus. J Neurosci 1993; 13:3439-3447.

(15) Chagoya de Sánchez V, Hernandez-Muñoz R, Suarez J et al. Temporal variations of adenosine metabolism in human blood. Chronobiol Int 1996;13:163-177.

(16) Bliwise DL. Sleep in normal aging and dementia. Sleep 2005; 16:40-81.

(17) Shiromani PJ, Lu J, Wagner D et al. Compensatory sleep response to 12 h wakefulness in young and old rats. Am J Physiol (Regulat Integ Comp Physiol) 2000; 278:R125-R133.

(18) Bowersox SS, Baker T, Dement WC. Sleep-wakefulness patterns in the aged cat. Electroencephalogr Clin Neurophysiol 1984; 58:240-252.

(19) Pegram V, Bert J, Naquet R. The ontogeny of EEG sleep patterns in the baboon. Psychophysiology 1969; 6:228.

(20) Czeisler CA, Duffy JF, Shanahan TL et al. Stability , precision ad near-24-hour period human circadian pacemacker. Science 1999; 284:2177-2181.

(21) Schwierin B, Borbely AA, Tobler I. Effects of N6-cyclopentyladenosine and caffeine on sleep

regulation in the rat. Eur J of Pharmacol 1996; 300:163-171.

(22) Landolt HP, Retey JV, Tonz K et al. Caffeine attenuates waking and sleep electroencephalographic markers of sleep homeostasis in humans. Neuropsychopharmacology 2004; 29(10):1933-1939.

(23) Kamimori GH, Penetar DM, Headley DB, Thorne DR, Otterstetter R, Belensky G. Effect of three caffeine doses on plasma catecholamines and alertness during prolonged wakefulness. Eur J Clin Pharmacol 2000; 56:537-544.

(24) Bardwell WA, Ziegler WA, Ancoli-Israel S et al. Does ca.eine confound relationships among adrenergic tone, blood pressure and sleep apnoea? J Sleep Res 2000; 9:269-272.

(25) Lagarde D, Batejat D, Sicard B et al. Slow-release caffeine: a new response to the effects of a limited sleep deprivation. Sleep 2000; 23:651-661.

(26) Wurts SW, Edgar DM. Caffeine During Sleep Deprivation: Sleep Tendency and Dynamics of Recovery Sleep in Rats. Pharmacol Biochem Behav 2000; 65:155-162.

(27) Hindmarch I, Rigney U, Stanley N, Quinlan P, Rycroft J, Lane J. A naturalistic investigation of the effects of day-long consumption of tea, coffee and water on alertness, sleep onset and sleep quality. Psychopharmacology 2005; 149(203):216.

(28) Sinton CM, Petitjean F. The influence of chronic caffeine administration on sleep parameters in the cat. Pharmacol Biochem Behav 1989; 32:459-462.

(29) Wyatt JK, Cajochen C, Ritz-De Cecco A, Czeisler CA, Dijk DJ. Low-dose repeated caffeine administration for circadian-phase-dependent performance degradation during extended wakefulness. Sleep 2004; 27:374-381.

(30) Salin-Pascual RJ, Wagner D, Upadhyaya U, Shiromani PJ. Caffeine decreases sleep in middle - aged and old rats but not young rats. Sleep 2000; 23:A53.

(31)   Murillo-Rodriguez E, Blanco-Centurion C, Gerashchenko D, Salin-Pascual RJ, Shiromani PJ. The diurnal rhythm of adenosine levels in the basal forebrain of young and old rats. Neuroscience 2004; 123:361-370.

(32)   Salin-Pascual   RJ,   Upadhyay   U, Shiromani PJ. Effects of hypocaloric diet on sleep in young and old rats. Neurobiol Aging 2002; 23:771-776.

(33)   Thorphy MJ. International Classification of Sleep Disorders: Diagnostic and Coding Manual. Rochester,   Minnesota.   USA: American   Sleep Disorders Association, 1990.

(34)   Billiard M, Bentley A. Is insomnia best categorized as a symptom or a disease? Sleep Medicine 2004; 5:S35-S40.

(35) Salin-Pascual RJ, Valencia-Flores M, Campos RM, Castaño A, Shiromani PJ. Caffeine challenge in insomnia patients after total sleep deprivation. Sleep Medicine 2005.

(36)   Retey JV, Adam M, Honegger E, Khatami R, Luhmann UF, Jung HH, Berger W, Landolt HP.   A functional genetic variation of adenosine deaminase affects the duration and intensity of deep sleep in humans. Proc Natl Acad Sci U S A. 2005;102:15676-15681.

(37) Gelopin T, Luppi P-H, Cauli B, Urde Y, Rossier J, Hayaishi O, Lambolez B, Fort P,. The endogenous somnogen adenosine excites a subset of sleep-promoting   neurons   via   A2A   receptors   in   the ventrolateral preoptic nucleus. Neuroscience: 2005; 1377-1390.

(38) Methippara MM, Kumar S, Alam NA, Szymusiak R, McGinty D,. Effects on sleep of microdialysis of adenosine A1 and A2a receptor analogs into the lateral preoptic area of rats. Am J Physiol Regul Integr Comp Physiol 2005; 289: R1715-R1723.

(39) Hong Z-Y, Huang Z-L, Qu W-M, Eguchi N, Urade Y, Hayaishi O. An adenosine A2A receptor agonist induces sleep by increasing GABA release in the

tuberomammillary nucleus to inhibit histaminergic systems in rats. J Neurochem, 2005, 92: 1542–1549.

(40) Thakkar MM, Winston S, McCarley RW. Orexin neurons of the hypothalamus express adenosine A1 receptors. Brain Research 2002; 944: 190–194

(41) De Lecea, L., Kilduf, T.S., Peyron, C., et al. The hypocretins: Hypothalamus-specific peptides with neurosecretory activity. Proc Natl Acad Sci 1998; 95: 322-327.

(42) Lin L, Faraco J, Li R, et al., The sleep disorder canine narcolepsy is caused by a mutation in the hypocretin (orexin) receptor 2 gene. Cell 1999; 98:365-376.

(43) Sakurai, T., Amemiya, S., Ishii, M. et al. Orexins and orexin receptors: a family of hypothalamic neuropeptides and G protein-coupled receptors that regulate feeding behavior, Cell 1998; 92: 573-585.

(44) Chemelli R, Willie JT, Sinton CM, et al. Narcolepsy in orexin knockout mice: molecular genetics of sleep regulation. Cell 1999; 98:437-451.

(45) Van den Pol, A., Gao, X-B., Obrietan, K., et al., Presynaptic and postsynaptic actions and modulation of neuroendocrine neurons by a new hypothalamic peptide, hypocretin/orexin. J Neurosci 1998;18:7962-7971.

(46) Triverdi, P., Yu, H., MacNeil,D.J., et al., Distribution of orexin receptor mRNA in the rat brain FEBS Lett 1998; 438:71-75.

(47) Peyron C, Tighe DK, van den Pol AN, et al., Neurons containing hypocretin (orexin) project to

multiple neuronal systems.J Neurosci. 1998;18:9996-10015.

(48) Risold. P.Y., Griffond, B., Kilduff.T.S., et al., Preprohypocretin (orexin) and prolactine-like immunoreactivity are coexpressed by neurons of the rat lateral hypothalamic area. Neurosci Lett 1999; 259:153-156.

(49) Billiard M. Narcolepsy. Clinical features and aetiology. Ann Clin Res. 1985;17:220-226.

(50) Nishino S, Mignot E. Pharmacological aspects of human and canine narcolepsy. Prog Neurobiol 1997; 52:27-78.

(51) Kodama T, Takahashi Y, Honda Y. Enhancement of acetylcholine release during paradoxical sleep in dorsal tegmental field of the cat brain stem. Neurosci Lett., 1990; 114:277-282.

(52) Mignot E, Lammers GJ, Ripley B, et al. The role of cerebrospinal fluid hypocretin measurement in the diagnosis of narcolepsy and other hypersomnias. Arch Neurol. 2002;59:1553-62.

(53) Foutz AS, Mitler MM, Cavalli-Sforza LL, Dement WC. Genetic factors in canine narcolepsy. Sleep 1979; 7:413-421.

(54) Beyer L, Eggermann E, Saint-Mleux B, et al., Selective Action of Orexin (Hypocretin) on Nonspecific Thalamocortical Projection Neurons J Neurosci. 2002; 22: 7835- 7839.

(55) Bernard R, Lydic R, Baghdoyan H.A. Hypocretin (Orexin) Receptor Subtypes Differentially Enhance Acetylcholine Release and Activate G Protein Subtypes in Rat Pontine Reticular Formation. JPET (In press), 2006.

(56) Eggermann E, Bayer L, Serafin M, et al., The Wake-Promoting Hypocretin-Orexin Neurons Are in an Intrinsic State of Membrane Depolarization. J. Neurosci, 2003, 23:1557

(57) Hungs M, Mignot E. Hypocretin/orexin, sleep and narcolepsy. Bioessays2001; 23:397-408.

(58) Kilduff TS, Peyron C. The hypocretin/orexin ligand–receptor system: implications for sleep and sleep disorders. Trend Neurosci 2000; 35: 359-365.

(59) Kiyashchenko L, Mileykovskiy BY, Maidment N, et al.,. Release of Hypocretin (Orexin) during Waking and Sleep States. J Neurosci, 2002; 22: 5282-5286.

(60) Abrahamson EE, Leak RK, Moore RY. The supraquiasatic nucleus proyects to posterior hypothalamus arousal systems. Neuro Rep 2001; 12: 435-440.

(61) Yoshida Y, Fujiki N, Nakajima T, et al., Fluctuation of extracellular hypocretin-1 (orexin A) levels in the rat in relation to the light—dark cycle and sleep—wake activities. Eur J of Neurosci 2001;14: 1075- 1081.

(62) Dijk DJ, Czeisler CA. Paradoxical timing of the circadian rhythm of sleep propensity served to consolidate sleep and wakefulness in humand. Neurosci Lett., 1994: 166: 63-68.

(63) Zhang S, Zeitzer JM, Yoshida Y, et al., Lesions of the suprachiasmatic nucleus eliminate the daily rhythm of hypocretin-1 release. Sleep 2004; 15: 619- 627.

(64) Ida T, Nakahara K, Katayama T, Murakami N, Nakazato M. Effect of lateral cerebroventricular injection of the appetite-stimulating neuropeptide, orexin and neuropeptide Y, on the various behavioral activities in the rats. Brain Res., 1999; 821: 526-529.

(65) Mignot E, Lammers GJ, Ripley B, et al., The role of cerebrospinal fluid hypocretin measurement in the diagnosis of narcolepsy and other hypersomnias. Arch Neurol. 2002; 59:1553-1562.

(66) John J, Wu MF, Kodama T, Siegel JM. Intravenously administered hypocretin-1 alters brain amino acid release: an in vivo microdialysis study in rats. J Physiol 2003, 548: 557-562.

(67) Beuckmann CT, Sinton CM, Williams SC, et al., Expression of a poly-glutamine-ataxin-3 transgene in orexin neurons induces narcolepsy-cataplexy in the rat.J Neurosci 2004; 24: 4469-4477.

(68) Gerashchenko D, Kohls MD, Greco M, et al., Hypocretin-2-saporin lesions of the lateral hypothalamus produce narcoleptic-like sleep behavior in the rat. J Neurosci. 2001; 2: 7273-7283.

(69) Gerashchenko D, Salin-Pascual R, Shiromani PJ. Effects of hypocretin-saporin injections into the medial septum on sleep and hippocampal theta.Brain Res. 2001; 913:106-115.

(70) Blanco-Centurion C, Gerashchenko D, Salin-Pascual RJ, Shiromani PJ.
 Effects of hypocretin2-saporin and antidopamine-beta-hydroxylase-saporin neurotoxic lesions of the dorsolateral pons on sleep and muscle tone.Eur J Neurosci. 2004; 19:2741-2752.

(71) Peyron C, Faraco J, Rogers W, et al., A mutation in a case of early onset narcolepsy and a generalized absence of hypocretin peptides in human narcolpetic brains. Nat Med 2000; 6: 991-997.

(72). Thannickal TC, Siegel JM, Nienhuis R, Moore RY. Pattern of hypocretin (orexin) soma and axon loss, and gliosis, in human narcolepsy. Brain Pathol. 2003; 13: 340-351.

(73). Aldrich MS, Chervin RD, Malow BA. Value of the múltiple sleep latency test (MSLT) for the diafnosis of narcolepsy. Sleep 1997; 20: 620-629.

(74). Moscovitch A, Pantienen M, Guilleminault C. The positive diagnosis of narcolepsy and narcolepsy's borderland. Neurology 1993; 43:55-60.

ACTUALIZACIÓN EN EL MANEJO FARMACOLÓGICO DEL INSOMNIO CRÓNICO MÉDICO DE ATENCIÓN PRIMARIA

MEDICO DE ATENCIÓN PRIMARIA

1. El insomnio puede ser un síntoma secundario a enfermedades psiquiatricas o de cualquier otra especialidad médica: (a) Hipertirideos; (b) Enfermedad Obstructiva Pulmonar; (c) Dolor articula o enfemedades inflamatorias diversas; (d) Hipertrofia de prostata; € síndrome de reflujo; (f) Movimiento periódico de las extremidades (MPL) en insuficencia renal crónica. Y otras enfermedades.

2. El insomnio primario es una enfermedad en si, hay antecedentes familiares, y es de comienzo temprano. Se acompaña a menudo de ansiedad generalizada y en estudios neurobiológicos se ha propuesto una hipótesis del "hiperalerta". Se han encontrado niveles altos de colesterol, son personas muy sensibles a estimulantes del tipo cafeína y un subgrupo familiar presenta una actividad de la enzima adenosina deminasa elevada. La adenosina como neurotransmisor favorece el sueño, al haber bajos niveles de

adenosina las necesidades de sueño de estas personas disminuyen.

3. Dentro de las alteraciones circadianas hay el síndrome de fase retardada de sueño. Estas personas no pueden iniciar su sueño en los horarios convencionales de la mayoría de las personas. Su inicio de sueño es entre 02:00 a 03:00 am y sino tuvieran que trabajar en horarios matutinos podrían dormir ocho horas de corrido. Sin embargo, a pesar de que duermen poco (tres a cuatro horas), al día siguiente no pueden dormirse antes. La queja de estas personas es de insomnio inicial, sin embargo cuando se les pregunta por sus episodios de sueño en vacaciones, duermen en el horario que para ellos es normal: de 02:00 – 03:00 hr a 11:00 o 12:00 sin repercusiones diurnas.

4. Manifestaciones diurnas del insomnio. Explorar estas, os dan una idea de la severidad del problema nocturno. Fatiga, problemas de concentración, memoria e iritabilidad son los mas frecuentes.

5. Tratar de que el paciente lleve un diario de sueño, el cual es una crónica de como duermen cada día.

6. El insomnio aguda o de corta duración, en el rango de días, es el único en que se puede dar una benzodiacepina de vida media corta (triazolam) o zolpidem por razon necesaria. El mínimo tiempo, la menor dosis efectiva, avisando de la descontinuación gradual.

7. El resto de insomnios el tratamiento se hace sintomático y con la consulta del especialista correspondiente.

8. Antes de prescribir una benzodiacepina o zolpidem, investigar los antecedentes de episodios de apnea o hipoapnea (interrupción de la respiración por mas de 10 segundos en el primer caso y de 5 segundos en el segundo caso),

9. Alteraciones psquiatricas con isomnio como parte del cuadro clínico, primer ansiedad generalizada o ataques de pánico, seguido por depresión mayor y uso de sustancias.
10. Los medicamentos deben de estar acompañados por medidas de higiene de sueño y de terapia de control de estímulos, en donde la cama debe de ser usada sólo para dormir.

La incapacidad para iniciar o mantenerse dentro del sueño o la percepción de que el sueño es insuficiente, o que este no es restaurador, es el concepto que se tiene en la actualidad del insomnio. Un concepto clínico que puede ser un síntoma de una serie de alteraciones médicas, pero que en la actualidad sabemos también puede ser una alteración primaria (1).

El tratamiento convencional, hasta hace dos décadas era la administración de benzodiacepinas, del tipo del triazolam, alprazolam, o loracepam (2). Posteriormente, ante las evidencias que aportaban el hecho de que algunos pacientes podían desarrollar dependencia a estas sustancias, se disminuyó el empleo de las mismas (3). Sin embargo, para algunas personas con insomnio crónico, el uso de hipnóticos por tiempo prologado, es un hecho que se ha documentado repetidamente, sin que se genere tolerancia o adicción (3).

La indicación de uso de las benzodiacepinas, esta bien documentado para el insomnio situacional o transitorio (duración menor a dos semanas), como por ejemplo, el cambio de horarios por viajes (Síndrome de "Jet-Lag"), o periodos de hospitalización aguda (Vg., prequirúrgicos). En estos casos se debe de tener en cuanta que la indicación de prescripción del hipnótico deberá de ser siguiendo esta regla: "La

menor dosis terapéutica, por el tiempo mas corto"
(4;5).

INSOMNIO PRIMARIO.

Hay una condición de insomnio primaria, que también era conocida como insomnio idiopático. En donde no hay antecedentes previos de alteraciones médicas, psiquiátricas o neurológicas que lo expliquen. Además, cuando hay una condición primaria a la cual atribuir el insomnio, este favorece de manera significativa a incrementar la sintomatología y severidad clínica de la enfermedad de origen. El insomnio crónico es en si, un riesgo mayor para el desarrollo de depresión mayor, ya que suele preceder en años a la aparición de esta alteración del estado de ánimo (6).

La característica fundamental de este tipo de insomnio primario es el de un estado de despertar exagerado, o de hiperdespertar, con una serie de manifestaciones neurovegetativas que apoyan esta condición: aumento en la respuesta galvánica de la piel, de la frecuencia cardiaca, incremento en la secreción del cortisol y otras hormonas del eje hipotálamo – hipófisis – suprarrenales, las cuales intervienen en el estrés (7).

El insomnio como síntoma suele presentarse asociado a una serie de alteraciones psiquiátricas, neurológicas y de medicina interna, por lo que es muy importante hacer el diagnóstico preciso antes de instrumentar un tratamiento. La clasificación del insomnio por su forma de presentación en cuanto al tiempo de la noche (horario), nos da otro recurso para evaluar el tipo de tratamiento a prescribir. Así, los insomnios situacionales, transitorios o de corta duración, son en los cuales está indicado de manera definitiva el uso de benzodiacepinas, mientras que en los que tienen más de un mes de duración, hay que hacer un manejo más integral y con aproximaciones múltiples. El insomnio es con más frecuencia un síntoma, pero en ocasiones, como ocurre con la depresión mayor, el tratamiento de fondo con antidepresivos, exacerba las manifestaciones del insomnio antes que mejorarla, y este el caso es en donde se requiere de otro tipo de aproximación terapéutica. En la tabla 1, se encuentran las categorías diagnósticas en donde el insomnio es el problema cardinal, según la International Classification of Sleep Diroders en su 2ª Edición (2005) (8).

MECANISMOS DE VIGILIA.

Mantenernos despiertos depende de una serie de mecanismos neurobiológicos. Fisiológicamente se podría hablar de una reacción de despertar, del mantenerse despierto y de la vigilia atenta. En la tabla 2, se muestran los sistemas de neurotransmisores que intervienen en el despertar, su localización y su papel en las funciones de la vigilia. La calidad de la vigilia, tiene un efecto sobre la calidad del sueño de manera directa. A mayor número de horas despierto, mejor eficiencia y tiempo de sueño, esto se explica dentro del modelo conocido como la hipótesis de "Los dos procesos". El proceso "S", de sueño, propone que a mayor cantidad de vigilia, mejor calidad de sueño y que hay otro evento, el proceso "C" de circadiano, que tiene que ver con la hora del ciclo de 24 horas, en donde el sueño se concilia con mayor facilidad (9) (ver figura 1).

Algunos de estos sistemas de neurotransmisión intervienen en mecanismos fisiológicos más generales, como la respuesta al estrés agudo, como es el caso de la norepinefrina, con una serie de conexiones con la amígdala temporal (10). Otros intervienen en mecanismos cognitivos complejos como la atención, es decir la focalización de un área determinada de la corteza cerebral, como es el caso de la dopamina (10).

Algunas de las sustancias hipnóticas ejercen su acción mediante la inactivación o potenciación del efecto inhibitorio de ciertas vías neurales. Este es el caso de las benzodiacepinas, y otra serie de moléculas conocidas como no-benzodiacepínicas, pero que en términos generales están modulando el receptor GABA-A, también conocido como el receptor GABA- benzodiacepina - ionóforo a cloro, el cual presenta modificaciones de tipo alostéricas, al ser ocupados los sitios de unión a bezodiacepinas, etanol, neuroesteroides y picrotoxina (ver la figura 2) (11)

MECANISMOS DE SUEÑO SIN MOVIMIENTOS OCULARES RÁPIDOS.

El sueño es un estado reversible y heterogéneo en cuanto a las fases o estadios que lo componen. En el ser humano son cinco estadios, que se agrupan en: sueño con movimientos oculares rápidos (sueño MOR) y sueño sin movimientos oculares rápidos (sueño No-MOR). Este último tiene una regulación que depende de los niveles de actividad en el periodo de vigilia, estadio que llevan a la baja del glucógeno cerebral y a la acumulación de adenosina. Esta sustancia, parece ser uno de los neurotransmisores involucrados en el inicio del sueño No-MOR, al activar neuronas localizadas en la porción anterior del hipotálamo, en el núcleo ventral anterior preóptico (VLPO), el cual se conecta con las estructuras encargadas de la vigilia, mediante vías que funcionan con GABA, las cuales, literalmente apagan, mediante un mecanismos inhibitorio (12). En la figura 3, se muestra esquemáticamente como sería este proceso, en donde el hipotálamo anterior tiene un papel relevante (13).

ACCIÓN FARMACOLÓGICA DE LAS BENZODIACEPINA

Los principales efectos farmacológicos de estas moléculas en el sueño son: reducir la latencia a sueño (tiempo para iniciar a dormir desde que se acuesta la persona); disminuir los despertares, aumentar el tiempo de sueño y mejorar la percepción de calidad de sueño (14), en este meta-análisis, las benzodiacepinas y zolpidem un compuesto del grupo no benzodiacepínico, fueron utilizados por dos semanas.

El perfil farmacológico de las benzodiacepinas en general es que son miorrelajantes, anticonvulsivantes, ansiolíticas e hipnóticas (14), sin embargo algunas diferencias se dan en estas moléculas, cuyas capacidades o potencias para desempeñar cada uno de estas efectos es diferente. Las nuevas moléculas hipnóticas, tienen una mayor selectividad por el efecto hipnótico en el espectro de las acciones antes mencionadas para las benzodiacepinas, y no tienen la estructura típica de estas moléculas, por lo que agrupan dentro de la categoría de no-benzodiacepinas. Zolpidem, zopiclone, zaleplom y eszopiclone, pertenecen a este grupo (15).

En la tabla 2, se muestran algunos de los compuestos que con más frecuencia se utilizan en el manejo del insomnio. Un aspecto importante en la posología, es el tiempo con el cual, con más frecuencia se presenta el insomnio. Este puede ser inicial, si se tarda el paciente más de 30 minutos en iniciar su sueño (latencia de sueño > a 30 minutos); intermedio (mas de dos despertares en la noche con incapacidad para volverse a dormir en un tiempo de aproximadamente 20 minutos) e insomnio termina (despertarse por lo menos una hora antes de su hora acostumbrada, o la hora previa a la que solía hacerlo). También se puede considerar insomnio el caso de personas que perciben que su sueño es poco restaurador o superficial. El hipnótico se seleccionará en base a su vida media, tomando en cuanta, que aquellos de vida media corta o ultracorta son inductores de sueño, y los de vida intermedia, están indicados en el insomnio intermedio o tardío (15).

Un concepto interesante que se ha desarrollado con algunos medicamentos de vida media corta, no-benzodiacepínicos, es el de tomar el hipnótico sólo cuando sea necesario, o "por razón necesaria", siempre y cuando esta no exceda mas de cinco tomas por semana, y sin que se tenga mas de una toma en un solo día. El insomnio crónico no es una condición continua, es decir, los pacientes presentan noches con mejor calidad de sueño y otras muy malas. El tratar de que estos insomnes sólo tomen el hipnótico cuando no puedan dormir, es una estrategia que ha demostrado ser eficaz, evita la tolerancia farmacológica, e impide el escalar las dosis recomendadas, con menos posibilidad de dependencia a este tipo de medicamentos, todo esto se ha evaluado en una serie de estudios abiertos y controlados (16-20) .

OTROS MEDICAMENTOS EN EL MANEJO DEL INSOMNIO

En la década de los años noventa, del siglo previo, se detectó un cambio importante, a la baja en la tendencia a prescribir benzodiacepinas, motivado por la posibilidad de dependencia y adicción a este tipo de medicamentos (18;21). Esto motivó el empleo de antidepresivos con acción sedante. En la actualidad algunos de los más utilizados a ese respecto son la mirtacepina y la trazodona. La primera tiene un efecto antagonista sobre los receptores a hitamina (H-1) y sobre los receptores a serotonina (5-HT$_{2A}$), responsable de la sedación, y del aumento del sueño delta respectivamente. Este efecto funciona mejor a dosis menores a los 15 mg/día, administrados por la noche. Si se aumenta la dosis de mirtazapina, entonces los efectos de liberación de serotonina y norepinefrina, producirán un resultado opuesto a la sedación (22). La trazodona es utilizada para efectos de sustitución de benzodiacepinas, sin embargo hay pocos estudios a largo plazo y se han encontrado datos de tolerancia a la larga (23). Este tipo de medicamentos deberán de ser utilizados en caso de pacientes con depresión mayor, que estén recibiendo ya antidepresivos de otro tipo y en donde el insomnio persiste o se exacerba, ya que el empleo de benzodiacepinas, si bien puede ser útil, puede modificar la presentación clínica de la depresión.

El empleo de medicamentos de tipo antipsicóticos de los llamados atípicos (con menos efectos secundarios extrapiramidales), también se ha popularizado, sobre todo en pacientes con psicosis, trastorno obsesivo compulsivo, alteración afectiva del tipo bipolar, en donde además del efecto terapéutico sobre el insomnio, se tiene una acción sobre la enfermedad de fondo. La olanzapina, es una de estas sustancias antipiscóticas atípicas con este perfil. Tiene un efecto antagonista de los receptores a histamina (H-1), y serotonina (5-HT$_{2A}$ y 5-HT$_3$). En estudios con pacientes esquizofrénicos, se ha reportado un efecto benéfico sobre el sueño, con un aumento del sueño delta (24;25).

CONCLUSIONES.

El manejo farmacológico del insomnio descansa en un conocimiento de la fisiología del ciclo sueño-vigilia, del diagnóstico clínico del tipo de insomnio y de la farmacología de los diferentes medicamentos que se emplean hoy en día. El recurso farmacológico debe de estar acompañado de otros no farmacológicos, como son el seguir una serie de reglas de higiene de sueño, procedimientos de relajación, y psicoterapia cognitiva conductual. Con una modalidad conocida como "locus de control", en donde se buscará que el paciente vuelva a hacer de su cama el sitio en donde duerme. .

TIPOS DE INSOMNIO ICSD-2*	TABLA 1
Alteraciones de sueño por ajuste	
Insomnio psicofisiológico	
Insomnio paradójico	
Insomnio debido a problemas psiquiátricos	

Insomnio idiopático
Insomnio por higiene de sueño inadecuada
Insomnio por alteración conductual en la infancia
Insomnio debido al uso de sustancias
Insomnio debido problemas médicos
Insomnio orgánico no específico

* ICSD-2 = International Classification of Sleep Disorders, 2a Edition

MODELO DE LOS "DOS PROCESOS" FIGURA 1

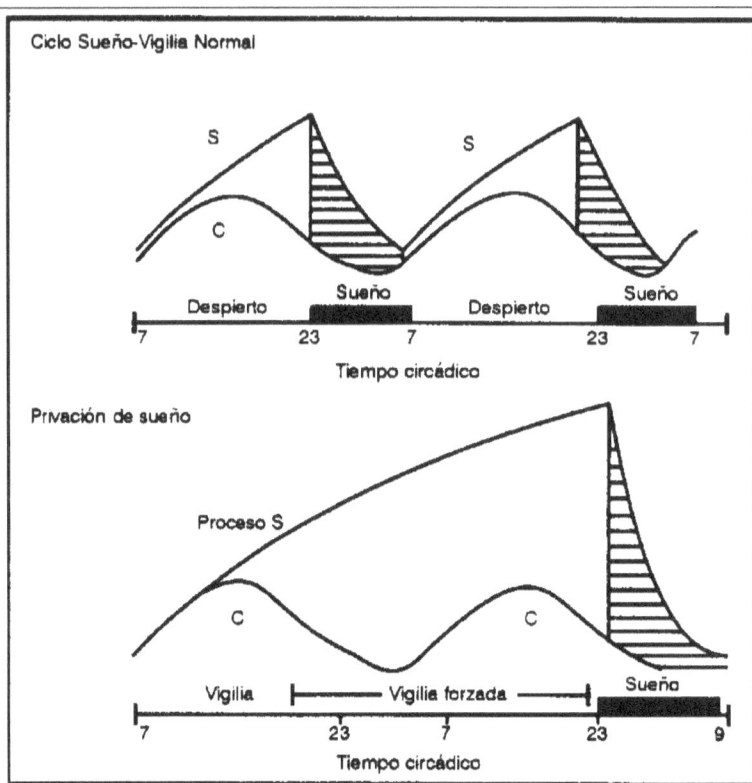

El proceso "S", sostiene que algo se acumula durante el estar despierto y se gasta al dormir, si hay privación de sueño, el proceso "S" aumenta en intensidad, pero no en cantidad. El proceso circadiano "C", está relacionado a las horas del día en donde hay mayor propensión o facilidad para iniciar el sueño (9).

MECANISMOS QUE INTERVIENEN EN LA VIGILIA TABLA 2			
Sitio	Neurotransmisor	Función	Farmacología
Núcleo Tubero Mamilar Hipotálamo posterior	Histamina	Mantenimiento tónico del despertar	Antihistamínico
Latero dorsal y Tegmental Pontino (LDT / PPT)	Acetilcolina	Reacción de despertar. Activación del inicio y mantenimiento del sueno MOR	Anticolinérgicos,como la atropina
Rafe Dorsal	Serotonina	Vigilia tónica	Fluoxetina
Área Ventro lateral (VLPO)	Dopamina	Vigilia atenta	Cocaína aumenta liberación de dopamina
Hipotálamo lateral	Hipocretina / Orexinas	Vigilia tónica, suprimen sueño MOR	Desconocido.

RECEPTOR GABA-A	FIGURA 2

Sitio de unión GABA

Sitio de unión para benzodiacepina

Sitio de unión para barbituratos (¿etanol?)

Sitio de unión para esteroides

Cl⁻

Sitio de unión para picrotoxina

El receptor GABA-A es un ejemplo de alosterismo positivo, ya que lo agonistas de sitios como el de benzodiacepina y barbituratos, aumentan el tiempo y la frecuencia con la que el canal a cloro está abierto, y con esto crean un estado de hiperpolarización membranal.

INHIBICIÓN DE ÁREAS PROMOTORAS DE VIGILIA POR VLPO   FIGURA 3

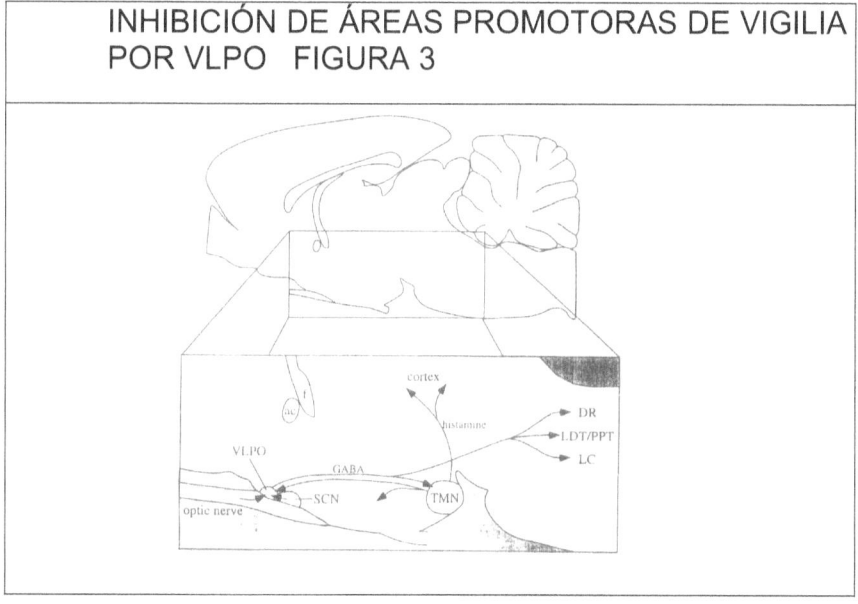

Una serie de conexiones de tipo GABA, conectan el VLPO del hipotálao anterior con los núcleos o regiones que están señaladas, las cuales se involucran en la vigilia: TMN: Núcleo tubero-mamilar (histamina); DR: Rafe Dorsal (Serotonina); LC: Locus Coeruleus (Norepinefrina) y LDT/PPT: Lateral dorsall tegmental y Pedúnculo pontino tegental (Colinérgicos) (13)

Tabla 3 Comparación de hipnóticos empleados para el insomnio

Droga	Vida media	Ventajas/ Indicaciones	Desventajas
Triazolam (Halción)	Corta (2- 6 hrs)	No sedación diurna	Insomnio de rebote
Zolpidem (Ambien, Stilnox, Nocte)	Corta (1.5 a 2.5 hrs)	No sedación diurna	No insomnio de rebote
Loracepam (Ativan)	Intermedia (6 a 8 hrs)	Insomnio intermedio y terminal	Somnolencia residual y adicción
Fluracepam (Dalmane)	Larga (48 a 120 hrs)	Retardo en insomnio de rebote	Sedación diurna, accidentes.
Clonacepam (Rivotril, Criadex)	Larga (30 – 40 hrs)	Retardo insomnio de rebote	Sedación diurna, accidentes.
Flunitracepam (Rohypnol)	Larga (10.5 – 20 hrs)	Retardo de insomnio de rebote	Adicción, sedación diurna, accidentes.
Eszopiclone (Estorra)	Intermedia (5 a 7 hrs)	No sedación diurna	

Zopiclona (Imovane)	Intermedio (5 a 6 hrs)	No sedación diurna	
Zaloplon (Sonata)	Corta (1 hrs)	No sedación diurna	
Tiagabina	Intermedia (7 a 9 hrs)	No sedación diurna	

Referencias

(1)   Billiard M, Bentley A. Is insomnia best categorized as a symptom or a disease? Sleep Medicine 2004; 5:S35-S40.

(2)   Drake CL, Roehrs T, Roth T. Insomnia causes consequences, and therapeutics: An overview. Depression and Anxiety 2003; 18:163-176.

(3)   Daly JW, Fedholm BB. An atypical drug of dependence. Drug Alcohol Depend 1998; 51:199-206.

(4)   National Institute of Health. Consensus Development Conference. Drugs and Insomnia: the use of medication to promote sleep. JAMA 251, 2410-2414. 1984.

(5)   National Institute of Health. Consensus Development Conference. The treatment of sleep disorders of older people. Sleep 14, 169-177. 1991.

(6)   Breslau N, Roth T, Rosenthal L, Andresky P. Sleep disturbance and psychiatric disorders: a longitudinal epidemiological study of young adults. Biol Psychiatry 1996; 39:411-418.

(7)   Moul D, Germain A, Cashmere DJ, Miewald JM, Buysse DJ. Sleep onset process abnormalities in primary insomnia. Sleep 2004; 27:274.

(8)   Edinger JD, Means MK. Overiew of Insomnia: Definitions, Epidemiology, Differential Diagnosis, and Assessment. In: Kryeger MH, Roth T, Dement WC, editors. Principles and Practice of Sleep Medicine. New York: Elsevier Saunder, 2005: 702-713.

(9)   Borbely AA. A two process model of sleep regulation. Hum Neurobiol 1982; 1:195-204.

(10)   Rajkowski J, Kubiak P, Aston-Jones G. Locus coeruleus activity in monkey: phasic and tonic changes are associated with altered vigilance. Brain Res Bull.1994; 607-616.

(11)   Salin-Pascual RJ. Bases bioquímicas y farmacológicas de la neuropsiquiatría. 1st ed. México: McGraw-Hill Interamericana, 1997.

(12)   Salin-Pascual RJ. Hypocretins and adenosine in the regulation of sleep. Revista de Neurologia 2004; 39:354-358.

(13)   Salin-Pascual RJ, Gerashchenko D, Blanco-Centurion C, Shiromani PJ. Hypothalamic regulation of sleep. Neuropsychopharmacology 2001; 25:S21-S27.

(14)   Hollbrook AM, Crowther R, Lotter A, Cheng C, King D. Meta-analysis of benzodiazepine use in the treatment of insomnia. CMAJ 2000; 162:225-233.

(15)   Salin-Pascual RJ. Tratamiento de las alteraciones del sueño. In: Salin-Pascual RJ, editor. Trastornos del Dormir. Mexico: McGraw-Hill Interamericana, 2000: 211-220.

(16)   Perlis ML, McCall W, Andrew K, Walsh JK. No evidence of tolerance with long-term non-nightly zolpidem administration in patients with primary insomnia. Sleep 2004; 27:254.

(17)   Perlis ML, McCall W, Krystal A, Walsh JK. Non-nightly administration of zolpidein for treatment of primary insomnia does not lead to dose escalation. Sleep 2004; 27:258-259.

(18)   Semler CN, Harvey AG. An investigation of monitoring for sleep-related threat in primary insomnia. Behaviour Research and Therapy 2004; 42:1403-1420.

(19)   Swainston Harrison T, Keating GM. Zolpidem: a review of its use in the management of insomnia. CNS Drugs. 2005;19: 65-89.

(20)   Walsh JK, Roth T, Randazzo A, Erman M, Jamieson A, Scharf M et al. Eight weeks of non-nightly use of zolpidem for primary insomnia. Sleep. 2000;23, 1087-1096.

(21)   O'Brien CP. Benzodiazepine use, abuse, and dependence. J Clin Psychiatry. 2005; 66: 28-33.

(22)   Winokur A, DeMartinis NA3, McNally DP, Gary EM, Cormier JL, Gary KA. Comparative effects of mirtazapine and fluoxetine on sleep physiology measures in patients with major depression and insomnia. J Clin Psychiatry 2005; 64:1224-1229.

(23)   Mendelson W. A review of the evidence for the efficacy and safety of trazodone in insomnia. J Clin Psychiatry 2005; 66:469-476.

(24)   Salin-Pascual RJ, Herrera-Estrella M, Galicia-Polo L, Laurrabaquio MR. Olanzapine acute administration in schizophrenic patients increases delta sleep and sleep efficiency. Biol Psychiatry 1999; 46:141-143.

(25)   Salin-Pascual RJ, Herrera-Estrella M, Galicia-Polo L, Rosas M, Brunner E. Low delta sleep predicted a good clinical response to olanzapine administration in schizophrenic patients. Rev Invest Clin 2004; 56:345-350.

Una serie de medidas de higiene de sueño deben de ser comentadas con el paciente, tratando de que este las incorpore a su vida diaria y que modifique las que está en franca infracción, ya que puede ser la razón de todos sus problemas de sueño.

A. INCREMENTAR EL IMPULSO A SUEÑO (ASPECTOS HOMEOSTATICOS).

1. Evitar en lo posible las siestas, excepto, si es imposible, estas serán de breve duración de 10 a 15 min., y después de más de 8 hr. de vigilia. Evitar que las siestas se tomen cerca de la hora de ir a dormir por la noche. No tomar siestas después de las 17 hr.

2. Restringir los episodios de sueño, al promedio de horas que habitualmente se consigue dormir durante la última semana. Tratar de dormir un número "ideal" de horas, sólo conlleva a la fragmentación del sueño. La permanencia excesiva en la cama, va en detrimento de la noche subsiguiente. Trate de no dormir fuera del horario previsto para esto, se debe de marcar un horario de sueño permitido, por ejemplo de 23:00 hrs a 08:00 hrs. SI se durmió hasta las 04:00 hrs. AM, no trate de compensar su falta de sueño, durmiendo hasta tarde en la mañana, por ejemplo hasta las 11:00 o 12:00 hrs., esto le lleva a un problema extra al insomnio, que es el desfasamiento de su ritmo circadiano de sueño (mover su horario).

3. Efectúe ejercicios con una duración de 20 a 40 minutos al día, de preferencia ejercicio que le permitan sudar. De preferencia no efectuar ejercicios 3 horas antes del tiempo que se tiene planeado para ir a la cama.

4. Tomar un baño caliente, por 30 minutos, en una tina, es útil si se busca que eleve la temperatura corporal por dos grados centígrados de la temperatura basal. También una bebida caliente (no cafeína), puede ayudar. La elevación moderada de la temperatura corporal ayuda a aumentar la cantidad de sueño lento (sueño profundo o reparador).

B. Factores circadianos.

1. Mantenga sus horarios de sueño a lo largo de los siete días de la semana. Es importante que seleccione, en base a sus días en que podía dormir, cuales son los horarios de sueño, tanto de inicio, como de finalización que le sean mas convenientes de acuerdo a sus actividades y al tiempo que duerme. Trate de no modificarlo, independientemente del tiempo de sueño que consiga dormir.
2. Si por alguna razón se desvela, no trate de dormir durante el día y reponer el tiempo faltante. No lo conseguirá y si tendrá una alteración en el ciclo sueño vigilia.

C. Uso de drogas.

1. No fume para tratar de inducirse sueño. La nicotina que contiene el tabaco es un estimulante del sistema nervioso, por lo que puede impedir, que Usted pueda dormir adecuadamente. No fume después de las 19:00 hrs.
2. No tome café (beba descafeinados), por lo menos durante cuatro semanas, y si no puede evitar tomarlo, restrinja el consumo de cafeína o bebidas como refrescos de cola hasta el tiempo de la comida.
3. La ingesta de alcohol a la larga fragmenta el sueño, trate de no tomarlo para inducir sueño. El alcohol es un gran fragmentador del sueño.

D. Habitación y escenario de sueño

1. Mantenga el reloj distante y no lo este observando cada instante.
2. Evite el ejercicio extenuante cerca de la hora de ir a la cama. Realice ejercicio por la mañana.

3. No coma o beba de manera exagerada 3 horas antes de ir a a la cama, ayuda el comer un ligero refrigerio antes de ir a la cama.

4. Si tiene problemas con de reflujo esofágico, procure no cenar demasiado, y con muchos líquidos, quizás necesite que eleven la cabecera de la cama, unos 3 a 5 centímetros (unos tabiques o maderos de 5 cm, pueden ayudar).

5. Mantenga su dormitorio lo más confortable posible, minimice el ruido (tapones en los oídos) y la luz (antifaces), regule las condiciones de temperatura.

6. Utilice rituales para ir a dormir, los cuales lo preparan para disminuir su nivel de activación, al mismo tiempo que disminuyen el nivel de estrés y de alerta.

7. Haga una lista de sus problemas y situaciones que le preocupen, pero fuera de su cama y de su recamara. Haga una pausa y permítase un tiempo para preocuparse intensamente, de preferencia fuera de su dormitorio y de su cama. Preocúpese todo lo necesario y luego "olvídese" de sus problemas del día antes de ingresar a la cama. No se lleve los problemas a la cama. TRATE DE QUE LA CAMA SE CONVIERTA EN EL SITIO EN DONDE SE DUERME Y EVITE QUE SEA EL SITIO EN DONDE NO SE DUERME.

8. Trata de utilizar estrategias para el manejo del estrés durante el día (Técnicas de relajación) .

9. Evite dormir en ambientes poco familiares, durante la temporada en que este tratando de implementar las medidas de higiene de sueño.

10. Utilice la cama sólo para dormir, no para preocuparse por no dormir, no leer, no ver TV, no comer, no discutir. etc.

11. En ocasiones puede utilizar medicamentos para dormir, pero solo de manera aislada. Hay que recordar que los medicamentos para dormir utilizados de manera rutinaria, pueden agravar su problema de insomnio, ya que es fácil hacer tolerancia y luego dependencia de ellos.

12. Revise con su médico todos lo medicamentos que toma, ya que algunos de ellos pueden contener medicamentos que agravan su problema. Evite medicamentos con estimulantes, como gotas nasales, reductores de peso, antiasmáticos, algunos antidepresivos, cerca de la hora

de inicio de su sueño. Las personas con insomnio desarrollan un tipo de sensibilidad aumentada a estas sustancias.

El sueño es una función normal y automática de nuestro cerebro. SI no dormimos, o si hay disminución en la calidad o cantidad de nuestro sueño, se puede deber a una serie de alteraciones que van desde enfermedades, utilización de sustancias, malos hábitos de sueño, problemas psiquiátricos. Esto nos indica que el insomnio es sólo un síntoma de alguna enfermedad o hábito desadaptado.

En nuestro cerebro se genera el sueño, como un resultado de mantenernos despiertos por un tiempo de 16 hrs. aproximadamente. Si durante el día nos estamos durmiendo, la calidad y cantidad de nuestro sueño en la noche será pobre y fragmentada. Por otro lado, si no dormimos bien de noche, podemos tener sueño excesivo en el día.

Los medicamentos para ayudarnos a dormir, son útiles, sólo cuando se utilizan de manera aislada, no de manera cotidiana, ya que pierden su efecto, hay que aumentar la dosis (tolerancia), esto genera una dependencia a estas sustancias, y finalmente una complicación del insomnio que no se ha manejado adecuadamente es el del desarrollo de la adicción a las medicinas que favorecen el sueño. Algunos de estos medicamento son: Halción, Rohypnol, Rivotril, Dormicum, Tafil. Lexotan, Ativan. Estas pertenecen al llamado grupo de las benzodiacepinas.

El tomar una benzodiacepina para dormir, es equivalente al tomar una aspirina para el dolor de cabeza, que puede resultar de muchas causas, por ejemplo hipertensión arterial. SI yo tengo elevada la presión arterial me duele la cabeza, si trato solo de curarme el dolor de cabeza con aspirinas no lo voy a lograr, por lo que será mejor bajar mi presión arterial. Eso es lo que sucede con las benzodiacepinas y el insomnio. Estas son útiles, para romper con el síntoma insomnio, pero seguramente habrá más cosas subyacentes al insomnio que deberemos de buscar y en lo posible tratar de raíz.

EL SUEÑO EXCESIVO DIURNO. ETIOLOGÍAS, DIAGNÓSTICO Y TRATAMIENTOS.

No poder dormir es desesperante. Pero su cara opuesta, la somnolencia excesiva es incapacitan ante. Resulta, en gran medida, como estar intoxicado con alcohol etílico y pastillas para dormir. Pero además, como toda función automática, se puede presentar cuando menos se le espera. Lo anterior es una causa importante de mortalidad en personas que se quedan dormidas cuando manejan. Las huellas de llantas en el asfalto dan testimonio fiel de que antes de impactarse contra el tráiler el que manejaba e auto dormía unos segundos.

Las aportaciones de las neurociencias, psicofarmacología y medicina de los trastornos del dormir han sido determinantes, para poder tener una idea de lo que sucede en el cerebro de esas personas afectadas por el sueño excesivo.

Algunos medicamentos, como el Modiodal, se han empleado con buenos resultados, lo mismo que otros estimulantes y estrategias no farmacológicas como son el uso de aparatos de presión positiva, corrección de hernia hiato o regurgitaciones. Corrección de las vías aéreas superiores y alteraciones del paladar.

En los países ibéricos hay una gran tolerancia para la somnolencia. Las calles solitarias se llenan a ciertas horas de durmientes, lo mismo que los parques y los vehículos de trasportes colectivos. Pero también hay quien se duerme en el cine, en clase, e incluso haciendo el amor. ¡Y no pasa nada! Personas adultas mayores que son diagnosticados después de 30 o 40 años de enfermedad., por ejemplo narcolepsia. Comentan que de haberlo sabido no se les calificaría de flojos, apáticos, desvelados etc.

HIPERSOMNIA DE ORIGEN CENTRAL

No debida a trastornos de los ritmos circadianos, trastornos relacionados a la respiración, u otra causa que pueda alterar el sueño nocturno.

En esta sección se describen alteraciones que producen somnolencia diurna, que no se atribuye a fragmentación nocturna o modificaciones en los ritmos circadianos de sueño-vigilia. La somnolencia durante el día se define como la incapacidad para permanecer despierto y alerta durante la etapa de vigilia. La somnolencia se presenta con más frecuencia cuando hay poca actividad, y aún cuando la persona pueda dormir una siesta, esta no resulta restauradora. La somnolencia puede ser tan severa, que ocasiona que el paciente desarrolle la mayor parte de sus actividades de manera automática (Vg.,periodos de automatismo, similares a los observados en la epilepsia). Hay una serie de procedimientos de laboratorio de sueño para evaluar la hipersomnia diurna, el que es válido para esta clasificación es la prueba de las latencias múltiples a sueño (PLMS), la cual se aplica durante el día, permitiendo que el paciente tome cuatro siestas, cada 90 minutos y con una duración de 20 minutos. Antes de las PLMS, es necesario que el paciente tenga una noche de por lo menos 6 horas de registro polisomnográfico nocturno.

NARCOLEPSIA CON CATAPLEXIA

Nombres alternativos: Síndrome de Gelineau, narcolepsia-cataplexia, narcolepsia con deficiencia de hipocretina.

Aspectos esenciales:

Hay un estado de somnolencia excesiva, de aparición súbita (ataque), y atonía muscular (cataplexia), como datos cardinales o fundamentales. Muchas de las manifestaciones de esta enfermedad, se explican por el inicio del sueño de movimientos oculares rápidos (MOR), casi al mismo tiempo que se presenta el ataque de sueño.

En caso de que la persona luche contra la presencia de sueño, se observa una conducta de tipo automática y la llamada "borrachera de sueño". La cataplexia, es una característica única de la narcolepsia, y consiste en una baja de tono muscular súbito, la cual puede estar restringida o a ciertas zonas musculares. La cataplexia se activa por la presencia de emociones, de las llamadas positivas: risa, orgullo, sorpresa. La duración del episodio va de segundos a minutos, y no hay pérdida del estado de conciencia. En ocasiones, ante una serie de estímulos emocionales repetidos, o por retirar de forma brusca los medicamentos que se utilizan para el control de estos síntomas, se puede presentar un estado llamado "Status Cataplecticus".

Síntomas asociados:

La parálisis de sueño, alucinaciones y disrupción del sueño nocturno son otras de las manifestaciones que pueden presentarse en la narcolepsia con cataplexia. La primera es la incapacidad para moverse al despertar, puede estar acompañada de alucinaciones. La frecuencia de alucinaciones (hipnapómpicas e hipnagógicas), así como de parálisis de sueño es del 40 al 80 %, de las personas con narcolepsia con cataplexia. Otras de las alteraciones que se reportan con este tipo de pacientes son los lapsos de memoria, que pueden ocupar el tiempo de los automatismos o hipersomnia. También es posible que se presenten alteraciones conductuales del sueño MOR.

El curso natural de esta enfermedad, es el de iniciar en la adolescencia, entres 15 y 25 años, con somnolencia excesiva, para de manera más tardía aparecer la cataplexia, y otras manifestaciones ya descritas. El paciente sin tratamiento, y en formas severas, puede desarrollar aislamiento, marginación obesidad, depresión mayor y diabetes tipo II.

Los procedimientos de diagnóstico, además de la clínica, son la polisomnografía, en donde se documenta, una latencia de inicio de sueño de menos de 10 minutos y un inicio de sueño en sueño MOR (latencia a sueño MOR menos de 10 minutos). En la prueba de latencias a sueño (PLMS), debe de haber por lo menos dos inicios de episodio de sueño en fase de sueño MOR. El antígeno de histocompatibilidad HLA DQB1*0602 y los DR2 y DRB1, son positivos. La medición de hipocretinas en el LCR , es útil y correlaciona adecuadamente, tener valores, por debajo de 110 pg/ml, se correlaciona muy bien con la presencia de este problema. Sin embargo la ausencia de baja de hipocretinas, no excluye el diagnóstico de narcolepsia.

NARCOLEPSIA SIN CATAPLEXIA

Este tipo de alteración es también conocida como hipersomnia asociada al sueño MOR, o hipersomnia esencial. Está caracterizada por siestas de breve duración y que son refrescantes. Otro tipo de manifestaciones que se observan en la forma de narcolepsia con cataplexia también pueden estar presentes, como son: Parálisis de sueño, alucinaciones hipnagógicas, conducta automática. En las pruebas de latencias múltiples a sueño, se deben de observar, por lo menos dos ingresos de sueño menos o iguales de 8 minutos o dos inicios de sueño en sueño MOR. (Sleep Onset REM Period = SOREMPs). Es posible que el paciente reporte episodios de cataplexia ocasionales, pero estos deben ser aislados. Estas personas tienen alteraciones con su sueño nocturno, incluso con episodios de insomnio. En cuanto a frecuencia, del total de enfermos con narcolepsia, aquellos con narcolepsia sin cataplexia van del 10 al 50 %. Algunas personas pueden tener los antígenos de histocompatibilidad DR2 y DQB1*0602 positivos, lo mismo que la baja en los niveles de hipocretinas, pero esto es menos frecuente, que en la forma con cataplexia.

NARCOLEPSIA ASOCIADA A ALGUNA CONDICIÓN FISIOLÓGICA CONOCIDA.

Este trastorno también es conocido como narcolepsia secundaria o narcolepsia sintomática. Los eventos claves son la co-existencia de manifestaciones típicas de la narcolepsia y enfermedades medicas o neurológicas. La somnolencia o ataques de sueño pueden variar en severidad, y se acompañan del resto de las manifestaciones ya comentadas para narcolepsia (Vg., parálisis de sueño, automatismo, cataplexia, alucinaciones hipnagógicas e hipnapómpicas).

Algunas de las alteraciones en las que se ha documentado la aparición de narcolepsia son: tumores en el hipotálamo, síndrome para-neoplásico, Enfermedad de Nieman-Pick del tipo C, algunos casos de trauma craneoencefálica, La narcolepsia secundaria, se puede presentar a otras enfermedades asociadas con somnolencia como la apnea obstructiva, y el síndrome de Prader-Willi. El dato más importante es que en la prueba de latencias múltiples a sueño se tenga además de la documentación de la hipersomnia, por lo menos dos inicios en sueño MOR. También la narcolepsia puede ser secundaria a tumores cerebrales, infecciones, lesiones vasculares, problemas neoplásicos o neurodegenerativos.

HIPERSOMNIA RECURRENTE

Se le conoce como hipersomnia recurrente (se incluye el síndrome de Klein-Levin y la hipersomnia asociada a cambios menstruales). El mejor ejemplo es el de la hipersomnia recurrente de Kleine-Levin. Este tipo de hipersomanias son episódicas, con separación de semanas o meses entre un episodio y otro. Los episodios duran días e incluso semanas. Existen pocos casos de esta enfermedad, a la fecha 200 reportados, de los cuales sólo en 4 se han realizado estudios anatomopatológicos. Se ha sugerido una encefalitis leve o moderada.

En estudios de laboratorio de sueño se ha reportado un aumento del tiempo de sueño a 18 horas, con múltiples despertares Esto último se ha realizado en estudios de 24 h. En las etapas intermedias al desarrollo de la somnolencia, las personas no muestran ningún tipo de alteración.

HIPERSOMNIA IDIOPÁTICA CON TIEMPO DE SUEÑO PROLONGADO.

Esta alteración se caracteriza por una somnolencia severa y constante, en donde el paciente toma siestas prolongadas, de 2 a 3 h, sin que se observe el efecto restaurador de las mismas. También se le conoce como hipersomnolencia idiopática del Sistema Nervioso Central. El episodio de sueño nocturno es prolongado, con una duración de 10 h en promedio (12 a 14 h) con pocos despertares, por la mañana es común que el paciente reporte un estado de inercia de sueño ("borrachera por somnolencia"). Este tipo de pacientes no se despierta con facilidad con las alarmas despertadoras, y requieren de avisos especiales (Vg., ser despertado por otra persona, llamadas despertadoras telefónicas).

Las personas con este tipo de hipersomnia, no tienen alucinaciones hipnagógicas, o parálisis de sueño. Pero presentan alteraciones disfuncionales autonómicas, como son cefaleas, hipotensión ortostática, taquicardia e irritabilidad. Este tipo de alteración puede tener un patrón hereditario, de tipo autosómico dominante, En las pruebas de latencias múltiples a sueño, pude ser difícil el mantener despierto entre una siesta y otra.

HIPERSOMNIA IDIOPÁTICA SIN TIEMPO DE SUEÑO PROLONGADO

Este tipo de pacientes presenta somnolencia durante el día, sin que tengan tiempo de sueño prolongado por la noche. También se observa presencia de siestas prolongadas, en las cuales no hay una restauración del nivel de vigilia adecuado. El episodio de sueño nocturno es normal o ligeramente aumentado, pero no más de 10 h, en las PLMS hay un promedio de 6.2±3.0 minutos. No se debe de observar inicios de sueño en fase de sueño MOR. Se observa un estado de inercia de sueño prolongada.

SÍNDROME DE SUEÑO INSUFICIENTE INDUCIDO CONDUCTUALMENTE

Esta alteración se presenta cuando la persona no obtiene la cantidad de sueño suficiente a sus necesidades, de manera voluntaria. Esto se observa cuando el paciente se somete a una privación de sueño crónica. Esto es de manera voluntaria y se debe a la extensión de las actividades en vigilia. Estas personas pueden desarrollar una serie de manifestaciones clínicas asociadas a la somnolencia diurna, como son irritabilidad, deficiencias en la atención y atención, distractibilidad, anergía, menos motivación, disforia, fatiga, incoordinación, sensación de malestar. No deben de estar presentes alteraciones médicas, psiquiátricas, neurológicas, uso de sustancias, u otras alteraciones del sueño

Se puede presentar en cualquier edad, pero es mas frecuente que ocurra en adolescentes, en donde las necesidades de sueño son altas, lo mismo que las demandas académicas, laborales y de tipo interpersonal. En el laboratorio de sueño, estas personas tienen reducción de latencia a sueño, un aumento de la eficiencia de sueño.

OTRAS HIPERSOMANIAS ASOCIADAS A CONDICIONES FISIOLÓGICAS CONOCIDAS.

El paciente tiene la queja de somnolencia, por lo menos de tres meses de duración, y esta condición está asociada a alguna condición médica o neurológica. No se debe incluir como causas de la somnolencia, los movimientos de las extremidades, apnea del sueño o insomnio. Algunos ejemplos clínicos de este tipo de hipersomnia ocurren en la enfermedad de Parkinson; hipersomnia postraumpatica; alteraciones genéticas asociadas con somnolencia primaria: Nieman dic Tipo C, la enfermedad de Norrie, síndrome de Prader-Willi (hipersomnia y anormalidades en el patrón de respiración); Síndrome de Magenis (inversión del ciclo de secreción de melatonina). Síndrome de Moebius, Síndrome de cromosoma X frágil. Hipersomnia asociada a infecciones, tumores lesiones del sistema nervioso central. Demencia y otro tipo de lesiones neurodegenerativas. Hipotiroidismo. Alteraciones metabólicas: encafalopatía hepática, insuficiencia renal.

OTRAS HIPERSOMNIAS DEBIDAS A SUSTANCIAS (ABUSO DE SUSTANCIAS).

Esta alteración se debe a suspensión del uso de estimulantes del sistema nervioso o el uso de sedantes. No debe de estar asociado a alteraciones de sueño pre-existentes, como narcolepsia o apnea del sueño. Las drogas estimulantes pueden ser del tipo de las anfetaminas, cocaína o altas dosis de cafeína. Las drogas sedantes son del tipo de las benzodiacepinas, barbitúricos, ácido gama hidroxi butirato o alcohol.

HIPERSOMNIA DEBIDO A REACCIONES ADVERSAS DE UNA DROGA.

La prescripción de algún tipo de medicamento, en personas sensibles, por dosis inapropiadas, o por idiosincrasia. El paciente presenta exceso de sueño nocturno y diurno, predisposición para siestas aumentada. La hipersomnia se presenta en el contexto del empleo de medicamentos prescritos. Las sustancias que con más frecuencia inducen este tipo de reacción son: antihistamínicos, analgésicos, antiepilépticos, anti-hipertensivos, antidepresivos, antipsicóticos.

HIPERSOMNIAS NO DEBIDAS A USO DE SUSTANCIAS O CONDICIONES FISIOLÓGICAS.

Se presenta hipersomnia, pero no hay otro tipo de alteraciones fisiológicas o farmacológicas que la explique. La queja principal es hipersomnia y cuando se examina en detalle al paciente pueden aparecer algunos actores psiquiátricos como alteraciones en el estado de ánimo, alteraciones esquizoafectivas, reacciones de ajuste o alteraciones en la personalidad. La hipersomnia asociada con un episodio de depresión mayor, es referida en el contexto de una depresión de las llamadas atípicas o bipolar tipo II. En los casos de trastornos conversivos o debidas a alteraciones somatiformes, se han reportado estados de pseudo hipersomnia idiopática e incluso de pseudo narcolepsia.

LA PRIVACIÓN DE SUEÑO COMO HERRAMIENTA DE ESTUDIO

Dice una conseja popular: "nadie sabe lo que tiene hasta que lo pierde". Esta es una estrategia que se ha utilizado en investigación biomédica, para saber para la función de diversas actividades. Por ejemplo, suspender la respiración de manera voluntaria, lleva a un estado de asfixia, la persona puede ponerse morada o de plano negra. El sueño y el dormir no fueron ajenos a este tipo de maniobras, que han resultado muy aleccionadoras. Por ejemplo, se puede contestar a la pregunta de ¿Para que dormimos?¿Cuáles son las necesidades reales de sueño de la mayoría de las personas?: ¿Hay variaciones en esa necesidad? La privación de sueño por razones diversas, se ha practicado desde siempre, sin que sea una situación común. El sueño se puede manipular manteniendo la vigilia, es decir el estar despierto, mientras que el sueño no se puede iniciar a voluntad, por ejemplo a las 10 de la mañana y que dure ocho horas. Al igual que muchas funciones del sistema nervioso vegetativo, puede ser modificada, pero tiene una serie de mecanismos que le permiten estar trabajando de manera automática.

En caso que una persona no duerma por un periodo te tiempo prolongado, se presentan algunas anormalidades: cansancio, nausea, dolor de cabeza, ardor en ojos (a veces se sienten como arenilla, de hecho en Inglés el equivalente al mago de los sueños es "Sandman". Literalmente "el hombre de la arena"), hay dolores musculares y en articulaciones, se dificulta la concentración, y podemos tener errores de ejecución, por ejemplo su conducimos un automóvil. La temperatura del cuerpo está baja, la persona siente frío, bajan todos los apetitos y la velocidad del pensamiento se hace lenta o se entorpece. En privaciones de sueño prolongadas, por ejemplo más de tres días, hay alteraciones sensoperceptivas. La persona cree ver cosas, pero no existen esto se le llaman alucinaciones, o si en realidad hay un objeto, pero le damos una apariencia extraña, se les conoce como ilusión óptica. La persona en estas circunstancias, está irritable, puede que desconfiado, y por supuesto con muchas ganas de dormir.

Los primeros intentos para investigar si la falta de sueño tenía un efecto sobre el cuerpo, y en todo caso si era mortal, ocurrieron en 1894, y fueron llevados a cabo por Marie De Manacéine, los resultados fueron que a tanto los perros adultos como los cachorros morían después de algunos días sin dormir. Este tipo de trabajos prosiguieron en el siglo XIX, y el resultado en las especies de mamíferos estudiadas era que los animales morían, aún cuando se les alimentaba, se les daba agua en abundancia, se trataba de mantener la temperatura de sus cuerpos en condiciones óptimas. La revisión de los cerebros de los animales privados de sueño mostraba zonas dedegeneración neuronal.

En el año de 1910, dos investigadores franceses se hicieron notorios en París, porque caminaban noche enteras con sus perros por les Chamse Elisé, René Legendre y Henri Pierón, eran sus nombres, y después de las jornadas extenuantes, extraían líquido cefalorraquideo de los animales privados, y se las inyectaban a animales en reposo, saciados de sueño, y el resultado era que se les inducía somnolencia a los perros receptores. Entonces fue que se acuñó el término de la hipnotoxina. Algo se va acumulando en la vigilia, y es la causa de nuestros sueño.

En uno de los modelos matemáticos que se desarrollaron para explicar las oscilaciones de sueño y vigilia, el llamado modelo de "Los dos procesos", a esta sustancia hipotética que se acumula en vigilia se le llama "Proceso S" de sueño o sleep. El otro proceso estará relacionado con la hora del día a la cual nos dormimos, con mayor facilidad, por ejemplo nuestra especie, al tener limitaciones para ver en la oscuridad, y porque sus predadores eran nocturnos (grandes felinos), se adaptó a dormir en la oscuridad, esto es en la noche, por lo que a este segundo proceso se le conoce como Proceso "C" de circadiano.

Si una persona, por ejemplo no duerme varios días lo más aparente de observarse es la somnolencia, pero ese fenómeno de las alucinaciones bien pueden ser activaciones de imágenes semejantes a las que se presentan en la fase de sueño MOR. Esta fase del dormir está organizada de varios elementos: (1) desincronización del electro encefalograma, lo cual nos indica una activación de las células nerviosas de la corteza cerebral; (2) movimientos oculares rápidos, con trenes de actividad como sacudidas y luego una fase de calma; (3) Atonía muscular, esto es una ausencia de tono muscular, uy por lo tanto el sujeto tiene una parálisis que le impide actuar su sueños. El enfermo con narcolepsia es un buen ejemplo de cómo por lo menos estos tres elementos del sueño MOR se pueden salir de acoplamiento. Por ejemplo, hay ataques de sueño, esto es, de pasar de una vigilia completa a una necesidad súbita y poderosa de dormir. Si se da eso en un laboratorio de sueño, los pacientes presentan un inicio de sueño en fase de sueño MOR, sin que se tenga el resto de las fases que he mencionado como importantes. Luego, esta otra manifestación de la narcolepsia, en donde las personas que la padecen presentan aflojamiento de los músculos con una caída al suelo, a esto se le conoce como cataplexia, y es exactamente la atonía muscular sin sueño MOR. La persona esta alerta, si la cataplexia fue total, no puede moverse, pero tiene los ojos abiertos, y habla con dificultad, arrastrando la lengua. Todo lo anterior nos puede dar una pista para pensar que las alucinaciones de las personas que se privan de sueño períodos largos, sean las mismas de los sueños.

En estudios con voluntarios sanos, por 90 horas, los datos más obvios son dificultades en memorizar, actividad motora lenta, y alucinaciones visuales.

En 1959, se tuvo el caso de una mayor privación de sueño voluntaria en una locutor de radio, Peter Tripp, estuvo despierto por 201 horas. En ese tiempo tomó café, estimulantes químicos diversos, probablemente anfetaminas, y el resultado fue que alucinó, desarrolló un estado de paranoia, además de los que ya se ha mencionado inherente a otras formas de privaciones.

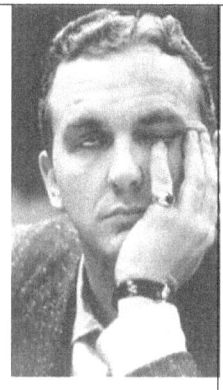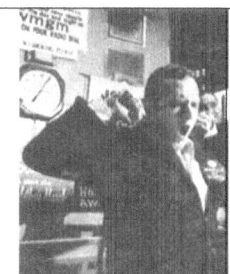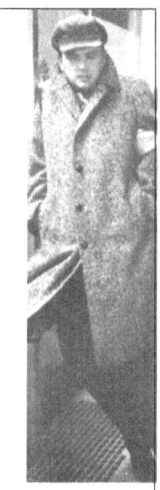

Tres fotografías de Peter Tripp, a lo largo de sus ocho días sin dormir, como resultado de un maratón de recaudación, llamado "March Dime". En las cabina de la estación de radio, sus compañero lo ayudaban a estar alerta, lo mismo que su esposa, en la foto, casi al llegar al séptimo día.

Randy Gardner, decidió a romper ese record, e inscribir su nombre en el libro Guinness. Estuvo despierto caso 11 días, un total de 264 horas, Randy tenía entonces 17 años, y esta privación la realizó como parte de un trabajo científico de la escuela. AL terminar ese periodo, se le evaluó en el Instituo Walter Red de la Armada de EUA; y se constató que su sueño de recuperación, fue de 14 horas y 40 minutos. El doctor William Dement, estuvo en el décimo día, y jugó una partido de Pinball, de la cual salió derrotado.

Una serie de datos se registraron diariamente, sobre todo de la conducta, pensamiento y otros aspectos relacionados a la salud mental. Por ejemplo, se observaron alteraciones en los procesos cognitivos, desde el cuarto día de privación de sueño (memoria, atención y concentración), lo mismo que problemas en la concentración y memoria a corto plazo, nuevamente se hizo manifiesta la paranoia, y alucinaciones entre el quinto y sexto día. También a partir del cuarto día, se estructuró un delirio de identificación, el se percibía como un jugador de fútbol americano negro.

Es claro que las personas que llegan a no dormir mas de cuatro días tienen un deterioro serio en la cognición. Las áreas de planeación de actividades son las más afectadas, conjuntamente con la memoria. En la práctica clínica se hizo una correlación de la equivalencia de los problemas detectados en las personas privadas de sueño y los niveles de alcohol en sangre. En general 17 horas sin dormir, son el equivalente de dos copas de vino, es decir niveles de alcohol de 0.05 %, concentraciones que ya están en la línea de lo ilegal en algunos países.

La privación de sueño, sin embargo, puede no ser en una sola ocasión, se calcula que al año tenemos un déficit entre 200 a 300 horas de sueño. Esto explica el énfasis que se hace en sociedades desarrolladas en equipara a la privación de sueño y la somnolencia resultante con estados equivalentes a la intoxicación etílica, y con esto se logra un aumento del número de accidentes severos. Se tiene evidencia de que accidentes como el del Exxon Valdez (derrame de petróleo en Alaska), Chernobil, Three Mile Islands (plantas nucleares) y explosión del trasbordador espacial Challenger, se debieron a que alguno de los humanos involucrados en la seguridad, se quedó dormido.

¡Somos una sociedad de personas privadas crónicamente de sueño?

Esta es la posición que sostiene el doctor Dement. Una persona adulta en occidente, reporta dormir de 6 a 7 horas por noche. Si se compara con el patrón de sueño de 1919, fecha en la que se inició la utilización amplia de la luz eléctrica, en donde las personas dormían nueve horas, se tiene un lapso acumulado de falta de sueño importante (dos a tres horas diarias). Una persona duerme 500 horas menos cada año.

La evolución no nos preparó para dormir tan poco, los chimpancés y otros primates duermen hasta 16 horas al día, no de un solo episodio, pero en promedio es su estilo de dormir. La siesta es pues una necesidad en nuestras sociedades, pero tiene que ser dosificada. Siestas de más de 30 minutos, llevan a una cancelación del efecto restaurador del sueño. Las culturas en donde la siesta es milenaria se observa que el tiempo total de sueño es de 10 horas, como el de los primates de la misma masa corporal. En vacaciones, cuando todas las presiones desaparecen, el ser humano tiende a dormir mas tiempo. Esto indica que sacrificamos nuestro sueño, por cumplir una serie de actividades laborales, escolares y de diversión.

¿QUÉ ES EL SÍNDROME DE LAS PIERNAS INQUIETAS?

El síndrome de las piernas inquietas (o RLS, por sus siglas en inglés) es un trastorno neurológico caracterizado por sensaciones desagradables en las piernas y un impulso incontrolable de moverse cuando se está descansando, en un esfuerzo para aliviar estas sensaciones. Las personas a menudo describen las sensaciones del RLS como quemantes, como si algo se les jalara o se les deslizara, o como si insectos treparan por el interior de sus piernas. Estas sensaciones, a menudo llamadas parestesias (sensaciones anormales) o disestesias (sensaciones anormales desagradables), varían en gravedad de desagradables a irritantes, a dolorosas.

El aspecto más distintivo o poco usual del trastorno es que los síntomas son activados por el hecho de acostarse y tratar de relajarse. Como resultado, la mayoría de las personas con RLS tienen dificultad para conciliar y mantener el sueño. Si no se trata, el trastorno provoca agotamiento y fatiga durante el día. Muchas personas con RLS informan que su trabajo, sus relaciones personales y las actividades diarias son muy afectadas como resultado del cansancio. A menudo no se pueden concentrar, tienen la memoria deteriorada, o fallan en el cumplimiento de sus tareas diarias.

Algunos investigadores estiman que el RLS afecta hasta unos 12 millones de americanos. Sin embargo, otros consideran que la ocurrencia es mayor porque se cree que el RLS no se diagnostica lo suficiente y, en algunos casos, no se diagnostica correctamente. Algunas personas con RLS no buscan atención médica pensando que no se les va a tomar en serio, que sus síntomas son muy leves, o que su problema no se puede tratar. Algunos médicos equivocadamente atribuyen los síntomas al nerviosismo, al insomnio, al estrés, a la artritis, a los calambres musculares o al envejecimiento.

El RLS ocurre en ambos sexos, pero la incidencia puede ser ligeramente mayor en las mujeres. Aunque el síndrome puede comenzar a cualquier edad, aún tan temprano como en la infancia, la mayoría de los pacientes severamente afectados son de edad media o mayores. Además, la severidad del trastorno parece aumentar con la edad. Los pacientes mayores sufren los síntomas con más frecuencia y durante períodos de tiempo más largos.

Más del 80 por ciento de las personas con RLS también sufren una condición más común conocida como trastorno de movimiento periódico de una extremidad (PLMD, por sus siglas en inglés). El PLMD se caracteriza por movimientos involuntarios bruscos de las piernas, como jalones o tirones, que ocurren durante el sueño, típicamente cada 10 a 60 segundos, a veces durante toda la noche. Los síntomas hacen que el paciente se despierte repetidamente e interrumpen severamente el sueño. A diferencia del RLS, los movimientos causados por el PLMD son involuntarios -las personas no los controlan. Aunque muchos pacientes con RLS también desarrollan el PLMD, la mayoría de las personas con PLMD no sufren de RLS. Al igual que el RLS, tampoco se conoce la causa del PLMD.

¿Cuáles son las señales y los síntomas del RLS?

Como se describió anteriormente, las personas con RLS sienten sensaciones incómodas en sus piernas, especialmente cuando están sentadas o acostadas, las que están acompañadas por un impulso irresistible de moverse. Estas sensaciones generalmente ocurren muy adentro de la pierna, entre la rodilla y el tobillo; ocurren con menos frecuencia en los pies, los muslos, los brazos y las manos. Aunque las sensaciones pueden ocurrir solamente en un lado del cuerpo, suceden más a menudo en ambos lados.

Ya que mover las piernas (o las otras partes afectadas del cuerpo) alivia la incomodidad, las personas con RLS a menudo mantienen sus piernas en movimiento para minimizar o prevenir las sensaciones. Pueden ir y venir de un lado al otro, mover constantemente sus piernas mientras están sentadas, o virarse en la cama.

La mayoría de las personas encuentran que los síntomas se notan menos durante el día y son más pronunciados en la noche, especialmente al comienzo del sueño. En muchas personas, los síntomas desaparecen en la madrugada, permitiendo un sueño más reparador a esa hora. Otras situaciones que provocan los síntomas son períodos de inactividad como viajes largos en el carro, estar sentado en el cine, los vuelos de larga distancia, estar inmovilizado por un yeso o los ejercicios para relajarse.

Los síntomas del RLS varían de una persona a otra en su severidad y duración. En un caso de RLS leve, los síntomas ocurren episódicamente, con sólo una interrupción ligera al comienzo del sueño, y poca incomodidad. En los casos moderadamente severos, los síntomas ocurren solamente una o dos veces a la semana, pero resultan en una demora significante en conciliar el sueño, con alguna interrupción en el funcionamiento durante las horas del día. En los casos severos del RLS, los síntomas ocurren más de dos veces a la semana y resultan en una interrupción onerosa del sueño y en un deterioro del funcionamiento en las horas diurnas.

Los síntomas pueden comenzar en cualquier etapa de la vida, aunque el trastorno es más común mientras más años se tenga. Ocasionalmente, algunas personas tienen una mejoría espontánea que dura por un período de semanas o meses. Aunque es raro, también puede ocurrir una mejoría espontánea que dure algunos años. Si estas mejorías ocurren, generalmente suceden en las etapas tempranas del trastorno. Generalmente, sin embargo, los síntomas empeoran con el tiempo.

Las personas que tienen tanto el RLS y una enfermedad asociada tienden a desarrollar más rápido los síntomas más severos. Por el contrario, aquellas cuyo RLS no está relacionado con ninguna otra afección médica y que desarrollaron la enfermedad a una edad temprana muestran una progresión muy lenta del trastorno y pueden pasar muchos años antes de que los síntomas ocurran regularmente.

¿Qué causa el síndrome de las piernas inquietas?

En la mayoría de los casos, se desconoce la causa del RLS (lo que se llama idiopático). Existe un historial familiar de la enfermedad en aproximadamente un 50 por ciento de los casos, lo que sugiere una forma genética del trastorno. Las personas con la forma hereditaria de RLS tienden a ser más jóvenes cuando los síntomas comienzan y tienen una progresión más lenta de la enfermedad.

En otros casos, el RLS parece estar relacionado a los siguientes factores o condiciones, aunque los investigadores aún no saben si estos factores realmente causan el síndrome.

- Las personas con niveles bajos de hierro o con anemia pueden tener una tendencia a desarrollar el RLS. Una vez que se hayan corregido los niveles de hierro o la anemia, los pacientes pueden ver una disminución en los síntomas.

- Las enfermedades crónicas como el fallo renal, la diabetes, la enfermedad de Parkinson, y la neuropatía periférica están asociadas con el RLS. Cuando se trata la enfermedad principal a menudo se obtiene un alivio de los síntomas del RLS.

- Algunas mujeres embarazadas sufren de RLS, especialmente en su último trimestre. En la mayoría de estas mujeres, los síntomas generalmente desaparecen a las 4 semanas del parto.

- Algunos medicamentos-como las drogas para prevenir la náusea (proclorperazina o metoclopramide), las convulsiones (fenitoin o droperidol), las antipsicóticas (haloperidol o derivados de la fenotiazina), y algunos medicamentos para el catarro o las alergias-pueden agravar los síntomas. Los pacientes pueden consultar con su médico sobre la posibilidad de cambiar los medicamentos.

Los investigadores también han descubierto que la cafeína, el alcohol, y el tabaco pueden agravar o provocar los síntomas en los pacientes con predisposición a desarrollar el RLS. Algunos estudios han mostrado que una reducción o la eliminación total de tales sustancias puede aliviar los síntomas, aunque no está claro si la eliminación de estas sustancias puede evitar que los síntomas del RLS ocurran del todo.

¿Cómo se diagnostica el síndrome de las piernas inquietas?

Actualmente, no existe una sola prueba diagnóstica para el RLS. El trastorno se diagnostica clínicamente evaluando el historial del paciente y sus síntomas. A pesar de una descripción clara de las características clínicas, a menudo la enfermedad no se diagnostica correctamente o no se diagnostica lo suficiente. En 1995, el Grupo Internacional de Estudio sobre el Síndrome de las Piernas Inquietas identificó los cuatro criterios básicos para diagnosticar el RLS: (1) un deseo de mover las extremidades, a menudo asociado con parestesias o disestesias, (2) síntomas que se empeoran o sólo están presentes durante el reposo o que se alivian parcialmente o temporalmente con la actividad, (3) inquietud motriz, y (4) empeoramiento nocturno de los síntomas. Aunque alrededor del 80 por ciento de las personas con RLS también padecen del PLMD, no es necesario tenerlo para un diagnóstico del RLS. En los casos más severos, los pacientes pueden experimentar discinesia (movimientos sin control, a menudo continuos) cuando están despiertos, y algunos pacientes tienen síntomas en uno o en ambos brazos, como también en sus piernas. La mayoría de las personas con RLS tienen perturbaciones del sueño, debido en gran parte por la incomodidad y los jalones en las extremidades. El resultado es mucho sueño y fatiga excesiva durante el día.

A pesar de estos esfuerzos para establecer criterios estándares, es difícil hacer un diagnóstico clínico de RLS. Los médicos tienen que confiar en gran parte de la descripción del paciente de sus síntomas y la información de su historial médico incluyendo problemas médicos pasados, historial familiar, y medicamentos actuales. Se puede preguntar a los pacientes sobre la frecuencia, duración e intensidad de los síntomas así como su tendencia a patrones de dormir diurnos y somnolencia, perturbación del sueño o su funcionamiento durante el día. Si el historial del paciente sugiere un diagnóstico de RLS, se pueden realizar pruebas de laboratorio para eliminar otras enfermedades y respaldar el diagnóstico de RLS. Se deben realizar exámenes de sangre para excluir la anemia, el almacenamiento reducido del hierro, la diabetes, y la disfunción renal. También se pueden recomendar una electromiografía y estudios de conducción nerviosa para medir la actividad eléctrica en los músculos y los nervios y se puede utilizar una ultrasonografía Doppler para evaluar la actividad muscular en las piernas. Estas pruebas pueden documentar cualquier daño colateral o enfermedad en los nervios y las raíces de los nervios (como la neuropatía periférica y la radiculopatía) u otros trastornos de movimientos relacionados con las piernas. Los resultados negativos de estas pruebas pueden indicar que el diagnóstico es de RLS. En algunos casos, se realizan estudios del sueño como una polisomnografía (una prueba que registra las ondas cerebrales, el ritmo cardiaco y la respiración del paciente durante toda una noche) para identificar la presencia del PLMD.

El diagnóstico es especialmente difícil con los niños porque el médico depende en gran medida en la explicación del paciente de sus síntomas y, dado la naturaleza de los síntomas del RLS, un niño puede tener dificultad para describirlos. A veces se diagnostica incorrectamente el síndrome como "dolores de crecimiento" o trastorno de déficit de atención.

¿Cómo se trata el síndrome de las piernas inquietas?

Aunque el movimiento produce alivio a los pacientes con RLS, generalmente es sólo temporal. Sin embargo, el RLS se puede controlar si se encuentra otra posible afección que contribuya al síndrome. A menudo, al tratar la condición médica asociada, como la neuropatía periférica o la diabetes, se alivian muchos de los síntomas. Para los pacientes con RLS idiopático, el tratamiento se dirige al alivio de los síntomas.

Para aquellos con síntomas leves a moderados, la prevención es la clave, y muchos médicos sugieren cambios en el estilo de vida y las actividades que se realizan para reducir o eliminar los síntomas. Una disminución en el uso de cafeína, alcohol y tabaco puede proporcionar algún alivio. Los médicos pueden sugerir que algunas personas tomen suplementos para corregir deficiencias de hierro, folato, y magnesio. Los estudios también han demostrado que si se mantiene un patrón regular de dormir, se pueden reducir los síntomas. Algunas personas, al darse cuenta que los síntomas del RLS son menores en las primeras horas de la mañana, cambian su rutina de dormir. Otras han encontrado que una rutina de ejercicio moderado les ayuda a dormir mejor mientras que otros pacientes reportan que el ejercicio excesivo les agrava los síntomas del RLS. Tomar un baño caliente, darse masajes en las piernas o aplicarse una bolsa caliente o hielo puede ayudar a aliviar los síntomas en algunos pacientes. Aunque muchos pacientes sienten alivio con estas medidas, estos esfuerzos rara vez eliminan los síntomas completamente.

Los médicos también pueden sugerir una variedad de medicamentos para tratar el RLS. Generalmente los médicos escogen entre dopaminérgicos, benzodiacepinas (depresores del sistema nervioso central), opioides, y anticonvulsivos. Se ha demostrado que los agentes dopaminérgicos, usados primordialmente para tratar la enfermedad de Parkinson, reducen los síntomas del RLS y del PLMD y se consideran como el tratamiento inicial de preferencia. Se han reportado buenos resultados con el tratamiento a corto plazo usando levodopa con carbidopa, aunque la mayoría de los pacientes eventualmente desarrollarán "acrecentamiento", lo que quiere decir que los síntomas se reducen en la noche pero comienzan más temprano en el día que anteriormente. Los agonistas de dopamina como el mesilato de pergólido, el pramipexole, y el clorhidrato de ropinirol, pueden ser eficaces en algunos pacientes y hay menos probabilidad de que causen el acrecentamiento.

A los pacientes con síntomas leves o intermitentes se les puede recetar las benzodiazepinas (como el clonazepam y el diazepam). Estas drogas ayudan a que los pacientes tengan un sueño más reparador, pero no alivian por completo los síntomas del RLS y pueden causar sueño durante el día. Debido a que estos depresores en algunos casos también pueden inducir o agravar la apnea del sueño, no deben ser usados por personas con este problema.

Para síntomas más severos, se pueden recetar opioides como la codeína, propoxifeno, u oxicodona por su habilidad para estimular el relajamiento y disminuir el dolor. Los efectos secundarios incluyen el mareo, las náuseas, el vómito y el riesgo de la adicción.

Los anticonvulsivos como la carbamazepina y gabapentina también son útiles para algunos pacientes, ya que disminuyen los disturbios sensorios (las sensaciones de cosquillo o deque algo se está deslizando). Entre algunos de los efectos secundarios posibles están el mareo, la fatiga y el sueño.

Desgraciadamente no hay una sola droga que sea eficaz para todas las personas con RLS. Lo que puede ayudar a una persona puede en realidad empeorar los síntomas de otra. Además, los medicamentos que se toman regularmente pueden perder su efecto haciendo necesario que los medicamentos se cambien periódicamente.

¿Cuál es el pronóstico?

Generalmente el RLS es una enfermedad que dura toda la vida y que no tiene cura. Los síntomas pueden empeorarse gradualmente con la edad, aunque más lentamente para aquellos con la forma idiopática del RLS que para los pacientes que también sufren de alguna afección médica asociada. No obstante, las terapias actuales pueden controlar el trastorno, disminuyendo los síntomas y aumentando los períodos de sueño reparador. Además, algunos pacientes tienen remisiones -período en que los síntomas disminuyen o desaparecen por días, semanas o meses, aunque los síntomas generalmente reaparecen eventualmente. Un diagnóstico de RLS no significa el comienzo de otra enfermedad neurológica.

¿Qué investigaciones se están realizando?

Dentro del gobierno federal, el Instituto Nacional de Trastornos Neurológicos y Apoplejía (NINDS, por sus siglas en inglés), uno de los Institutos Nacionales de la Salud, tiene la responsabilidad principal de realizar y apoyar las investigaciones sobre el RLS. El objetivo de estas investigaciones es el de aumentar el entendimiento científico del RLS, encontrar mejores métodos de diagnóstico y de tratamiento del síndrome, y descubrir maneras de prevenirlo.

Los investigadores apoyados por el NINDS están examinando el rol de la función de la dopamina en el RLS. La dopamina es el mensajero químico responsable por transmitir las señales de una área del cerebro, es decir, la sustancia negra, y la siguiente estación transmisora del cerebro llamado el cuerpo estriado o hábeas stratium, para producir una actividad muscular pareja intencionada. Los investigadores sospechan que una transmisión defectuosa de las señales de la dopamina puede desempeñar un papel en el RLS. Investigaciones adicionales deben proporcionar nueva información de cómo ocurre el RLS y pueden ayudar a los investigadores a identificar opciones de tratamientos más exitosos.

El NINDS patrocinó un taller de trabajo sobre la dopamina en 1999, para ayudar a planificar el curso de las investigaciones futuras sobre trastornos como el RLS y recomendar maneras para avanzar y promover las investigaciones en este campo. Las recomendaciones de los participantes para investigaciones adicionales incluían el desarrollo de un modelo animal del RLS; investigaciones adicionales genéticas, epidemiológicas y fisiopatológicas del RLS; esfuerzos para definir las formas genéticas y no genéticas del RLS; el establecimiento de un banco de tejidos cerebrales para ayudar a los investigadores; la continuación de las investigaciones sobre la dopamina y el RLS; y estudios sobre el PLMD según se relaciona con el RLS. Las investigaciones sobre la palidotomía, un procedimiento quirúrgico que lesiona una parte del cerebro llamada el globo pálido, pueden contribuir a un entendimiento mayor de la fisiopatología del RLS y pueden conducir a un posible tratamiento. Un estudio reciente por investigadores financiados por el NINDS mostró que un paciente con RLS y con la enfermedad de Parkinson se benefició por una palidotomía y sintió alivio de la incomodidad en las extremidades causada por el RLS. Se deben realizar investigaciones adicionales para reproducir estos resultados en otros pacientes y para aprender si la palidotomía pudiese ser eficaz en pacientes con RLS que no tienen además la enfermedad de Parkinson. En otras investigaciones relacionadas, los científicos del NINDS están realizando estudios con pacientes para comprender mejor los mecanismos fisiológicos del PLMD asociados con el RLS.

EVALUACIÓN CLINICA DE LAS HIPERSOMNIAS

Además de la evaluación clínica hay herramientas como las escalas de somnolencia. Una de las mas sencillas es la que sigue:

La somnolencia diurna es un síntoma que refleja una mala calidad de sueño nocturno o bien, en algunos casos, un problema neurológico. Las consecuencias de su padecimiento van des de la incomodidad del afectado (dormirse en una reunión familiar, con los amigos, en el cine,...) hasta el riesgo de accidentes (laborales, de conducción,...). Aunque en algunas ocasiones todos nosotros hemos experimentado esta incómoda sensación, en algunas personas la somnolencia diurna se ha instaurado en sus vidas, y después de padecerla durante mucho tiempo, se han acostumbrado y conviven con ella.

Pero no tendría que ser así. Después de descansar las horas pertinentes, el organismo debe funcionar correctamente durante la vigilia, sin problemas para estar despierto y atento en cualquier actividad. Por ello, a continuación le proponemos un breve cuestionario en el que podrá evaluar su grado de somnolencia diurna.

Otras evaluaciones son el laboratorio de sueño, como es el caso de las pruebas de latencia a sueño (Multipe Sleep Latency Test). En esta prueba, después de una noche de dormir en el laboratorio de sueño y qu se tiene documentado como duerme. Se le pide uqe conectado con electrodos parar polisomnogafía, tome siestas a las 10:00, 12:00, 14:00 y 16.00 hrs. Se evalua la latencia de inicio a sueño y a sueño MOR, en 20 o 30 minutos de siestas. Dos inicio de sueño en menos de 10 minutos es somnolencia diurna, si se entra a sueño MOR puede ser narcolepsia.

Diagnóstico

El diagnóstico de hipersomnia se hace por medio de la historia clínica y el examen físico, con la ayuda de un diario de sueño que debe ser llevado por el paciente. Aunque generalmente secundario a insomnio, si no es así debe buscarse una causa orgánica. Las características clínicas importantes se resumen en episodios de somnolencia o sueño durante el día, con dificultades para mantener el estado de alerta y propensión a quedarse dormido en cualquier lugar y situación.

No se debe perder de vista que muchas enfermedades y medicamentos pueden producir sintomatología similar, razón por la cual dichos eventos deben quedar registrados en la historia clínica. Así también la sintomatología aparentemente no asociada como la hipotensión ortostática, hipoglicemia, epilepsia, entre otros, los cuales pueden resultar claves en el momento de diferenciar crisis atónicas de episodios de cataplejía.

Se debe además indagar acerca de los hábitos del paciente, el peso y el apetito, el trabajo desempeñado, el ambiente en el cual se desenvuelve y las quejas somáticas. Si existen cuadros clínicos familiares similares, la presencia de enfermedades neurológicas o psiquiátricas, metabólicas, presencia cíclica de los síntomas o no y el uso o abuso de medicación prescrita o no prescrita y de psicofármacos.

En la evaluación integral del paciente y según lo encontrado al examen físico, es pertinente la toma de paraclínicos generales y específicos según la impresión diagnóstica y condición clínica del paciente. Se consideran importantes los siguientes. Vea tabla 2.

Tabla 2. Ayudas diagnósticas en la evaluación del paciente con hipersomnio.

GENERALES:
o Hemograma completo
o Parcial de orina
o Función hepática
o Función renal
o Espirometría y curva flujo-volumen
o Gases arteriales
o Pruebas endocrinológicas (Glicemia, Función tiroidea)
o Electrocardiograma
o Electroencefalograma
o Radiografía de tórax, senos paranasales y cefalometría
o Neuroimágenes
ESPECIFICAS:
o Polisomnograma con video
o Prueba de Latencia Múltiple del Sueño
o Actigrafía
o Prueba de mantenimiento de la vigilia

No hay que perder de vista que el hipersomnio puede ser una de las manifestaciones más molestas de la presencia de otras patologías tratables. De estas es necesario hacer el diagnóstico y algunas son consideradas en la Tabla 3.

Tabla 3. Etiología de las hipersomnias.

o Síndrome de sueño insuficiente y trabajo por turnos rotativos
o Viajes transmeridianos (jet-lag)
o Narcolepsia
o Trastornos respiratorios durante el sueño (apnea del sueño)
o Trastornos motores por movimientos durante el sueño
o Enfermedades psiquiátricas (depresión)
o Enfermedades Infecciosas (síndrome de fatiga post-viral, enfermedad del sueño)
o Afecciones neurológicas

- ○ Consumo de sustancias

- ○ Enfermedades metabólicas

- ○ Síndrome de Kleine-Levin

- ○ Afecciones postraumáticas (lesiones craneales)

- ○ Hipersomnio idiomático

- ○ Síndromes de fase adelantada y atrasada de sueño

- ○ Pacientes ancianos, como parte de un proceso degenerativo del SNC, patológico o propio de la edad.

El examen físico puede ser normal, por ejemplo en los pacientes con narcolepsia o síndrome de resistencia aumentada en las vías aéreas superiores (RAVAS), así como puede dar las claves diagnósticas del SAHOS, enfermedad tiroidea entre otros.

Como ya se mencionó, existen además varias escalas de somnolencia realizadas en forma de cuestionario, con el fin de evaluar en forma cualitativa y cuantitativa la somnolencia manifestada por el paciente en forma rápida. De este tipo de pruebas las más difundidas son las escalas de somnolencia de Epworth y la de Stanford.

La escala de somnolencia de Epworth busca la calificación del grado de somnolencia, de cero (0) a tres (3) presentado por el paciente en situaciones específicas por medio de un cuestionario que debe ser elaborado por él mismo.

La puntuación se hace de la siguiente manera, cero (0) nunca, uno (1) leve, dos (2) moderado y tres (severo).   Vea   Anexo   1.

Así pues, el hipersomnio puede ser primario o secundario. Dada la frecuencia de cada uno de estos tipos de hipersomnio, es necesario que inicialmente sea considerado como secundario y encontrar la condición subyacente. Una vez descartadas otras causas, se debe considerar un hipersomnio primario. Se consideran patologías del hipersomnio primario: la narcolepsia y el hipersomnio idiopático.

En las demás patologías se considera que el hipersomnio que se presenta es secundario. Este es producido por causas extrínsecas al sueño como son el sueño insuficiente o no reparador, el uso o abandono de estimulantes del SNC, secundario a una condición médica (como trastornos endocrinos, metabólicos, respiratorios, neoplásicos) o psiquiatrica (trastornos afectivos o demencia) (27). Además se describen cuadros cíclicos de hipersomnio como síndrome de Kleine-Levine, que además, se caracteriza por normalidad intercrisis.

Existen herramientas paraclínicas que contribuyen a la construcción de un diagnóstico, éstas son pruebas fisiológicas con el fin de objetivar las quejas del paciente:

1. PRUEBA DE LATENCIA MULTIPLE DEL SUEÑO (PLMS): La mejor ayuda diagnóstica en la evaluación del hipersomnio y ampliamente utilizada. Se lleva a cabo durante el día (en el horario contrario al período de sueño principal) con el fin de verificar la presencia del hipersomnio y determinar el impacto de la somnolencia diurna. Consiste en el registro de la actividad eléctrica cerebral, ocular y muscular durante cuatro o cinco siestas, con duración de veinte minutos cada una, a intervalos de dos horas realizadas durante

el día. Una latencia de sueño menor a cinco minutos es considerada anormal (33)

2. POLISOMNOGRAFÍA (PSG): Incluye el registro de electroencefalografía, electrooculograma, electrocardiograma, electromiograma y actividad respiratoria y ventilatoria, con o sin registro audiovisual complementario (34).

3. PRUEBA DE MANTENIMIENTO DE LA VIGILIA: es un registro poligráfico durante el día y sirve para evaluar la capacidad de alerta del individuo. La técnica es parecida a la Prueba de Latencia Múltiple de Sueño con la diferencia en cuanto a la orden de dormir. En este caso se le indica al paciente no dormir a pesar de encontrarse en un ambiente propicio (35).

4. MONITORIZACIÓN DEL SUEÑO DURANTE 24 HORAS: Por medio de un polisomnograma nocturno seguido por una prueba de latencia múltiple del sueño.

www.ingramcontent.com/pod-product-compliance
Lightning Source LLC
Chambersburg PA
CBHW030605220526
45463CB00004B/1172